全国住院医师规范化培训核心素质教育创新教材

医患沟通方法及示例

许亚梅　王　玫／主编
王锦帆　侯　丽／主审

U0217534

北京科学技术出版社

图书在版编目（CIP）数据

医患沟通方法及示例 / 许亚梅, 王玫主编. -- 北京：

北京科学技术出版社, 2024. -- ISBN 978-7-5714-4183

-8

Ⅰ. R197.323.4

中国国家版本馆CIP数据核字第2024KE8785号

策划编辑：尤玉琢
责任编辑：钟志霞
责任校对：贾　荣
图文制作：申　彪
责任印制：吕　越
出 版 人：曾庆宇
出版发行：北京科学技术出版社
社　　址：北京西直门南大街16号
邮政编码：100035
电　　话：0086-10-66135495（总编室）　　0086-10-66113227（发行部）
网　　址：www.bkydw.cn
印　　刷：河北宝昌佳彩印刷有限公司
开　　本：710 mm×1000 mm　1/16
字　　数：200千字
印　　张：21
版　　次：2024年10月第1版
印　　次：2024年10月第1次印刷
ISBN 978-7-5714-4183-8

定　　价：98.00元

编者名单

主　编：许亚梅　王　玫

主　审：王锦帆　侯　丽

副主编：李　潇　张雅月　张　薇

编　委：（按姓氏笔画排序）

卫　燕（北京大学肿瘤医院）

王　玫（北京中医药大学东直门医院）

王建英（河北医科大学第一医院）

田　楠（北京中医药大学东直门医院）

田劭丹（北京中医药大学东直门医院）

刘丽杰（北京中医药大学东直门医院）

许　松（北京中医药大学东直门医院）

许亚梅（北京中医药大学东直门医院）

李　丽（河北省中医院）

李　潇（北京中医药大学东直门医院）

李冬云（北京中医药大学东直门医院）

李丽嫱（首都医科大学附属北京天坛医院）

杨　臻（陕西中医药大学第二附属医院）

狄浩然（北京中医医院顺义医院）

张　薇（北京协和医院）

张雅月（北京中医药大学东直门医院）

范秋月（北京中医药大学东直门医院）

林　燕（北京中医药大学东直门医院）

姜　苗（北京中医药大学东直门医院）

费　健（上海交通大学医学院附属瑞金医院）

贺　单（重庆医科大学）

郭　毅（清华大学附属北京清华长庚医院）

董　青（北京中医药大学东直门医院）

樊建楠（山西中医药大学）

前　言

医患沟通是临床时刻都在发生的场景，沟通质量会影响医疗质量。对医生来讲，不会沟通则无法开展工作，甚至在工作中寸步难行，"如果不会沟通，医生所知的一切都不再重要"。医生如果不了解患者是什么样的人，不明悉患者及家属对治疗的期许及对生活质量的追求，不知道患者是如何做出决定的，那患者是不会信赖也不会将自己托付给临床医生的。医患沟通的目标，如果仅是提高患者满意度，未免过于肤浅，甚至有些奖惩措施还可能促使医生逢迎患者的一些不合理要求。医患沟通的真正目标是使患者能够有机会获得高质量的医疗照护，使医生全面了解患者病情并理解其做出的决定，也使患者了解并理解医生提供给他们的信息，包括患者想知道的以及医生认为患者应该知道的信息，所以，良好的沟通会让患者、患者家属和医护人员均获益。

医生除了要储备丰富的专业知识，同时还应具备强烈的同理心，善于关爱并很好地理解患者及家属。只有使患者成为诊疗中积极合作的伙伴，才能建立牢固、互信的医患关系。恶性疾病等灾难性病伤患者组成了一个庞大的群体，对于这一复杂且异质的人群，医生制订治疗计划和随访计划时都需要考虑其复杂性和不确定性，由于很难将所有可能的情况同时考虑在内，医患沟通更具有挑战性。

沟通技巧不一定随着诊疗经验的增多而趋向良好，因为一些不好的沟通方式也会随之强化，有些医护人员甚至总是重复错误的沟通行为与模式。无法觉察到自己问题的人，会重复一样的错误，正如瑞士心理学家卡尔·荣格所说，"你没有觉察到的事情，就会变成你的'命运'"。人们常重复一样的行为与模式，尤其是在紧急场景中，人们大多不会运用自己"学过"的方法，而会用自己"体验过"的哪怕是已经认识到有错误的方法去处理事情，因为这种行为模式已经刻印在记忆中了，所以沟通训练需要在平素场景中反复进行。沟通方法及技能需要经过系统培训实践才能习得或有明显提升，相关实践包括案例场景的评析、角色扮演练习和体验式学习、专家点评等。

对医学生及临床医生来讲，医患沟通课程应该属于通识教育。很多医生在医患沟通培训后常说的感想是："我现在才意识到以前处理工作太粗糙了，对患者管理也不到位，原来还有这些方法能帮助我工作，让我和患者的沟通高效又顺畅，这样感觉临床压力也没有那么大了。"首先掌握沟通的框架、流程及原理，其次复盘、比对自己的接诊过程，然后强化习得的知识并加深理解，最后在日后的临诊中进行实践运用，只有这样才能彻底吸收这部分知识。

但很多时候我们是知道却做不到，无法"知行合一"。在"知道"与"做到"之间，还有三个重要步骤。第一步，不断的重复。重复揣摩并实践学到的知识，在接诊沟通中不断实践、复盘、体会沟通方法，正所谓"君子之学也，入乎耳，箸乎心，布乎四体，形乎动静"。第二步，少一些质疑。成年人每学到一个新知识、听到一种新观念，往往意味着和自己固有的见识、习惯用的方法对抗，这在无形中会消磨自己学习新知识的热情。比如，沟通方法中有主动倾听，就是医生要先倾听患者、理解患者，再去表达意见，这样才能共同制订决策并执行，但如果这位医生过去的经历和成功经验告诉他"这种疾病专业性很强，我给出治疗方案，患者照着执行就行了"，医生就会习惯性地质疑主动倾听的方法，认为"太浪费时间了，还不如按以前的做法直接告诉患者下一步该怎么办"。如果抱有这种心态，那即使知道了一个新观点、一种新理论，也无法真正去应用。所以在此建议，遇到新观点的时候，不要总是质疑这些观点错在哪里，要先思考它们怎么样能帮到你、为你所用。还是以主动倾听为例，理解了患者以后，医患才能在"同一个"话题下讨论，才能够更好地建立关系，医患达成共识也会更加容易一些。第三步，持续改进。持续改进要花费大量时间和精力，但如果不在临床实践中将学到的沟通方法反复运用，那过一段时间，极有可能又按以前习惯的方式去和患者沟通了。良好的改进系统至少包括三部分：指导、支持和复盘。要有足够的指导，告诉医生应该怎么做；然后在做的过程中给予医生相应的支持；医生要不断复盘，持续反馈、改进。所以，有条件的医疗机构应尽量设置相应的指导团队，及时对录制的医患实际沟通过程进行分析、反馈。

人们往往会重复自己看到过、经历过或演习过、有处理预案的处理方式。

如果很多场景已经存在于你的潜意识中，一旦你进到这样的场景里，潜意识就会被激活，促使你将习得的应对原则运用到临床工作中。所以，要想做到知行合一，需要重复地学习、探索，重复地实践、改进、寻求支持，在不同的层次、不同的阶段不断地重复应用沟通方法。从"知道一个方法"转变成"自己能运用一个工具"，才能做到熟能生巧，并发展出自己的风格。

与恶性肿瘤患者沟通的场景挑战性较强，如果能胜任这种挑战性较强的沟通任务，那么在日常医患沟通中往往就可以应对自如了。本书解析了很多肿瘤科、血液科临床常见场景案例，也借助了心理学原理及一些经典案例，但因为无法听到交流时医生的语音语调、无法看到沟通时医生的体态表情，这些只能靠读者自己揣摩体会。希望读者在阅读时，多设想自己在该场景中会如何应对，能否关注、解读患者的情绪及潜台词，能否了解患者的情感体验及精神需求，从而更好地理解沟通的原则及方法。通常，如果患者确认了"医生理解我了，正在努力帮助我"，那沟通就会很顺畅，但医生要想取得患者的上述确认，需要系统学习实践。医患沟通方法值得医生终身学习，也需要医生在临床实践中不断揣摩，要知道"纸上得来终觉浅，绝知此事要躬行"。

对临床工作者来讲，沟通是如此重要的一件事，不能让医患沟通教育凋零在毫无色彩和活力的空话之下。很多重要问题没有标准答案，或者说需要更好的答案。本书追求简洁实用、易于理解，接诊包括五个环节（开始接诊咨询、采集信息、查体与检查、解释与共同制订决策、结束会谈），有两项任务（提供架构、与患者建立关系）贯穿始终。每个环节都提供了实例，以便读者看到真实的一线医生的观察重点、注意点和分析重点。不同专科沟通的基本原则和核心方法是相同的，本书目标受众为医学生、住院医师、肿瘤专科及血液专科医护人员、灾难性病伤的管理者，以及医学教育者，力求帮助大家转变沟通理念、提升沟通技能，从起初只能见证医院里的一幕幕场景，到后来自己能胜任类似的沟通任务。希望读者能从本书中获得些许启示，在临床实践中不断加深对沟通方法及技能的体会，并获得新的发现。

许亚梅

2023 年 10 月

致　谢

感谢北京市中医药管理局对住院医师规范化培训基地东直门医院优秀科室血液肿瘤科的奖励资助，感谢国家中医药管理局高水平中医药重点学科建设项目中医血液病学（zyyzdxk-2023268）支持资助本书出版，感谢北京中医药大学对"医学生医患沟通技能培训体系研究"教育科学研究重点课题的立项支持，感谢中华医学会医学教育分会、中国高等教育学会医学教育专业委员会对"构建住培医师核心素质培训体系的研究"的立项支持。

感谢中国医师协会举办"中国医师人文医学执业技能师资培训"，本书主要编写者从中获益良多，还要特别感谢北京中医药大学对第一临床医学院开设医患沟通课程的持续帮助，以及北京市中医药管理局对北京中医药大学东直门医院住院医师规范化培养基地开展医患沟通培训的倡导，在授课及培训过程中倍感教材建设的重要性，这些是对本书编写工作最早的支持。

感谢众多患者的信任和帮助，如果没有北京中医药大学东直门医院医务处、教育处的支持，以及第一临床医学院内科学诊断学教研室、中西医结合临床课程教育部虚拟教研室、中医血液病学科各位同事的指导帮助，本书难以付梓，对此我们深表谢意。

本书编写时查阅了多方资料，部分内容参考或借鉴了以下公众号或课程的内容：网络四川省肿瘤医院胃肠外科公众号、熊猫和朋友们公众号、得到 APP 课程主理人脱不花女士沟通课程、得到 APP 课程主理人熊浩沟通课程，在此一并表示感谢。

北京中医药大学第一临床医学院中医血液病学科于 2023 年获批国家中医药管理局高水平中医药重点学科建设项目，教学教材建设以及人才培养是学科建设的重要内容，编委具有丰富的临床经验及医患沟通教学经验。作为北京市中医住院医师规范化培训基地的三优教学团队的成果，谨以此书向北京中医药大学人文团队、南京医科大学王锦帆人文团队致谢，感谢你们的所有建议和帮助。

目　录

第 1 章 ≫

医患沟通概论

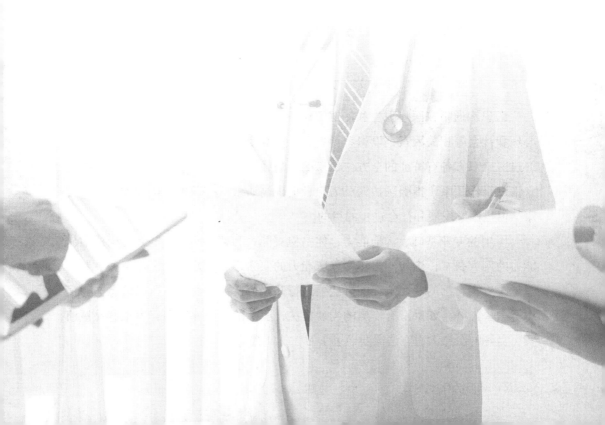

本章介绍医患沟通的理念及作用。医生的沟通能力是临床能力的核心要素，对正确诊断疾病、传递复杂医疗信息、讨论治疗方案、更好地促进诊疗工作进展至关重要。掌握医患沟通的理念及方法，对沟通过程不断揣摩、实践、复盘，能逐步固化良好的沟通模式。恶性疾病属于灾难性病伤，如果能胜任与恶性疾病患者沟通等挑战性较强或较极端的沟通任务，那么在各科日常的医患沟通中往往可以应对自如。

本章大纲

- 医患沟通的作用。医生需要采集哪三类信息？提高沟通能力为何能提高临床诊疗能力？如何支持患者积极参与诊疗？

- 沟通的三个核心板块。沟通的内容、沟通的过程、医生的认知能力是如何互相影响的？

- 医患沟通的模式。什么是 GLTC 模式？医生示善有哪些方式？谈话阶段常用哪些沟通技能？

- 肿瘤患者及家属的心理特点。肿瘤患者及家属有什么普遍反应规律？如何避免医源性痛苦？

医患沟通指在医疗卫生和保健工作中，医患双方围绕诊疗、照护、健康及心理和社会等相关因素，以患者为中心、以医生为主导，将医学与人文结合，通过医患双方各有特征的全方位信息的多途径交流，使医患双方达成共识并建立信任合作关系，指引医护人员为患者提供高质量医疗照护，达到维护患者健康、促进医学发展和社会进步的目的。

医生的专业基础、沟通能力、体格检查能力和解决问题的能力是构成临床能力的四大要素，沟通能力作为临床能力的要素，对做好临床工作至关重要。每位医生在自己的职业生涯中可能要进行几十万次接诊交流，所以医患沟通值得努力去做好。如果没有恰当的沟通方法，医生的聪明才智和努力很容易被浪费，良好的医患沟通方法需要通过学习才能掌握。

医患沟通，首先，是正确诊断疾病的需要——收集疾病与患者的相关信息，采集病史，进行体格检查，和患者一起讨论、制订检查方案以明确诊断、完善分期，都需要细致的沟通；其次，传达疾病诊断、讨论治疗目标及预后都需要专业的沟通方法；而讨论治疗方案、调整治疗策略，更需要深入、全面的沟通。恶性肿瘤是一类复杂的疾病，除了原位癌及早期癌，其诊治往往是一个复杂、长期的过程，绝大多数患者都缺少相关医疗知识来理解疾病的诊断和治疗，而很多临床医生也缺乏用患者能接受、可理解的方式来传递复杂医疗信息的能力，尤其是在相对极端的情景下。与恶性疾病患者沟通的任务挑战性较强，如果能胜任这种挑战性较强的沟通任务，那么在日常医患沟通中往往就可以应对自如。沟通的基本原则和核心方法在临床各科中是相同的，肿瘤科及血液专科医护人员以及住培医师，与肿瘤患者交流信息、建立共识、共同制订决策并发展医患关系的过程，也适用于其他临床学科。

医学有显著的时代性和社会性，且随着人们对肿瘤认识的不断深入、诊治手段的快速发展，疾病的治疗理念不断更新，但民众接受的生命教育并未随之增强，需社会教育机构帮助民众自幼开始树立豁达的疾病观和生死观。人来自大自然，和自然界的其他动物没有本质区别，都会生病、衰老和死亡。虽然医学致力于帮助人们免除病痛、延长寿命，但大自然在生命诞生之初就为它埋下了死亡的种子，疾病和死亡是生命的必然过程。医生要尽量帮助患者树立正确的疾病观和生死观，不能不计代价地过度医疗，以至于可能过多牺牲患者生命中其他有意义的东西，要使患者在医学及医生力所能及的范围内，得到尽可能多的帮助和慰藉，而不是倾其所有却只能收获痛苦与失望。

癌症本身的复杂性、医疗选项的多样性、疗效的不确定性、预后的"扑朔迷离"、治疗经费的缺口、长期带瘤的生存压力，时刻都是患者及家属面临的挑战。这些问题需要医生尽力主导患者理解并正确面对，从而积极参与诊疗，这离不开医患紧密、有效的沟通。医患沟通与日常人际沟通有相通之处，但沟通的主体对象不同、内容不同、场景不同、目标不同，前者需要借助专业的沟通方法以更好地促进诊疗工作的进展，使患者获得高质量的医疗照护。

临床诊疗工作繁忙，熟练运用沟通方法能让医患双方的信息交流更加准确、到位，提高临床工作的效率，患者及医护人员都能获益。良好的医患沟通是提供高质量医疗照护的先决条件，一方面，能使患者更好地理解医生提供的信息，明显提升患者参与诊疗的积极性，有助于改善患者的健康转归；另一方面，有助于医生全面掌握患者病情并清楚患者是如何做出决定的，使临床问题处理起来更顺畅得法，收获更多的职业满足感及被信任感，真正实现医患的合作伙伴关系。正是过去百余年里，癌症患者表达出的为了能活下去而不惜一切代价的强烈渴望，以及医生破釜沉舟的大胆尝试，促进了今天癌症领域各种治疗手段的高速发展。

对每位癌症患者而言，虽然遇到哪位医生可能关乎其生存体验，但患者并不只是诊疗的被动接受者，患者本人的决策对健康转归往往起重要作用。患者需要从医生这里获得充足的信息并将其理解，结合医生提供的治疗选项及其益处和风险说明，才能真正做出决策，这就要求医生提供良好有效的沟通。若要医生理解患者、清楚表达自己的见解、帮助患者参与诊疗，那这种沟通能力非常重要，沟通能力也是临床医生的基础能力。

一位神经外科医生在他的书中写道："一位刚被诊断出脑瘤的母亲来找我。她很困惑、很恐惧，完全不知所措。当时的我筋疲力尽，全然没把她放在心上。我匆忙地回答了她的问题，向她保证手术一定会很成功，也安慰自己说没时间详细地解答她的所有问题。但我为什么没有抽出时间呢？"

患者期望医生是值得信任的、有足够的专业知识和技能，也期望得到医生的关爱。关爱患者是医生的核心素养，"关爱"通过医患沟通具体体现，如果不会沟通，医生的专业知识、智慧、技术就无法充分展现，也就无法帮助患者，甚至这些对患者来讲无关紧要。医生通过学习沟通、练习沟通，结合个人实践不断领悟，就能赢得患者的信任、尊重和喜爱，从而为自己的职业发展提供强大助力。

医学是人文与科技结合的学科，医患沟通是医学人文在临床实践中的体现，也是医疗工作者临床能力的重要组成部分，同样，医患沟通技巧需要学习、实践才能掌握。沟通技巧并不一定随着诊疗经验的增多而趋于良好，因为一些不好的沟通方式也会随之强化，有些医护人员甚至总是重复错误的沟通行为与模式。无法觉察到自己问题的人，会重复一样的错误，正如瑞士心理学家卡尔·荣格所说，"你没有觉察到的事情，就会变成你的'命运'"。医护人员在掌握了沟通理念和方法后，对沟通过程不断揣摩、实践、复盘，便会逐步固化良好的沟通模式。

第1节　医患沟通的作用

一、有助于正确诊断

正确的临床诊断是治疗疾病尤其是恶性肿瘤最关键的首要环节，决定着如何治疗、能否治愈、康复程度，是临床医学的核心部分。正确的临床诊断基于获取患者相关的、足够多的信息，对疾病表现进行调查、综合、分析、判断、推理，从而正确地识别疾病的本质，得出结论，这是一个较为完整、科学的临床思维程序。获取患者相关的、足够多的信息，是正确诊断的先决条件，这取决于沟通的实效。

医生需要采集的信息可以分为三类。第一类是患者的病史和个人史（生活和职业等方面的）信息，获取这类信息需要医生有正确的医学观和良好的语言沟通能力；第二类是体格检查信息，获取此类信息时，除了需要医生有正确的医学观和良好的语言沟通能力，还需医生具备娴熟的体格检查技能；第三类是实验室检查信息，获取这类信息需要医生有一定的临床思维能力和临床经验。要获取足够多的信息，医生不仅需要展现较强的语言沟通和行为沟通能力，还需要有良好的沟通理念。

近年来，受多种因素的影响，一些医生在诊疗工作中过分依赖实验室诊断技术，轻视最基本的诊断技能——采集病史和体格检查，忽视通过沟通获取患者的相关信息。而依靠众多实验室检查结果和很少的患者信息轻率地做出诊断，可能造成误诊或漏诊，进而发生误治、失治。从一定程度上说，医患沟通能力是临床思维能力的一个重要组成部分，临床思维能力的增强依赖于通过沟通获取的足够多的信息，医生提高沟通能力也就是提高临床诊疗能力。

二、增强治疗效果

良好的医患沟通有助于增强治疗效果，长期从事临床工作的医生都有这样的体会：依从性好的患者能积极配合治疗，能较好地完成既定方案以治愈或者控制疾病，出现并发症的概率也较小。患者信任医生，就必然会积极参与治疗，这体现了医患沟通有增强治疗效果的积极作用。恶性疾病会给患者的心理和身体带来极大痛苦，治疗手段也伴随着不同程度的风险及不良反应，所以，让患者坚持治疗并不容易。患者需要充分了解自己的疾病、治疗方案，以及治疗的预期效果和风险，这有助于打消他们的疑虑、缓解患者的不安情绪，提升其信心。医生通过与患者建立信任关系，切实解决患者的问题和困惑，不断鼓励患者，支持其治疗意愿，从而获得最大治疗反应率。

人对语言、行为及环境等信息产生的良性心理效应会导致良性生理反应。那么，为什么人因语言、行为、环境等信息而产生的生理反应会直接影响身心健康呢？实验证明，中枢神经系统、内分泌系统、中枢神经递质等与免疫系统间存在着复杂的反馈调节关系，由此心理神经免疫学的概念被提出，其基本机制是：心理社会信息传入大脑——大脑皮层加工处理并转换成认知评价（观念）——传入大脑边缘系统——转化为具有情绪色彩的内脏活动——大脑运动前区（下丘脑和垂体）释放多种激素和神经递质——通过自主神经系统的变化或直接影响（减弱或增强）免疫功能——患病或健康。当人们接收到或转换到的是积极的认知评价时，良性情绪引发的内脏活动会刺激大脑产生有利于增强免疫系统功能的神经肽 - 激素组合，良性的神经 - 内分泌 - 免疫反馈调节运行机制使机体活力增加、免疫力强化，使人体趋向并保持健康的身心状态；而当人接收到或转换到的是消极的认知评价时，恶性情绪引发的内脏活动就会刺激大脑产生削弱免疫系统功能的神经肽 - 激素组合，造成神经 - 内分泌 - 免疫反馈调节运行机制紊乱，使机体活力受到抑制、免疫力降低，人们便会转入亚健康或患病状态。

基于此，医护人员应发挥特有的职业优势，高度重视医患沟通，以多种途径和方法对患者进行必要的医学与健康教育，施以鼓励和积极指导，使患者接收到积极的认知评价，产生良性情绪，这样患者才会有信心和期望，才会主动、努力配合治疗，从而增强治疗效果。

三、融洽医患关系

良好的医患沟通是建立融洽医患关系的基石，双方信任合作、互利双赢。

从心理学和社会学角度分析其机制，我们可以看到以下五个方面的必然规律。

- 沟通使医患形成共同认知：认知，即人将感觉到的信息通过大脑加工形成观念和态度。医患间的共同认知，就是围绕疾病诊断、治疗方案、康复预后、技术条件、医疗费用、伦理、法规等内容建立的共同的看法、认识及态度。达成共识，缩小共知盲区，是医患沟通最重要的一步，有助于较扎实地奠定理解与信任的基石，是双方理性合作的基础。

- 沟通使医患心理相互包容：人的心理活动会受理性判断的影响，医患双方有了基本的共同认知后，就会对对方产生较高的心理包容度，常常会容忍、接受对方的缺点和过错，甚至原谅对方的无意伤害。事实证明，沟通越密切，心理包容度越高。

- 沟通使医患产生情感：医患频繁接触后，双方很容易产生情感，因为医者是施助方，患者的情感需求又较强烈，所以当医生展现出职业性关爱时，患者对医生容易先产生情感，并表现得比较明显；而医生因职业要求会显得较为理智，情感表现较为含蓄。医患间的情感性质一般来说是友情，双方建立友情对增强疗效及化解矛盾都有益。

- 沟通使医患互相尊重：获得尊重是最重要的高级需要，患者因病成为弱势者，更迫切需要被尊重；医生也需要获得患者、家属及社会的尊重。建立良好的沟通可使双方的认识、思想、情感及行为被相互接纳，实现相互尊重，从而使双方关系更加融洽。

- 沟通使医患均获益：医患的利益点有所不同，患者的利益点是身心健康、费用合理、不影响个人事业等；医者的利益点则是职业成就、社会声誉、经济收入、医学进步等，但医患双方获取上述利益的方法和途径却是高度一致的，即治愈伤病、使患者身心康复。只有帮患者治愈伤病，让其有健康收益或者更好地走完生命的全程，医患才能真正获得各自的利益，因此，良好的医患沟通能带来高质量的医疗照护，医患可共同从中获益、共同发展。

四、推进现代医学模式的实现

良好的医患沟通有助于实现生物－心理－社会的现代医学模式。在传统生物医学模式的基础上，把心理因素和社会因素有机地融合到诊疗疾病的过程中，形成现代医学模式。这不仅需要传统的药物、手术、物理技术等方法和手段，还要使用语言、行为、环境等进行干预和影响，使预防、保健、治疗、康复四位一体，形成立体化的大医学格局，才能实现生物－心理－社会的现代医学模式。

显然，这是一个庞大的系统工程，需要用系统思维来设计、构造一个全社会共同参与的医学体系。这个系统可分为两大部分，一个是核心系统，即指挥系统，它以医学、生命科学及相关学科为理论支撑，由医疗卫生机构、政府管理部门、医学教育机构与相关专业人员构成协作网络体系，发挥组织、管理和协调作用。另一个是周围系统，由包括广大患者在内的全社会的人组成，发挥宣传、参与、反馈、优化的作用。而联系这两大部分的桥梁就是医患沟通。

医疗工作的成效取决于启动、组织、教育、管理的效率，应将重视医患沟通作为重要的思维方式和行为准则，向社会经济发展的各个层面不断渗透，医生应做到不害怕、不回避各种社会矛盾，主动、真诚地与患者全面沟通，并努力完善自身，这样才能激发患者的主观能动性，调动全社会的力量，推进现代医学模式的实现。

第2节　沟通的三个核心板块

与患者进行沟通主要包括三个核心板块：沟通的内容、沟通的过程、医生的个人认知。这三个板块是相互影响、平行存在的。当然，患者的认知能力与责任承担能力也是影响沟通实效的重要因素，若双方认知差距过大，沟通就会非常吃力。患者应如何与医生沟通也是需要关注的问题，但鉴于本书主旨为帮助肿瘤科医生运用沟通方法使患者更好地参与诊疗，故未专设患者建议章节。

一、沟通的内容

此次沟通的主要内容是什么？预期要达到什么目的？包括要收集哪些信息、传达哪些信息、解释诊治方案、讨论诊疗计划、制订医患双方均认可的治疗方案等，以便医生全面了解患者病情并理解患者是如何做出决定的，使患者知晓并理解医生提供给他们的信息。涉及的医学知识及医学推理的具体内容在肿瘤学、内科学、外科学、妇科学、儿科学、诊断学等教科书中有非常详细的讲解，本书着重对沟通内容的设计及方法进行说明。

二、沟通的过程

医护人员在沟通时如何推进、如何去做，在很大程度上决定了患者能否享受到高质量的医疗照护，注意沟通一定是互动而不是医护人员单方面传递信息。沟通的过程涉及医护人员如何用语言、行为、神态等与患者进行信息和情感交流，包括沟通的方式、如何开场、如何将医学知识及医学问题传达给患者、如何使用语言及非语言沟通方法、如何逐步发展与患者的合作伙伴关系。肿瘤学科专业性极强，其中涉及的医疗知识及医学技术可能是患者闻所未闻、无法理解的，或者要传达给患者的是坏消息，比如病情重、分期晚、进展或复发、预后极差等，这更加考验医生的沟通能力。

三、医生的个人认知

人们通常以个人的理解和经历构建自己的思维模式，再用这个思维模式来理解世界。医生的思维模式会对医疗过程产生直接影响。面对同一个患者，不同的医生去沟通，结果可能截然不同。医生在进行临床决策时的个人认知、倾向性的意见、推理能力、共情能力、是否有主观臆断甚至是偏见、专心程度、能否敏锐地察觉患者潜在的想法等均会影响沟通的实效。例如，曾有一位42岁女性患者体检时发现右肺肿块，考虑为早期肺癌，为行肺癌手术入住胸外科，患者术前已有中重度贫血，输血后在胸腔镜下进行楔形切除术，但术后

5个月发现右半结肠癌晚期。此病案说明胸外科医生的认知（聚焦于肺部问题）影响了有效信息的采集（育龄期女性发生贫血，医生直觉推测为月经过多或者偏食、减肥所致），以致沟通内容欠全面（其父罹患直肠癌，患者已贫血、腹胀1年余，该患者为肠癌高危人群）。

医患沟通的内容与过程是互相影响的，过程会影响沟通内容的准确性、沟通的深度及广度，沟通内容的难易也会考验医生的沟通能力，当然这也基于医生的专业认知。沟通过程，是人文言行与医学言行的密切结合，该过程以医生为主导，医患双方进行全方位的信息交流。肿瘤科很多沟通内容具有挑战性，比如传达坏消息、协商治疗方案、讨论预后目标、讨论医疗费用，或者帮助患者管理负面情绪、不加误导地给患者信心和安慰，这些都需要医生懂一些社会学、心理学的知识，也更加考验医生对沟通模式的理解、掌握沟通方法的程度。

第3节 医患沟通的临床模式

医患沟通的临床模式需要契合医患双方的特征。综合国内外比较成功的方法和经验，结合中国国情，笔者认为可以按照GLTC模式进行，即医生示善（goodwill）——主动倾听（listening）——医患谈话（talking）——医患合作（cooperation）。其机制是：在进行每一次临床沟通的过程中，医生应首先有效地表现出善意并保持；其次，要倾听患者心声；然后，医患有效地交流；最后，医患积极地合作。不论是一次性的沟通，还是阶段性的沟通，或是连续性的沟通，都应按此模式进行，以形成良性沟通循环。医患沟通GLTC模式不仅适用于接诊过程，也适用于医患讨论问题、共同制订诊疗方案的过程。

一、医生示善

医生应率先表达并保持善意。用和善的肢体语言（行为、动作、表情、语气等），伴以亲切的口头语言，使患者及亲属当场感受到谈话氛围温馨、安全，自己被尊重及医生的诚意，并且在之后的沟通中保持这种善意。

- 和善的肢体语言：态度和蔼，举止谦和。同时，根据患者疾病状况，及时做出医疗救治行为，如生命体征检查、对症处理等。尽管表达要和善，但医生也需注意不同患者应区别对待，如面对急重症患者及其亲属应展现出自己高度重视的态度，把肢体语言放在最重要的沟通地位，因为医生的行动能最直接、最有效地表达出医护人员对患者的态度，从而使患者真切地感受到医生的真诚与负责。

- 亲切的口头语言：在表达肢体语言的同时，需要给予患者及亲属尊敬的称呼、必要的介绍、合适的安慰，并与其进行礼貌的交流。要想做到语言亲和得体，既要考虑不同患者的不同情况，也要考虑不同患者的文化习俗。

二、主动倾听

主动倾听，要求医护人员全神贯注接收患者的全面信息，不随意打断患者，要准确理解并掌握患者的重要信息，多使用"要点反馈"技巧，将医学思维与人文言行有效结合，先全面获取患者信息，再分析判断、提炼线索，最终整理出有助于诊断和治疗的信息。

三、医患谈话

谈话是医患沟通的主要环节，应根据不同患者的特点，有重点地综合运用下述技能，将人文言行与医学思维密切结合起来，构建和谐互信的医患关系。

- 要点反馈：医生从诊断、治疗及照护的医学角度考虑，选取患者述说内容的关键信息，当场口头重复并向患者确认，然后将其作为重要信息记录（记忆）。

- 职业语言：当沟通的核心内容是医疗专业知识时，谈话内容要符合医疗法规要求，专业术语应规范，解释时应用通俗易懂的语言。告知患者诊断结果、疾病分期、治疗方案、疾病预后等信息，以及医疗过程有复杂性及不确定性、治疗措施也有局限性，让患者意识到影响疾病疗效的因素是多方面的。

■ 讨论选择：患者确诊后，医患讨论治疗方案已是基本的医疗程序。患者面临多种治疗方案，需要做出选择，到底是选择直接手术还是术前先进行新辅助治疗，或者是更温和、风险更小但无法根治的姑息治疗？应让患者及亲属全面知情并进行必要分析（当判断为"暂不宜向患者全部说明"时，应向患者的近亲属说明并取得知情同意书），还要设身处地考虑患者的身心因素与社会经济因素，根据医疗条件和患者病情适度引导患者，但最后必须尊重患者所选择的治疗方案。

■ 精神鼓励：被疾病折磨的患者渴求医生的鼓励、肯定、共情，医生应该像给予患者药物和手术等治疗措施一样，给予其精神鼓励，尤其是肿瘤患者及心理压力大的患者，应给予更多心理支持。

■ 肢体语言：癌症患者身心偏于脆弱，应对患者通过肢体语言进行安抚，适宜的安抚方式主要有握手、搀扶、拍肩臂等。医生要注意患者的性别和年龄，老人和孩童更需要肢体关爱，面对异性患者时，医生要把握合适的尺度，避免出现误解。

■ 传达坏消息："坏消息"包括诊断为恶性肿瘤、治疗无效、疾病进展、肿瘤复发、病情危重，甚至离世等。在我国，几十年前的普遍做法是不告诉患者癌症的诊断以免患者受到刺激，医生拦截了患者可能难以应对的信息，告知诊断结果、病情进展时也是尽量避重就轻，所以很多患者不是从医生那里得知疾病诊断的，而是根据其家人和朋友的行为变化揣测出来的。如今，这些观念已经发生了很大改变，医疗实践更加突出患者的知情权，医生要寻找机会向患者告知有关他们疾病的信息，我国民众也在逐步认同告知患者本人坏消息这种做法，这主要涉及治疗意见是患者自己决定还是家属做主、患者想如何规划安排自己的治疗等。总体来讲，绝大多数患者希望知道实情，希望能够自行安排此后的生活、工作计划，以及身后事等。由有经验的医生通过正式谈话告知患者癌症诊断，患者通常能够接受，极少出现意外状况，而从其他处无意中突兀获知诊断则对患者的打击非常大，甚至会导致极端事件。告知患者罹患癌症、病情加重等信息时，尽量选择有家属陪同的情况，或提前联系家属来院陪同以保障患者安全。告知坏消息不能"一捅了之"，开诚布公地交谈也不意味着打开天窗一下子把亮话全说了，而是要考虑患者的接受能力，尽量引导患者及家属考虑地全面一些。正确的做法是提前了解患者相关信息，根据患者的接受能力逐步地提供相关信息。针对不同患者，可选择有技巧地直接告知，或委婉告知，或逐步告知。基本原则是有利于保护患者身心，有利于患者及家属配合，有利于实施医疗照护。告知患者亲属患者已死亡的消息时，要采取"渐进式"的方法，使其亲属在心理上逐步接受这个噩耗，减轻情绪反应。

■ 遇到当场解决不了的难题时，要先响应患者需求，升级沟通：遇到当场难以解答、难以处理的问题时，要采用积极回应的方式应对。如果患者有明显情绪变化，医生要先处理好患者的情绪问题，可用直接读取、点破的方式，例如，"看得出来您很着急""治疗选择比较多，一时难以决定""我理解，您现在对医院很不满意"，逐渐消解患者的负面情绪。注意，响应患者需求并不是让医生直接答应患者的要求，也不是说只有拒绝这一条路，应努力把患者不合理的需求引导成合理的，然后提出患者可能接受的方案，升级沟通规模，换个时间、换个地点，请相关人员到场进行正式沟通，以增强沟通掌控感。例如，"下一步如何选择很关键，咱们准备下周进行多学科会诊讨论，您先把您的资料准备好，我来安排""关于您的疑问，明天下午咱们去办公室讨论"等。

■ 聊天：这是很人性化的沟通技能，患者和亲属非常需要医护人员像对待朋友一样对待他们。闲聊家常、爱好、时事等患者感兴趣的良性话题，有利于患者减轻心理负担，有利于医患相互熟悉和相互信任，几分钟就可能产生良效。有一位外国医生在文章中记述了他查房时与患者沟通的过程："'你的中性粒细胞现在已经超过 1000 cells/mm³，所以不再有中性粒细胞减少症，也不再面临严重感染的风险。我们今天就可以停用抗生素。'我缓慢但兴奋地向我的患者 M 先生解释道。M 先生是个中年人，得了白血病，为了接受干细胞移植已经住院一个多月。他在这期间发生了可怕的脓毒血症，不得不转入重症监护病房。我告诉他：'这是个好兆头，说明移植成功了。'M 先生环顾病房，看着我们团队的每个成员，似乎在消化这个消息。然后，他皱了下眉，认真地问道：'也就是说我不用再吃那些难以下咽的食物了？'我笑着告诉他，是的，他现在可以吃的东西种类增加了。接下来我们聊起了医院里不怎么好吃的食物和他妻子的芝士汉堡秘方，而关于感染和移植的话题都被抛在了脑后。"

■ 类似的小事对患者的生活影响是巨大的，住院患者的生活往往就是被针穿刺、被叫醒而且还不让正常吃饭，因此像关心 PET-CT 结果一样关心患者的这些痛点是合情合理的。毫无疑问，M 先生的干细胞移植成功是向着治愈白血病迈进了一大步，但那一刻对他来说，现实的意义是可以吃到妻子刚刚烤好的芝士汉堡。得重病令患者不知所措、困惑不已，而询问疾病对患者现实生活的影响有助于患者理解疾病本身，因为患者基本上已经无法控制他们自己的世界了，而理解这些细节能带来一些掌控感。和患者聊一聊现在或过去对生活影响很大的事，有时一些不起眼的小事却是生病时面临的基本问题。医生也可以尝试唤醒患者的美好回忆或既往的成就感。医生们请不要忽略这些。

四、医患合作

医患合作指医患双方建立了互信关系，沟通后达成了共同意向或做出了一致决定，在患者的配合下，医生主导并负责实施医疗服务。医患合作贯穿了整个诊疗和随诊过程，以临床思维活动为核心，在患者不同疾病和状态下，在医疗服务全过程渗入人文关怀、医患沟通及守法遵章，形成医患共同参与的临床决策思维模式，实现高质量医疗照护。

对医学生沟通能力的评价常采用 SEGUE 框架。SEGUE 框架是一种基于研究的医疗沟通任务清单，清单共有 6 个模块、32 个条目，前 5 个模块是基础模块，即沟通准备（Set the Stage）、信息收集（Elicit Information）、信息给予（Give Information）、理解患者（Understand the Patient's Perspective）、结束沟通（End the Encounter），第 6 个模块讨论是否对治疗 / 预防方案进行修改或提出新的建议。沟通准备阶段涉及诊疗介绍、信任关系建立等；信息收集阶段涉及系统询问患者关于疾病的所有生理、心理信息，其间应注意倾听；信息给予是指医生对诊疗过程的解释及对患者的病情告知；理解患者体现了医生的同理心，医生应保持尊重患者的态度和行为；结束沟通涉及对患者询问的反应和下一步诊疗方案的说明。

第 4 节　肿瘤患者及家属的心理特点

> 　　告知患者及家属癌症的诊断、为其讲解病情、与患者讨论治疗目标和具体治疗方案、与患者商议手术事宜、为患者讲解开展综合治疗相关内容等，虽然是每一位临床肿瘤医生最平凡的日常工作场景，但对每位患者、每个家庭来讲却往往是第一次遇到，医生要想到每位患者、每个家庭往往是背负着极其沉重的心理负担去接收信息、做出判断、进行决定的，所以在交流场景中要充分考虑患者及家属的心理状况。

　　癌症会给患者的身体和精神带来双重打击，对患者的家属也影响巨大，患者及其家属的人格特征可能发生不同程度的变化。医生了解患者的心理特征和心理需求，对推进沟通进程和实现沟通目标都有重要作用。例如，了解患者被告知确诊癌症这类坏消息时的普遍反应规律，有助于医生更好地理解并应对这一具有挑战性的场景。

　　（1）第一阶段。

　　最初的反应阶段是否认和不相信。"这不是真的，一定是弄错了，肯定是病理切片被弄错了，医生混淆了我和别人的检查结果，这种事绝不会发生在我身上……"这种反应是人们的一种心理防御策略，此时医生需要给患者留有一些时间和空间，让患者来消化、接受这个消息，此时勿反复强调信息，否则患者会更加抗拒、更容易崩溃。

　　（2）第二阶段。

　　"焦躁"阶段。癌症的诊断结果已经确定无疑，患者必须更直接地去面对现实，在这段时间里，患者常会有难以控制的焦躁不安、恐惧情绪。患者从一个健康的人一下子变成了癌症患者，往往会措手不及、慌张忙乱。所有的心思都集中在诊断和与诊断有关的事情上，并会产生无助（"我能做什么"）和无望（"我看不到出路"）的感觉，同时也会掺杂着朦胧的期待（"会好的"）。很多患者表示"我想象中的未来、就要实现的未来、多年奋斗即将迎来的人生巅峰，都随着确诊癌症消失了"。很多患者睡眠和饮食变得没有规律，根本无法集中注意力在工作或日常生活上，会一遍又一遍地去想癌症这个恶魔所带来的恐惧："我会死得非常痛苦，会变成残废，会因手术彻底地改变身体功能和外貌，会变得依赖他人，会被嫌弃，会被社会抛弃……"这个阶段在患者治疗开始以后或患者感觉到有治愈希望的时候会自动结束，一般持续时间为一到两周。

可是许多重要的治疗决定会在这期间做出，如果患者处在这种高度应激状态下，是很难保持思维清晰的，所以，医生要在提供专业医疗照护的基础上，尽量让患者觉得医生可以信任、可以依靠，患者可以从医生这里得到帮助，这一阶段医生通常应建议患者请亲友帮助共同制订决策。

（3）第三阶段。

"乐观"阶段。许多患者一旦决定开始接受治疗，一种释怀感就会随之而来，以为"我终于能做些事来反击我体内的癌细胞了"。患者刚得知诊断结果时的忐忑感消失了，生活又有了新的希望，而且感觉命运又再次掌握在了自己手中。所以通常在治疗开始后，患者由于感到已经开始治疗了，紧张、恐惧的心情得以缓解，同时还感到生命似乎有了保障，就开始变得乐观，开始积极与癌症做斗争，生活也逐步恢复到了正常状态。此阶段患者会态度积极地配合治疗。当然，不切实际的乐观往往不堪一击，可能随后是更深的绝望。不要强求患者保持"积极思维"，要尊重每个人独特的应对方式，并帮助患者找到最适合自己的应对方式。这个阶段的关键是不要让诊断结果把患者击垮，避免患者产生过度应激反应而无力去寻求帮助和接受治疗，要让患者切实感受到医生作为抗击癌症的"战友"正在尽全力提供帮助。

《当呼吸化为空气》一书中描述了一段情节，作者住院期间听到了一个儿童神经外科医生与患儿父母的谈话。

他们的孩子长了个很大的脑瘤，那天晚上刚送到医院，说是头痛。医生不仅跟他们详细讲述了临床上的一些信息，也充满人情味地表达了对这种不幸的同情，并为他们提供了指导。恰巧，孩子的妈妈是一名放射科医生。肿瘤看上去是恶性的，妈妈已经研究了扫描结果，现在她坐在日光灯下的塑料椅上，完全崩溃了。

"好了，克莱尔。"医生轻轻开了口。

"有看上去那么糟糕吗？"孩子的妈妈打断了他，"你觉得是癌症吗？"

"我也不知道。但我知道，我知道你也知道你的生活即将改变——已经改变了。这是一场长途旅行，你明白吗？你们必须相互陪伴、支持，但必要的时候你也要好好休息。这种病要么让你们更团结亲密，要么让你们彻底决裂。所以，现在你们要给彼此前所未有的支持和陪伴。我不希望你们中任何一个整夜待在床前或者守在医院不走，好吗？"

他（儿童神经外科医生）继续说起手术计划、可能的结果和预后、现在需要做的决定、需要开始考虑但不用立刻就做的决定，还有他们暂时完全不需要担心的问题。谈话结束时，一家人并不轻松，但看起来似乎可以面对未来了。我（作者）一直注意着这对夫妻的脸，他们一开始毫无血色、呆滞迟钝，几乎是神游天外，后来精神越来越振作（医生用具体的解决方案替代了患者家属的焦虑）。我（作者）突然意识到，那些集合了生命、死亡与意义的问题，那些所有人在某个时候都必须面对的问题，通常都发生在医院里。当一个人真正遇到这些问题时，这就变成了实践，有着哲学和生物学上的双重意义。

在生命的挣扎面前，事业上曾经的荣耀突然变得黯淡无光，患者被迫直面一个严峻的问题：自己还有没有明天？遇到性命攸关的大事时患者需要有独立思考的能力和付诸行动的决心，有时这也取决于家属对患者是否有承受能力的预判，身居高位仍被隐瞒病情的也屡见不鲜，如果智慧的头脑、果断的行动力都与自己生命中最重要的选择无关，连自己有哪些选项都不知道，可能也是一种遗憾。这与自幼的生命教育、价值观养成密不可分，每个人的生命、时间、资源都有限，知道什么是重要的、什么是更重要的，这就是价值观。越是重大的决策，越需要价值观的参与。价值观具体表现为"什么东西对你最重要"的排序，但很多人并不知道什么才是对自己最重要的。价值观的本质，并不是罗列一堆好东西，而是在冲突中做出选择，找出到底哪一种在你心目中价值更高，这才是真正的价值观。只有知道对自己来讲什么是最重要的，才会有稳定的需求和行动，这也是患者参与诊疗决策、进行医患合作的必备条件。

由于我国文化的特点，家属担心患者知道真实诊断或病情后会精神崩溃，常试图向患者隐瞒病情。这个过程对患者及其家属来说都是情感上的恶性消耗。越来越多的证据表明，对患者本人隐瞒病情无法带来预期的好处。事实上，几乎不可能隐瞒得了，往往只是互相不说破，只是不公开讨论而已。家属若过分顾及患者的感受，会让自己背负太多的重担，心理上的痛苦有时比患者本人的还要严重，甚至可能超出其可承受的范围，导致自己在不知不觉之间陷入困境。家属因为模糊了自己和患者本人的界限，反而可能损伤患者的切身利益，此时患者如同一座没有护城河或城墙保护的城市，家属可以随意进出并做出自以为对患者有利的决定。隐瞒病情可能造成患者未接受正规治疗或者过度医疗这两种极端后果，所以，比要不要告知患者本人坏消息更重要的是如何告知，而如何告知是需要系统学习的，详见第5章第2节"传达坏消息"。

大多数癌症患者往往急切地想要知道"我为什么得这病""能不能治好""我能活多久"，他们比别的疾病的患者需要更多的知识以应对疾病。医生除了面对面进行患者疾病知识宣教，还可以给患者提供可靠的自学渠道，以帮助患者了解可能的发病机制及影响因素、如何分期、可选择的治疗方法等。除了原位癌、早期癌，其他癌症的治疗周期往往比较长，治疗手段复杂，手术也会有一定的风险，而且在综合治疗过程中可能出现疾病进展、出现令人难以忍受的不良反应、在较长时间内有复发或转移的风险，患者及家属要正确面对这些情况，而医生要尽可能帮助其减轻痛苦和负担，这期间如何讲解与交流也是医生需要潜心学习的。患者有时抱怨说，"医生越说我越紧张（或害怕），我不要再听了，我直接签字吧""那个医生和我妈谈话时，我总在想，医生快闭上嘴别再说下去了，我妈已经崩溃了"。医生有时会无意中将自己无法解决的问题（如治疗效果很差、无法减缓痛苦、难以阻挡疾病进展等）转嫁给患者，虽然所讲的是真实情况，这种情况是医学局限性所致，但若说话的态度、语调过于生硬，会给患者造成"医源性痛苦"，所以要谨记：沟通的重点是减轻患者的痛苦，而不是额外增加患者的痛苦和负担。

漫长的治疗过程中，患者不仅要承担病痛，还要直面死亡的压力、照顾人手不足的压力、治疗费用的压力、医疗资源的压力，很可能出现抑郁或焦虑情绪、幻觉、睡眠障碍等特殊情况。这些"新长出来"的东西怎么都甩不掉时，患者很可能经历不同程度的认知、心理以及精神方面的失调。当疗效与期望值不符时，当预期结果无法改变与摆脱时，患者会感到极度悲观绝望，同时精神上高度紧张。此时，患者从满怀希望、积极配合治疗转而陷入极度的绝望与抑郁情绪之中，对周围的事物反应迟钝，失去生活的勇气；或出现对立情绪，容易激惹，不接受治疗。很多患者的求生欲望随着病情加重而增强，企盼奇迹出现，甚至病急乱投医，招致更多的损失。

癌症对整个家庭来说，都是一个严重的应激因素。通常情况下，抗癌不只是患者一个人的事，更是整个家庭的事。当一名家庭成员被诊断为癌症患者时，整个家庭都会随之改变。患病常常会改变整个家庭的日常生活、现在和将来的计划。治疗过程让患者迅速从照顾者转变为被照顾者，患者家属虽然不用承受疾病带来的痛苦，但需要承受巨大的心理压力和恐惧、承担艰辛的照护任务，其内心往往也是恐慌又无助的。家庭是影响患者心理环境的一个常见因素，家属和亲友是患者的精神支柱，他们的态度会直接影响患者的情绪，他们对待患者的态度也可以通过医生的引导而起到积极的作用。此外，医生与家属的关系也对治疗效果有非常重要的影响，如果家属对医生的工作有疑义或不理解，会增加医疗方案的执行难度，也会降低患者的配合度、影响其治疗信念。所以，医生除了应关注癌症患者本人，如果有精力，还需要关注患者整个家庭的变化和需要，帮助患者稳定家庭的核心功能，改善家庭成员之间因面对疾病而紧张的关系，以增强家庭成员应对疾病状况的能力，包括重新规划生活、症状管理、长时间的照管、维系家人的情感联系等方面。

在患者病情的不同阶段，家属所承受的心理压力是不同的。患者刚刚确诊癌症时，由于长期以来癌症在人们心中就是不治之症，家属会突然有一种亲人即将离去的感觉，从而产生恐惧和焦虑心理。患者手术后，家属常常需整夜护理，体力消耗是无法避免的，同时还要担心患者术后能否顺利痊愈，努力想各种办法帮患者尽快恢复，这些都给家属的身心健康带来巨大挑战。

患者接受治疗时，家属会当场目睹患者的各种不良反应，如疲惫、无食欲、恶心、呕吐、脱发、失眠、皮疹、便秘、腹泻等，他们一边在看到患者的痛苦时感到心痛，一边怕患者因此放弃治疗，内心充满了矛盾。治疗结束后，家属总是担心患者出现新状况，每次来医院复查时心情都是忐忑不安的。家属长时间面对患者的病痛及照顾责任，压力会不断升高，甚至还会有危机压力。癌症晚期患者家属的负担更是沉重，一面要照顾患者，一面内心又很悲伤、无助，家属的身心处于疲惫状态，体重、食欲、睡眠质量、体力、精力等都容易发生不良的变化。

癌症的治疗手段越来越先进，但有些治疗可能导致患者治疗后即将面临的生活和以前的生活之间有巨大的差异。目前多数中晚期癌症的治疗仍然以化疗为中坚力量，有时患者需要接受密集、高强度的化疗，血液方面的癌症可能还要进行造血干细胞移植治疗。但患者接受这些治疗不啻于置身炼狱，他们渴望自己能够"浴火重生"。患者需要接受的治疗越高级，如造血干细胞移植或重复循环的高剂量化疗，就越需要"高级的触摸"——情感触摸。整个治疗过程对患者而言非常艰辛，患者需要不断被鼓励、不断给自己信念、不断进行心理建设，才能容忍那些难熬的副作用。

有些已经完成了癌症治疗的人，仍然觉得到医生那儿去是件十分可怕的事。曾有患者在痊愈后说："一开车到你们医院附近，还不是进医院，只是路过，我就觉得焦虑、心慌，我宁可开车绕远路。"在治疗结束后，患者可能还有些创伤后应激障碍的症状，比如失眠、焦虑、易激动、精神不能集中等，一般来说，几个月后，这些症状会自然消失。如果这些症状一直没有消失，医生应该建议患者去心理科咨询。

康复期患者渴望尽快适应社会、回归社会，还希望获得自身疾病的相关治疗发展动向，以及营养饮食、合理用药等方面的指导，以进一步提高自己的生活质量。医生可选择一些集体干预的方法，就患者共同关心的问题给予解答。例如，邀请专业人员讲授如何选择和护理假发、如何选择饰品来修饰，为患者开具运动处方、营养处方等。很多已经痊愈的年轻患者，回归职场依然存在很多障碍，不隐瞒病情可能难以入职，且劫后余生的心态也让他们不愿陷入被工作支配的状态，这需要全社会的思考和支持。

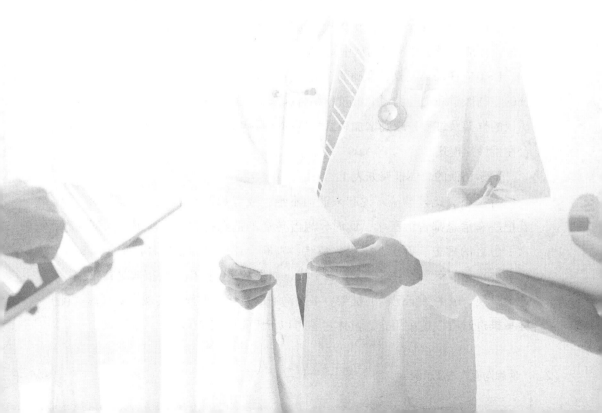

第 2 章 ≫

构建访谈框架

本章概述

医疗进步最强大的推动力一定来自患者，本章探讨了医生如何将生物医学病史内容与患者的想法、担忧和期望结合起来，如何为问诊访谈提供框架才能使医患均从中受益。

本章大纲

● 如何将患者的看法纳入接诊问诊？

● 实现本次沟通目标时如何推动沟通进程？

● 什么是乔哈里窗？如何通过开放性沟通来缩小医患之间信息的不对等？

医疗进步最强大的推动力一定来自患者，但患者的想法、担忧和期望并不是传统医学病史的组成部分，因此在日常的临床实践中经常被忽略，医生通常不会在病历中记录患者对疾病的看法、患者高度个性化的需求、患者的担忧及期望值。而沟通过程指南包括了这一领域的内容，将生物医学病史的内容与患者看法的内容结合起来，重新建构了访谈框架。本章探讨如何为问诊访谈提供框架，才能使医生和患者均从中受益。

医生应在采集完整、准确的医学病史的同时了解患者的想法和担忧，将传统的生物医学病史与沟通交流过程结合起来，也就是说将患者的看法纳入问诊访谈的框架及过程，鼓励增加患者角度的平行病历，真正突出以患者为中心的合作型诊疗模式。

问诊访谈的总体框架如表1。

有些患者比较健谈，说起来滔滔不绝，或者觉得好不容易见到专家，急着把所有信息都告诉医生，此时，患者传递的信息排山倒海般涌来，同时包含了患者的病史、诉求、感受、情绪、判断、评价等。在这种情形下，医生容易被打乱节奏，"主线任务"被干扰，如果是实习医生，会很容易被带偏。这个时候，医生要牢记沟通框架、本次沟通的目标、如何去实现，要掌握"目标＋推进过程"这个组合，具体可参考以下框架（表2）。

表 1　需要发现的内容

生物医学角度——疾病

- 事件的顺序
- 症状分析
- 相关系统回顾

患者角度——患病

- 想法和理念
- 担忧
- 期望
- 生活受到的影响
- 感受

背景信息——来龙去脉

- 既往史
- 药物、食物过敏史
- 家族史
- 个人史和社会史
- 系统回顾
- 体格检查

鉴别诊断——假设

- 涵盖生物医学角度及患者角度的问题

医生的治疗计划

- 进一步检查
- 治疗方案的选择

对患者的解释和计划

- 要传达给患者的内容
- 要商讨的治疗计划

表 2　沟通框架搭建

准备工作

- 营造和谐氛围
- 明确患者就诊的原因

采集信息

探寻患者的问题以发现

- 医学角度的看法
- 患者角度的看法
- 背景信息——来龙去脉

体格检查

解释和计划

- 提供正确的信息类型和信息量
- 辅助患者准确回忆和理解信息
- 达到共同理解：合成患者疾病框架
- 计划：共同参与决策制订

结束谈话

- 选择恰当的结束时机
- 告知下一次会面的时间安排

开放性让医生能获得隐藏信息，框架目标让医生能有针对性地设计出可行的方案，此外，还要有建设性力量，帮助医生推进方案的执行与落实。只有落实到行动上，沟通才能真正产生价值。医患之间信息不对等时容易产生误解，因为没有充分地消除沟通中的盲区。在心理学上有一个非常重要的理论，叫作"乔哈里窗"，这个工具能帮我们理解沟通到底为什么需要保持开放性。两位大学教授，一位是 Joseph Luft，一位是 Harry Ingham，首先研究出沟通信息的四个象限，他们的理论被总结为下面这张表格，即乔哈里窗（Johari Window）（表 3），"Johari"是他们两位名字的缩写，表格的四个象限分别代表了沟通双方对所要沟通事情的不同了解程度所形成的四种状况。医生和患者的沟通信息形成了四个象限，看着这个乔哈里窗，你就会明白为什么医患沟通难了——

因为医患之间共知区太小，而不对等区（另三个象限）太大了。

表3　乔哈里窗

	患者知道	患者不知道
医生知道	共知	盲区
医生不知道	隐瞒	未知

（1）第一象限——医患共知区。

患者知道，医生也知道的信息。这是沟通中的共知区，双方的信息完全对等，双方的沟通在信息层面上很容易取得一致，在这个象限里的沟通就非常容易。比如医生采集病史，患者将自己的不适症状、诊治经过、既往情况等告知医生，医生与患者对患者的经历有了共同认识，此时医生做出了初步判断，将这些症状通常指向哪些疾病、目前状况、下一步计划等讲解给患者，很容易让患者知道并理解上述信息。如果患者本身有一定的医学常识或见过类似疾病，比如宫颈癌患者能回忆起她亲属以前患宫颈癌后的治疗过程，或者患者本身就是医务工作者，那共知区的范围会比毫无医学素养、毫无经验者的大很多。但大多数人缺乏相关医学知识，医生必须了解双方的知识差距，妥善调整沟通的方式。医生反复宣教会扩大与患者的共知区的范围，有利于患者获得更好的健康转归，这也是电视媒体进行广泛医学科普的原因。

（2）第二象限——患者隐瞒区。

患者知道，但医生不知道的信息。比如患者对自己病情的看法、对治疗的想法，患者高度个性化的需求，患者的担忧及期望值，医生尚不知晓，这是医生的盲区，需要通过全面的病史采集才能消除。大多数患者是诚实和积极的，不会故意隐瞒自己的病史、想法，但有时患者无法识别出哪些症状或情况与目前的疾病有关，而非故意隐瞒自己的病史，只是没有意识到要告诉医生，这会考验医生的问诊技巧和专业经验，也有少数患者会蓄意隐瞒。通过开放式问题发现可能的盲区，才有机会去消除盲区。所谓开放式问题，就是患者不能简单地用"是""否""行""不行"来答复，而必须给出补充信息量的问题，例如，"您再详细说一下当时的情况""还有什么要告诉我的"，要学会在沟通中多问开放式问题。

（3）第三象限——患者盲区。

患者不知道，但是医生知道的信息。这对患者来说是一个盲区，比如症状和检查结果指向哪些严重问题、疾病是否进展或复发、目前的严重程度、预期的治疗效果和风险、是否有合适的临床研究等医学专业知识。对绝大多数患者而言，这个盲区范围往往很大，医生需要用言语或文字告知患者，这需要医生有较好的语言表达能力。有些患者学习能力较强，能通过查阅相关医学资料将自己的信息盲区范围逐步缩小。

（4）第四象限——医患共同未知区。

医患双方都不知道的事情，即在双方的认知和理解之外的内容，是最危险的部分。需要从体验、关系的角度保持开放性，让对方感受到被理解、被尊重，使医患之间彼此信任。很多疾病都有一个发生、发展的过程，可能需要一段时间的病情观察或者反复检查才能明确最终诊断。在此之前，医生往往无法给出最终的诊断或明确患者可能面临哪些风险，而患者对这些症状意味着什么、会有哪些危害当然更不清楚，或者说双方都不清楚——这就是医患共同的盲区，它往往是个很大的陷阱。

有一位病情控制得很好的胃癌患者，此次因胸闷就诊而被收治入院，考虑为冠心病，但3天后患者发生昏厥，复查肺动脉造影才明确是肺栓塞。对于医患都未知的区域，有时需要医生靠自己敏锐的直觉来提取线索，直觉实际上来源于3个方面——医学知识、医疗检查、对患者整个生活维度的感知。如《众病之王：癌症传》的作者悉达多·穆克吉医生，在2001年实习期将要结束的时候接诊了一位患者，其症状是不明原因的体重下降、周身乏力，可住院后并没有查出什么特别严重的问题。但穆克吉却凭着敏锐的直觉怀疑这位患者可能患有获得性免疫缺陷综合征（以下简称"艾滋病"）。原来，有一天穆克吉医生下班时曾在贫困街区的一间咖啡厅碰到过这位患者，这间咖啡厅常年聚集着大量吸毒者和贩毒者。这位患者是中产阶级的一员，为什么会出现在这个地方的咖啡厅呢？在接下来的观察中，穆克吉医生发现这位患者和另外一个男子说了几句话后匆忙地走向取款机。回来的路上，穆克吉的想法越来越清晰：这位患者可能是在咖啡厅购买毒品，他如果吸毒，那患艾滋病的可能性就非常大了，而且之前护士曾抱怨患者血管太硬，几乎抽不出血来。随后他给患者做了系统的艾滋病病毒检测，证实患者确实患有艾滋病。患者并不知道吸毒会导致HIV感染，但又羞于告知医生自己吸毒，而医生可能也未告知这位患者吸毒可能导致HIV感染的严重后果以充分提醒患者勿隐瞒吸毒史，这就导致在有感染HIV风险的这个区间，医患双方是均未知的。当然这是20多年前的事，现在很多情况下已经会常规排查HIV感染了，但从这个故事中我们可以发现，对病情的判断并不是平面的，而是立体的。所谓的立体就是说，对病情的判断不能仅依赖单一的医学检查，要把眼光放在患者"整个生活"的维度。

目标明确时，可以根据当时情况灵活变通，通过主动引导来推进沟通过程。越是艰难的沟通，就越考验医生沟通过程选择沟通策略、沟通方案的能力，比如后续章节所讨论的如何告知患者癌症的诊断、治疗无效、疾病复发或进展、生存时间可能所剩无几，这对医生来讲可能需要毕生修炼。从构建沟通框架开始，培养的不只是医生的沟通能力，更是其解决临床问题、面对挑战的能力。沟通的内容与过程是互相影响的，过程会影响沟通内容的准确度、广度及深度，沟通内容的难度也会考验医生运用沟通方法的熟练程度和沟通技能。再引申一步，医学有很大的局限性，未知领域非常广阔，需要持续研究，尤其是对于如何进一步改善癌症患者症状及延长其生存时间等问题，但我们越来越清楚医学有哪些"未知区域"，并且正在努力逐步缩小"未知区域"范围，能够与患者沟通并达成共识的内容终将越来越丰富。

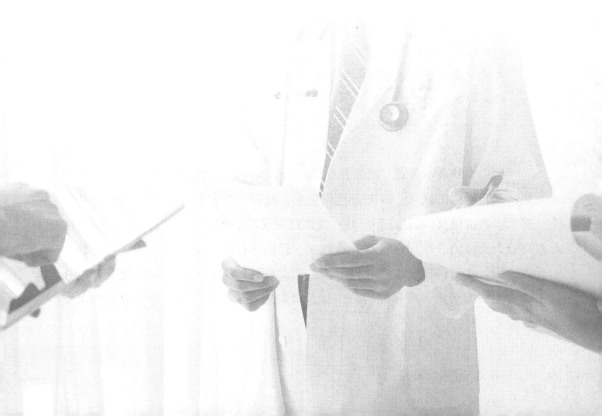

第 3 章 ≫

医生示善以建立
良好医患关系

　　肿瘤科的医患关系，往往从初次会面开始，经过多次会面而延伸为持续关系，所以初次接诊时建立的关系是长期医疗实践的切入点。医生有效表示善意，使患者及家属感受到谈话氛围温馨、安全，自己被尊重及来自医生的诚意，对促进双方合作伙伴关系的建立有实质作用。本章将介绍建立关系的重要方法，包括如何提供访谈构架和可以采用哪些沟通方法来示善，在后续的第4章会单独讨论接诊五个任务环节的沟通方法。

本章大纲

- 使用恰当的非语言方式沟通。面部表情、肢体动作、身体姿势、目光接触、音量、语调和语速是如何影响沟通氛围的？语言沟通和非语言沟通之间有何区别？非语言沟通为什么会影响谈话效果？

- 得体的语言沟通。如何改善"说"与"听"的质量？进行沟通前应预先从哪五个方面思考问题并组织语言？

- 营造融洽的氛围。对患者所表述看法的最初反应为何应该是"接受性反应"？如何练习并使用共情策略（设身处地地体会对方的处境和心境）？如何使用"支持"方法？

- 促使患者参与。如何与患者分享思想？为何要告知患者其所提问题或所做检查的基本原理？

　　医生有效表示善意，使患者及家属感受到谈话氛围温馨、安全，自己被尊重及来自医生的诚意，以充分建立关系，是一个容易被轻视或忽视的任务。在大多数接诊及沟通过程中，建立关系对完成医学沟通的所有目标，比如准确、高效、支持力、增加医患双方满意度、促进合作伙伴关系建立等，都有着实质作用。本章讲述医生应如何示善以建立良好的医患关系，从而使患者充分讲述他们的病史、解释他们的担忧，增强患者依从性，同时避免双方的误解和冲突。

医生通过能表达善意的肢体语言，伴以亲切的口头语言，建立与患者间的和谐关系，这对每次成功的接诊、查房都是很重要的，尤其是与患者初次接触时。患者在与不熟悉的人讨论问题时如果感觉舒适，就能从沟通中获益。而医生既要面对癌症患者复杂的病情、多种治疗选择以及患者的焦虑，又要在短时间内完成医疗处置任务，沟通难度肯定更大。如果一个肿瘤科医生只是专业技术过硬，但不会与患者沟通交流，患者体会不到医生的关爱，就会感到心里没底儿，产生沮丧甚至恐惧心理，医患之间就难以建立良好、稳固的关系。

肿瘤科医患之间的关系，往往由第一次会面拓展而来，后经过多次会面而延伸为持续的关系，所以初次接诊时建立的关系不仅会影响当时医疗工作的开展，也是之后长期医疗实践的切入点。对于历经数年建立的医患互信关系，很多医生认为这是工作中最好的奖励，医生通常也能够在患者中筛选出一些患者成为朋友。患者希望他们的医生医术高超、知识丰富，希望自己被医生理解，希望在逆境中感受到来自医生的支持与鼓励。医生重视建立医患关系会得到无形的回报，患者的信任会减少医生的挫折感，医生对工作状态的满意度也更高。所以，要成为一个有人文素养的医生，不仅要找到在日常诊疗中彰显人文素养的方法，还要在危急时刻坚持将其贯彻执行。

与患者进行沟通时，会有不同的任务与沟通内容，但建立关系和提供访谈框架却是连续地贯穿于整个谈话沟通过程的脉络（图1），是各个环节紧密结合的粘合剂。先在本章对建立关系的重要方法进行整体讨论，然后在第4章对接诊五个任务环节的沟通方法单独进行讨论。

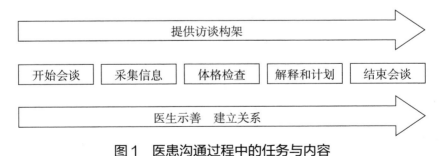

图1　医患沟通过程中的任务与内容

建立良好医患关系对完成医学沟通十分重要，但医学教育中关于医患如何建立关系方面的内容却很少。在病房里"真刀真枪"地学做医生，和在教室里做医学生，接受的是完全不同的教育。不能假定医生有能力用共情的方式与患者沟通，也不能假定进行科室轮转学习就能获得这种能力。有研究表明，无论是住培第一年还是最后一年的医师，这种共情沟通的能力都很差。许多评论家将医生们掌握不好建立良好医患关系的技巧，归因于年轻医生在培训中总被教导"不要卷入"。做医生之前生死可能只是抽象的概念而已，但做了医生，尤其是肿瘤科医生，每天都在见证着患者的生与死，生离死别的故事与伴随而来的令人心碎的哭声是工作的背景音乐，压力与沮丧时刻弥漫在空气中。为了更好地在这样的环境中持续运转，医生要先套上一层感情防护罩，毕竟一个整天为患者的不幸哭哭啼啼的医生无法胜任必须随时做出客观、正确判断的工作。所以实习培训时年轻医生总被教导"不要卷入"，要保护自己免受医疗实践中患者强烈情绪的伤害，崇尚临床工作时冷静超然。医学生在崇尚客观性和技术性的环境中成长，被教导要关注患者内在的疾病机制，被建议将"不动声色"作为应对机制，而代价则是忽视了对患者个体的理解，长期处于这种环境中，建立良好医患关系的技巧显然不可能得到很好的训练。

事实上，轮转学习时，医学生们主要是在医疗实践中耳濡目染地进行学习，而不是从课程大纲中学习，假如他们目睹了医患相互尊重合作的互动，体会了主动倾听、设身处地为患者着想、支持患者的行为等正向反馈，或者看到了医生使用探索性询问对话而不是强硬指挥所带来的效果，那么这些互动模式就会促使医学生产生对医患关系属性的思考，这也是教学医院临床医师带教过程中需要提醒自己的。

医生们看到的都是患者最脆弱、最恐惧、最私密的时刻。在众多关于医患关系的报道中，也许更令人震撼的还是医生所写的，有的医生发现自己并不是患者所期望的样子，尤其是生病后自己的角色转换为患者，切身体会到缺乏关爱和支持、不被尊重等问题时，所以他们选择通过将自己的患病体验写出来以提高医学界对此问题的关注。顾晋教授讲过一个例子，一次外科手术中患者已脱光衣服躺在了手术台上，但手术室的门却是敞开的，外面人来人往，患者既忐忑又难堪，医生们有没有想过患者的感受？临床工作任务繁重的医生在身心疲惫的情况下，很难有时间和耐心去为患者细致解释什么，或者医生自身不够平和、缺乏友善和热情，这些都是导致患者依从性较差的重要变量。

随着医生技术的日益精进，医生的责任愈发重大，医生不仅要能凭怜悯和同情来采取行动，更要能直达生命的核心，和患者共同面对生死难关。医生与患者的关系，在人类关系中具有更非凡的重要性，医生应引导患者及家属去理解疾病或死亡。

一、目标

- 营造和谐氛围，使患者感到被理解、被尊重和被支持。
- 建立起医患之间的信任，为治疗打下基础。
- 努力营造一种环境，使沟通从开始到信息采集、解释与共同制订决策，所涉及的信息尽可能准确、有效。
- 使支持性咨询本身成为目的。
- 建立和维持一种长期、持续的关系。
- 使患者参与其中，以便患者能够理解信息并感觉舒适地完全参与咨询过程。
- 减少医患之间潜在的冲突点。
- 提高医生和患者双方对接诊咨询的满意度。

二、沟通方法

1. 使用恰当的非语言沟通

- 使用恰当的非语言行为：包括目光接触，面部表情，姿势、位置、举动，声音线索（如语速、音量、声调）。
- 笔记的使用：假如需用笔或电脑记笔记，要注意别影响谈话气氛。
- 提取患者的非语言线索（肢体语言、语音、面部表情）；验证信息并适时予以认可。

2. 使用得体的口头语言

- 包括尊敬的称呼、基本的礼貌用语、必要的介绍、合适的安慰。
- 语言亲和得体，结合各地文化习俗视情况而定。

3. 营造和谐氛围

- 接受：接受患者观点和感受的合理性；不进行评判。
- 共情：使用共情的方式来沟通，表达对患者的感受或处境的理解和认识；公开地认可患者的观点和感受。
- 支持：表达关心、理解、帮助的意愿；认可患者所做的努力和恰当的自我照顾；与患者建立伙伴关系。
- 敏感性：慎重处理令人尴尬和烦恼的话题以及身体痛楚，包括与体格检查有关的问题。

4. 使患者参与

- 分享想法：与患者分享自己的想法，鼓励患者参与，例如用"我现在正在想……"这样的句式。
- 提供基本原理：解释患者问题或者身体检查所涉及的基本原理，以免显得主观臆断。
- 检查：在体格检查期间，要解释过程，征求患者许可。

第1节 使用恰当的非语言沟通

非语言或文字的沟通，叫作"非语言沟通"（non-verbal communication）。非语言沟通包括以下内容。

- 面部表情：微笑、凝重、皱眉、扬眉。
- 肢体动作：双手或身体所做的动作，脚和腿部的移动，解释或强调语言信息。
- 身体姿势：站姿或坐姿，挺直或放松。
- 方向：面对对方或背对对方。
- 目光接触：是否看着对方，是注视还是瞪视，以及目光接触时间的长短。
- 肢体接触：握手、拍抚、拍背、搭肩、体检时的身体接触。

- **接近**：医生与患者的物理距离和位置角度。
- **点头**：表示同意或不同意，或者鼓励对方继续说下去。
- **外表**：外貌和衣着。
- **时间的使用**：早、晚、按时、超时、匆忙、反应迟缓。
- **环境线索**：地点、灯光、温度、颜色。

非语言沟通还包括口头表达及书面文字的非语言部分。

- **口头表达的非语言部分**：音量、语调和语速的变化，说话的节奏，沉默，停顿。（又称作"周边语言""辅助语言""副语言"。）
- **书面文字的非语言部分**：字迹、排版、组织方式、整体视觉印象。

所有这些非语言文字的沟通方式也被称作"后设沟通"（meta-communication）。其希腊前缀"meta"是"超越""附加"的意思，因此"后设沟通"就是指"沟通之外附加的东西"。人们在沟通时，都会伴随着非语言的沟通。伴随出现的非语言沟通是非常具有表达力的。患者常使用这些线索去理解医生的意思，特别是当医生的语言与行为互相矛盾时，患者往往只会注意非语言沟通所传达出的信息，而不理会语言文字本身的意思。

英语里的"患者"，即"patient"这个词，最初的含义之一是"毫无怨言地承受苦难的人"。听到令自己意外的消息后，大多数患者会一言不发，不管是出于自尊还是震惊，一般会保持沉默，所以交流的方式就变成了握住患者的手。

非语言沟通在整个医学谈话中具有很重要的地位，医生一定要关注与患者非语言互动的效果。非语言沟通需要对两个密切相关的部分加以考虑：患者的非语言行为，以及医生的非语言行为。作为医生，需要从患者的说话方式、面部表情、情绪和身体姿势中识别出非语言线索。但是医生也需要意识到自己的非语言行为，如目光接触、身体的位置和姿势、举动、面部表情和语调的使用等都会影响接诊沟通的推进。

一、语言沟通和非语言沟通有何区别

语言沟通有清晰的终点——我们知道谈话何时结束。相对而言，非语言沟通是连续的——只要医患双方还在场，交流就在继续，无法停止非语言沟通，甚至当人们都沉默的时候，依然在传达着信息。令人尴尬和令人舒适的沉默的差异就是由非语言沟通介导的。

语言沟通更便于医生传达诊疗观点及想法，而非语言沟通则是医生传达善意、态度、情绪和情感的主要渠道，比如关于喜欢、响应和支配的信息往往通过非语言方式传达。语言沟通只能以单一模式发生——通过听觉（讲话）或视觉（书写），而非语言沟通却能够同时以几种模式发生。我们可以同时发出和接收上述所列的全部非语言信息，所有感官都能立即接收到信号。

语言沟通大多在主动控制之下，而非语言沟通则在我们清醒意识的边缘或之外进行。我们可以有意识地调控非语言沟通，比如有意识地利用语调、身体或头部的动作、目光来推进谈话或轮换发言。但是，非语言沟通会不断在非意识层面上进行，暗中向接收者"泄露"一些我们没有意识到的信息，这些信息甚至可能比经过思考的语言更能体现传达者的真实情感，身体姿态和动作在这方面的效果尤其值得关注。

二、非语言沟通为什么会使接诊谈话效果有所不同

非语言沟通可以强调、限定修饰、调节、替代，甚至抵消语言沟通的作用。大多数情况下，一个语言信息往往伴随着一个非语言信息，语言沟通和非语言沟通一起运作，互相加强。非语言暗示可以强化语言信息，使语言信息更准确、更有效地传递出去。例如，在医生总结并询问"我说得对吗？"之后，患者说"对，正是如此"，并且微笑、身体向前倾、使用轻快的语调；当患者谈及对手术的恐惧时，往往表现为目光向下看、语速缓慢并且摆弄自己的手指，这进一步展现出患者发自内心的恐惧。

当失去伴随的非语言信号时，语言谈话很容易被误解。比如电话沟通时就会遇到很多问题，因为电话沟通时会失去太多的非语言线索，只闻其声，不见其人，虽进行了口头沟通却得不到任何视觉信息。此时要注意把某些肢体语言（点头、疑问的表情）转化成实际的文字，如"对""是的""最后一句我好像没听懂，你能不能……"。如果对话比较长，可以最后把重点总结一下，确

认双方同意采取的行动或达成一致的日期。在面对面的语言沟通中，可以通过有意识地使用非语言沟通来减少信息不确定性和误解，例如询问患者"你对这个方案满意吗？"，语言询问伴以目光接触、双手摊开，以及一种询问的面部表情，会显示出医生是真的想知道患者的答案。换一种形式，也说相同的话，但伴随着医生合上笔记本、双手一拍桌子、快速看一眼患者然后起身的动作，就提示着医生并非真的在意患者的答案，或者主观认为患者肯定会认可。

当"非语言信息"与"语言信息"互相矛盾时，人们通常会相信"非语言信息"所表达的意思。比如语言表述是"说说你的问题"，但非语言信息却是语速快而且看起来着急，患者此时做出的解读是"医生在赶时间"。如果医生嘴上说没什么可担心的，但是说话时犹犹豫豫的，患者则会推测医生有顾虑，对信息有所保留。这个普遍规律可能只适用于正常情况下的成年人，年幼的孩子、情绪失常的成年人或青少年在面对这两种信号不一致的情况时，更趋向于选择语言信号所传达的信息。可能是未理解或未关注到别人发出的非语言信号吧。

人们会对非语言行为做出镜面反应，比如进行模仿——举止或语调同步化，将其作为一种亲近的姿态。医生可以就此设计沟通框架来获得效果，也就是通过自己的行为积极地影响患者。预设一个积极的就医体验，运用倾听技巧等示善模式使气氛融洽，患者对这些行为会有下意识的反射和强化，这会使他们更放松、更专心。反过来，如果医生表现得毫无兴致，这些非语言行为也会被患者提取到，沟通就会变糟。

三、有研究证明非语言沟通会影响接诊咨询时患者的满意度

医生直接面对患者时，如果与患者有较多的目光接触并保持手臂呈打开状态，患者会认为医生投入、专心、能理解自己。医生声音中的焦虑会被患者理解为焦急的关切。一项针对内科门诊的研究显示，患者满意度和医生的非语言沟通之间呈正相关关系，在信息采集阶段，医生的点头、注视、姿势、身体是否前倾、身体朝向以及医生和患者坐得更近，都会提高患者对医生的包容度与满意度。

在客观实验中，通过面部表情和声音测试医生的情感沟通能力，那些得分

高的住院医师和全科医师，他们的患者满意度更高、门诊预约的患者更多，也保持了较高的预约率。

有一项研究把外科医生在办公室里和患者的谈话进行了录音，选取 2 名患者，从每位外科医生与这两名患者谈话的第一分钟和最后一分钟的录音中分别截取两个 10 秒的片段，作为非常简短的谈话样本，然后交给不知道该外科医生是否有被投诉记录的研究人员去评价。那些先前有投诉记录的外科医生可以很明显地被识别出来，与没有投诉记录的医生相比，他们对谈话内容的控制性较强、支配度较高，而对患者的关注或担忧较少。这项研究凸显了医患沟通中"声音暗示"的威力。

那么医生需要注意什么？需要注意患者以及医生自己的非语言行为。第一，要读懂患者的非语言线索。如果医生希望自己理解患者的感受，那么能"解读、提取"患者的非语言线索就至关重要。患者有时不愿意公开表达他们的想法或感受，就会代之以间接的或暗含的信息，因此非语言信息可能是少有的线索之一，使医生得知患者所希望表达的他们对问题的担忧。接收非语言线索时可能发生误解，注意到了不代表能准确地解读，推测可能正确也可能不正确，所以医生要进行核实和验证，鼓励患者进一步说出他们的想法或感受，从而双倍获益——医生和患者都可以避免错误解读，扩大双方的共知区域，也就是进一步缩小盲区。使用通过语言进行验证的技巧，比如，"你看起来很不安——愿意谈谈吗？""您是不是担心这些症状意味着疾病复发？""是不是因为经济压力太大？"。提取非语言线索，不仅有助于医生理解疾病对患者情绪的影响，对正确诊断也有重要的意义。癌症患者容易出现抑郁情绪，而抑郁会导致身体症状，这可能和癌症所导致的症状相混淆，因此，医生需要揭示情绪问题。

第二，正确传达医生自己的非语言信号。医生如果不注意自己发出的非语言信号，那自己为沟通所做的努力可能白费。如果医生的语言信号和非语言信号互相矛盾，最好的状况是患者困惑、拿不准医生的态度，而最糟糕的状况则是非语言信息"胜出"。通过目光接触、姿势、位置、动作、面部表情、时间限定和语调传达的信息，如果都是显示医生对患者的关注的，那就有利于良好医患关系的建立，相反，显示为不关注时互动就会关闭，妨碍良好医患关系的建立。患者和医生存在权力和控制的不对等，所以患者会格外关注有关医生态度和意见的非语言信号，而极少会通过言语再次验证自己所提取的线索，直觉印象主要建立在非语言信息的基础上。

如果沟通时需进行书写记录或使用电脑，一定要多加注意。所有非语言沟通中最重要的一个途径就是目光接触。想要与人建立良好的关系，需要保证谈话 60% ~ 70% 的时间里双方有眼神交流，并且目光尽量不要越过对方去观察他们背后的环境。但接诊时，医生经常需在患者说话时查看患者的纸质病历或电脑上的相关记录，从而失去与患者的目光接触。有研究分析了医生一边阅读病历一边听患者说话时的沟通效果，结果显示，这样做非但效率没有提高，甚至会出现完全相反的结果。

- 患者停止了一开始时对医生询问的答复，直到医生与其发生目光接触。
- 当医生看病历时，患者会暂停叙述，在双方再次目光接触后才继续。
- 如果医生在患者说话时去看病历，患者会通过肢体动作来获取医生的注视。
- 在医生看别处时，患者说话的流畅性下降，在双方目光重新接触时恢复。
- 医生在阅读病历时，经常遗漏或者忘记患者所提供的信息。

目光接触可以使患者感觉医生正在倾听。如果没有目光接触，患者就会努力释放非语言信息以争取医生的重新关注，这时患者提供信息的质量和数量会下降。在患者说话时查阅病历，会降低沟通效率，患者会更慢且更不完全地给出信息，医生可能"听"不到患者所提供的信息。研究者推荐了许多策略来帮助解决这种既需要倾听又要看患者病历的普遍问题。

- 在患者完成开放性陈述前，不翻看病历。
- 将倾听与写病历分开，在你想看病历和已经看完时，用语言提示患者，使患者理解该过程。

在接诊中，医生越来越多地使用电脑书写病历，此时，医生更要注意目光接触和身体的位置，以保证有效的接诊沟通。在谈话中无须一直保持目光接触（医生确实需要不时地看病历记录），但是在患者叙述中的特定之处，目光接触非常重要。在一些关键时刻，当患者讲述对他们来说特别重要的内容时，如果医生收回注视的目光，会造成不利影响。身体朝向患者，比如双腿朝向患者，更有利于使患者顺畅地讲述。收回目光看病历记录，而双腿依然朝向患者，要比全身面向桌子造成的不利影响小一点儿。曾有乳腺癌患者慕名去一位教授的特需门诊咨询，接诊结束后患者非常失望，表示"教授始终都不看我，都不知道我是谁、长啥样，就看完了"。

医生适当展露情绪也不是坏事，如果声音里没有一点儿情绪，患者大概也不会想听医生说话。人在情绪激动的时候，往往会陷入情绪的旋涡而无法接受与自己的认知不一样的信息。所以，在患者情绪激动时，医生首先要使患者情绪得到舒缓，也要避免自己在情绪激动时跟患者沟通，以免口无遮拦。人在感受到强烈的情绪时，脸上会短暂地出现相应的面部表情，这种表情是人不由自主的反应，很多时候当事人自己都没有意识到，所以科学家一般认为，微表情传达的情绪信息要比一个人的言辞更加可靠。比如我们和朋友谈论他老板的时候，他嘴里说的是自己很尊敬老板，但是说之前右侧的嘴角不自觉地快速向上提了一下，那么他很可能并非真的那么尊敬自己的老板，因为这个微表情传递的信息是轻蔑和不屑。你如果发现对方不自觉地做了某个表情，可以试着模仿一下。通常，你可以感受到这个表情所传递的情绪，进而感受到对方的内心状态。

在握手的时候，不同的手心朝向会让人有不同感受。从非语言的角度来说，手心朝上表示顺从和臣服，所以如果医生的手向下压，迫使患者手心朝上，可能让患者感到不适。所以，如果想给对方传达的信息是"我们双方是平等的"，那在握手的时候，就要保持手垂直，不要向上翻也不要向下翻。医生如果想表示谦虚，则在握手的时候手心稍稍向上会更好一些。并非所有的肢体语言都容易被解读，但是如果医生完全不去解读，就会遗漏信息，错过进行真正有效沟通的机会。如果医生能够成为更仔细的观察者，能够加强自己的感知力，对自己与他人有更多的理解，就能够更精准地解读患者的非语言信息和语言信息，同时也更了解自己实际传达出了什么，以及患者会怎样"解读"。

请跟一位同事讨论你们各自如何运用肢体语言、时间和沉默去沟通。你们对对方所使用的非语言沟通有何感想？这些非语言信息对沟通有帮助吗？你的同事是否觉得你会无意识地表达出非语言信息，传达出非你所愿的意思？如果有，请将其谨记在心，慢慢改掉这些习惯，避免以后继续传达出错误的信息。

第2节 得体的语言沟通

> 医生将想让患者知晓的信息"表达清楚",是沟通的最低标准。医患之间的谈话是医疗工作中最常见的沟通场景,"说"与"听"是临床良好沟通的基础,但是只鼓励多对话并不能提高沟通效率,改善"说"与"听"的质量才是关键。下列几点是常出现的问题。
>
> ■ 医生说个不停,患者根本插不上话。
>
> ■ 对话时间过久,沟通效率低下。
>
> ■ 最后结果有些令人沮丧,因为整个面谈没有达到预期目标。
>
> ■ 出现争论。

所有的医患沟通都会涉及获取信息、给予信息、澄清信息,换句话说,交换信息就是沟通的目的。医患沟通中,采集病史、解决问题和制订决策是核心任务,要实现讲解、解释、告知、教育、劝告、安慰等任何目的,背后总有四个主要目标:

■ 被接收(被听到或被读到);

■ 被理解;

■ 被接受;

■ 使患者采取行动(改变行为或态度)。

只要没达到其中任何一个目标,沟通就失败了。沟通失败带来的挫折与不满,经常表现在"我都说得很清楚了,患者是听不懂吗?"这样的反应中。

但什么是"医生说的话"?语言是我们借以表达想法的一种代码,唯有双方都赋予这组代码相同的意义时,这组代码才能被理解。文字是用以代表事物和想法的符号,而每个人给予每个词的意义都略有不同。有的医生有表达困难,如果找不到恰当的字眼来表达自己的想法,势必影响沟通的过程,这就需要事前进行充分准备和计划来增强讲解的可理解性。

一、进行准备和计划时应先考虑的五个方面

事先问一下自己下面这五个方面的简单问题，可以使沟通成功的概率更大，组织语言进行沟通的过程更轻松。

（1）原因（目的）。

■　我为什么要进行这个沟通？

■　我进行沟通的真正原因是什么？

■　我希望据此引出什么结果？是改变对方的态度或看法吗？

■　我希望在沟通之后患者会做些什么？

■　我的目的是什么？告知、劝告、安慰、教育、共情、建议、解释还是制订计划？

（2）对象。

■　患者及家属是什么样的人？教育背景、年龄、地位如何？

■　患者及家属对沟通的内容可能有什么样的反应？

■　患者及家属对沟通的主题已经了解多少？很多？不多？完全没有？

（3）时间和地点。

■　患者会在哪里接收我的信息？在门诊还是在病房楼办公室？或者是病床边？我需要拿着病历资料吗？

■　我提供的信息处在整个事件的哪个环节？患者是第一次听到这些信息吗？

回答了上述问题后，再回答下面这几个问题就会更容易，比直接跳到"医生要说什么"更有帮助。

（4）内容（主题）。

■　患者需要知道什么？

■　我到底想说什么？

■　患者需要知道哪些信息才能理解此次沟通要传达的内容？

■　哪些信息我可以先省略？

■　哪些信息我一定要说出来，以达到有效沟通的6C原则〔清晰（clear）、积极（constructive）、简洁（concise）、正确（correct）、礼貌（courteous）、

完整（complete）］的目标？

（5）方式（语气和风格）。

■ 我传达信息时需要用到检查报告单或影像片子吗？需要画图吗？

■ 什么沟通媒介最合适？口头还是书面？或者两者都需要？

■ 如何达到预期的效果？我该用什么语气才能达成目标？我应该选用或避免哪些字眼以产生恰当的语气？

这些问题的答案并不难找，但是别忘了，患者可能出现明显的情绪起伏、有潜在的想法、有不同的观点。因此，在沟通比较棘手时或处理复杂的事情之前，最好把这些问题想一遍。在日常的工作沟通中把这些问题谨记于心，可以防止"说话不经大脑"。

问完自己这些问题，就可以开始拟定沟通框架了。沟通前列出想要获得或传达的信息内容，把相关的信息归为一类。把各项信息按照类别重写一次，再加上一个标题涵盖该段的主旨，一个类别应该只有一个主要想法，段落中的其他内容是用来支持这个想法的例子、细节、说明等。比如讨论治疗方案、制订治疗决策时，可以按"有效性递减法"，列出方案的几个备选项，每个选项写明要讲解的细节，将其按照一定的逻辑顺序（如获益率、风险、不良反应、费用）排列。书写知情同意书时也可以参考此方法。熟练以后，可以先在头脑中列出大致框架，以使谈话更有条理，再用清晰、精确和有力的语言表达自己的想法。

二、基本语言技巧

1. 清晰

拥有良好的语言沟通能力，首要条件就是能够清楚表达自己的想法。用词要简单明了，内容要有逻辑性，不要用太多复杂高深的医学术语，当然肯定会用到一些专业术语，如果患者不理解这些术语，要为患者解释一下。"清晰"除了指内容清晰，还包括发音清晰，这样患者才听得懂。

2. 正确

医生应该时刻确定自己的选词用字能够表达出自己想表达的意思，而拥有足够的词汇量，才能选出最恰当的用词。除了用词正确，内容正确也很重要，对于晦涩难懂的医学术语，医生应能用浅显易懂的比喻进行说明，事前应进行详细的研究，数据引用来源也应该是权威可信的。不要以偏概全，"每个人都会选择手术……"或"脑回路不正常的人才会拒绝……"这样的说法很不妥，常会激起患者及家属的敌意。

3. 有同理心

医生应永远保持友善礼貌的态度。不管多么生气，都要尽量控制情绪，至少在表面上保持冷静。做到友善礼貌的最好办法，就是把自己放在患者的处境思考，体会患者的感觉，这种做法能帮助医生产生同理心。医生心里想一套、嘴上说一套，患者是能听出来的。有同理心并不代表认同患者的看法，但会让医生更有耐心，同时医生要注意自己的面部表情和语气。

4. 真诚

真诚的意思就是自然。跟陌生患者或身居高位的患者谈话时，语气很容易生硬、别扭。面对不同类型的患者，选词用字可能不太一样，当然这通常也是必要的，但在上述两种状况下，你的声音是否大致一样呢？声音会变高，还是变低？语速会变快，还是变慢？动作和姿势会变得僵硬别扭吗？是否大部分时间说话方式都很自然？医生应努力在各种情况下都做自己。

5. 放松

避免变得不自然的最好办法，就是放松。肌肉紧绷时很难自然地表达，别扭的动作也是肌肉紧绷的结果。深呼吸有助于放松，因为人在紧张时，可能不自觉地憋气。医生此时如果进行深呼吸，紧绷的肌肉就会放松许多，心情也会因此放松。

6. 目光接触

目光的方向和凝视的时间，对推动沟通进程和表示友善非常重要。如果医生说话时不看着患者，患者会觉得"我不被重视""医生好像不是很有信心"，甚至以为"医生说的话不大可信"。因此，跟患者说话的时候，要有目光接触，不要盯着病历、电脑或患者身后，这样能让患者觉得被尊重，也更显真诚。如果是跟很多家属谈话，目光要不断移动，轮流看着每个家属。

7. 外表

外表会影响患者理解医生的程度。外表反映了医生如何看待自己，也就是医生的"自我形象"。患者一定会注意到医生的外表，因此衣着和外貌也属于"后设沟通"的一部分。在大多数的医患沟通中，患者都会看到医生，并在医生开口前就从外表去评判医生，所以医生的外表要整洁、正式。

8. 姿势

良好的姿势也很重要。如果医生懒洋洋地靠在墙边或瘫坐在椅子上，患者会觉得医生可能太累了，或者很无聊，不然就是不在乎患者，或者三者都有！因此，患者也可能不太重视医生说的话。注意说话时的坐姿或站姿，还有一个很重要的原因就是姿势会影响声音的品质。如果医生无精打采，低着头或垂着肩，声音的品质也不会有多好，因为喉头的肌肉、下颌和声带无法自由地活动，说出来的话会含含糊糊、不清不楚。注意说话时的姿势，可以让声音悦耳、清晰、富有感情。

9. 声音特质

医生要随时控制自己的声音。

音量最容易控制，如果患者提出听不见，医生就要调大音量，平时可以学习如何投射声音，这样不用大喊或尖叫，耳背的患者也可以听到。

说话含糊不清往往是下颌或舌头紧绷的结果，嘴唇不怎么动时也很难把感情注入声音。可以练习放松下颌，让每种口型都夸张一点，是非常有帮助的。张开嘴巴，活动嘴唇，把字音发清楚。

语速也会影响传达的信息。说话太快，会给患者"急迫"的感觉。情况紧急、赶时间时，说话快是有必要的，但语速太快不利于患者理解，而且可能不能使每个词都清楚地发出来。通常在和患者交流重要问题时，语速要比平时说话时的慢一点。随内容的重要性及是否容易理解而变化语速，不重要的语句快速带过即可，重要的语句则要说得慢一点儿。

适当的停顿有助于医生有效地传达信息。在恰当的地方稍做停顿，让患者去理解、消化刚听到的内容或者稳定情绪，也可以在讲解某个重要问题之前做停顿，以达到强调的效果。

语调，或者说声音的"抑扬顿挫"，也会影响信息的接收效果。语调的变化涉及音调和语速的变化，能丰富或强调谈话内容。不管医生言语上说了什么，语调往往会流露出其真正的态度，可能听起来霸道强势，也可能听起来平和温暖。

面对一个无法救治成功的患者时，第一次谈话可能将决定患者及家属对这场死亡的感觉，可能是平和地接受（以为"也许他该走了"），也可能是痛苦的遗憾（以为"那些医生根本不听我们说！他们都没努力去救他！"）。要是医疗技术没有用武之地，医生唯一的工具就是语言。

总之，有效的语言沟通是上述多种因素共同作用的结果，医生应对每一环都有控制的能力。首先是个人的特质，如吐字清晰、内容正确、有同理心、真诚、放松、目光接触、外表、姿势，跟医生说话的内容和行为举止有关；还有声音的特质，包括说话的音调、音量、发音清晰、语速、停顿、语调，医生要学会运用自己的声音物质。在表达肢体语言的同时，需要对患者及亲属给予尊敬的称呼、必要的介绍、合适的安慰。要做到语言亲和得体，考虑各地文化习俗等，视情况而定。

三、思考题

（1）想想过去一个月内，你与患者的沟通中有哪些不妥当的地方。

（2）现在就其中一个沟通过程问问自己下列问题。如果知道答案，请把答案写下来。

- 医患双方都清楚沟通的目的吗？
- 患者本人是否在场？家属是沟通的恰当对象吗？
- 当初我期望通过这次沟通达成什么目标？

- 我达成这个目标了吗？

- 我有没有花足够的时间听患者说话？我自己是不是说了太多话？

- 我有没有给患者足够的帮助去表达他的观点？

- 我有没有客观地评估患者的观点？

- 患者有没有理解我的讲解？

- 我们双方是否达成共识？是否制订出了双方均认同的方案？

- 整个谈话过程为时多久？理想状况下，它应该为时多久？

- 这段时间花得值得吗？

现在，请思考如果你可以重新进行一遍这次沟通，你会怎么改善？请列出改善的方法。

第 3 节　营造融洽的氛围

一、接受

上文讲解了引出患者的想法（如意见、担忧和期望等）以及记录下来的必要性，但是了解了患者的想法和感受之后，医生的第一反应应该是什么呢？1979 年提出的"接受"这一概念有重要意义，对患者所表述看法的最初反应不应该是立即安慰或辩驳，也不应是同意，而应该是针对患者的表达给予"接受性反应"。

1. 接受性反应

接受性反应也称为"支持性反应""认可性反应"，是一种实用且特殊的方式，即：

①接受患者所说的话，但不评判；

②承认患者想法和感受的合理性；

③重视患者的作用。

接受性反应是承认并接受患者的情绪和想法，无论这些情绪或想法出自何处，也无论它们是什么。注意，这里所说的接受并不意味着你必须同意患者的想法，而是让你去倾听并承认患者此时的情绪或者重视其观点。这种方法对建立关系很有效，因为它通过与患者形成共同理解而增加了医患之间的共知基础。接受是信任之源，而信任是成功医患关系的基石。

一开始就不加评判地接受患者的想法和情绪可能并不容易，特别是当患者的想法和你的认知不一致时。但是通过承认和重视患者的观点，而不是立刻用自己的意见去反驳，可以给患者以支持并增进与患者的关系。关键是要承认患者有权拥有自己的想法和感受。医生应理解患者，患者对所患疾病有自己的想法和情绪不仅是合理的，而且向作为医生的你表达出来也很重要，这有助于医生意识到并重视患者的想法和需求。

2. 接受性反应的作用

①支持性地回应患者对自身感受或想法的表述；

②作为一种辅助性回应以更好地理解患者的想法和感受；

③重视患者及其意见，即使他们的感觉或担忧看起来并不正确，甚至是完全错误的。

3. 接受性反应的技巧

下列一组技巧可以循序渐进地使用，来表明自己对患者观点、想法的接受。在下面这个例子里，患者表达自己的想法时说："我想我可能得癌症了，医生，我最近胃肠胀气很厉害。"

- 通过命名、重申或总结，承认患者的想法："所以，你担心你胃肠胀气是癌症引起的？"

- 通过正向点评，承认患者有权这样去感受或思考："我能理解你想查清楚是不是确实如此。"

- 使用专心的聆听和恰当的非语言行为，制造一个空间，让患者讲述更多："是的，医生，你看我的母亲在 40 岁时死于肠癌，我记得她经常胃肠胀气，我很害怕自己也得这个病。"

- 避免反驳的倾向："是的，但是……"

- 讲明患者表达的观点很有价值："谢谢你告诉我这些，这对我了解你的情况很有帮助。"

4. 对公开的感受和情绪做出反应

在前面例子中我们运用接受性反应来回应患者的观点，接受性反应同样适用于对患者情绪的反应。比如，一个子宫内膜癌患者说起她的丈夫："我很生气，他每天就是坐在那里玩手机，根本不管我。"这时就可以用接受性反应。

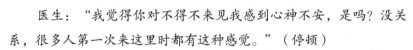

医生："你因为丈夫没有照顾你而生气。"（暂停，给患者时间继续诉说）

患者："是啊，我做完手术又做了化疗，这期间都是我自己做饭，做好了还得喊他吃，他根本不管我。他一辈子都不会心疼人，我化疗后回家，浑身没劲，他连水也不给我倒，衣服都要我自己洗，家里就我俩，都60多岁了，还能咋办呢？"

医生："我看得出你一定很不好受，你讲的这些很重要，谢谢你告诉我。"

5. 对非直接表达的感受和情绪的回应

当患者不直接表达自己的感受和情绪时，接受性反应也是有用的，哪怕只是通过非语言行为来表达。此时医生可以将提取到的感受线索与接受性反应结合起来应用，复述患者的负担或者愉悦，可以使患者谈得更多一点儿。

医生："我觉得你对不得不来见我感到心神不安，是吗？没关系，很多人第一次来这里时都有这种感觉。"（停顿）

医生："看得出来你很高兴，复查结果特别好，我也很高兴。"（停顿）

接受性反应的一个重要部分，就是在最初的承认之后画上一个句号，短暂而专注地在沉默中等待，避免说"是的，不过……"。医生往往都热衷于帮助而不是等待，要提醒自己别急于提出观点，也不要立刻纠正患者错误的想法或立即安慰患者，这些都可以过会儿再做，也许放在沟通比较靠后的时候，在患者有更多回应后再去纠正、建议或者安慰更妙。

埋藏在心底的痛苦记忆，会在人们面临危机时被唤醒而困扰自己。例如下面这位患者已经决定了进行手术，却在进入手术室时临时反悔。一位 55 岁的男性食管癌患者，已经对手术做好了充分的准备，手术当天也遵医嘱在术前服用了药物，并躺在手术床上被推进了手术室。可是刚进入手术室，他突然恐慌起来。"我做不了手术！"最终，劝导无效，于是手术只好取消。后来患者告诉医生，他 8 岁的时候，母亲去医院做一个大手术却没有告诉他，他清清楚楚地记得，他父亲从医院回来后告诉他"你母亲在手术台上去世了"，平时他尽力不让这些痛苦的回忆占据他的思想。但当他进入手术室时，母亲死在手术台上的痛苦回忆就变得清晰起来，他再也无法控制这种情绪。此时，医生理解了患者是创伤后应激障碍，接受患者情绪后，又进一步与其交流了医疗现状：现在的医疗条件已使手术安全性比几十年前高很多了，手术台上去世的可能性极低，最终患者顺利接受了手术。他的食管癌治愈了，他现在还活得很好。

6. 接受不是同意

把接受和同意区分清楚非常重要。理解患者想进一步手术治疗和同意施行手术不是一回事，这是两个步骤。第一步，要确定和承认患者的想法而不是立即予以反驳，这样做，医生能够理解患者而不会激起患者最初的防备或抵抗。假如患者和医生想法不一致，那么应在接诊过程的稍后，经过适当的考虑之后，再进行第二步——提出医生的看法，纠正患者的误解。

如果前面例子中的患者是一个 20 岁男性，对比下列两种针对他所说的"我想我可能得癌症了，医生，我最近胃肠胀气很厉害"的可能的回答。

　　医生："哦，我们都会有胃肠胀气，但是在你这样的年纪，这不会是癌症的信号，你到底注意到自己哪里不舒服？"

　　患者："好的，我只是感觉饭后肚子比较鼓胀，并且在晚上不停地排气。"

　　医生："这没什么可担心的。"

尽管医生的推测极有可能正确，但不应在接诊咨询过程中说得太早，患者不会真正接受没有充分依据的判断或安慰，而且这样做可能导致患者不敢再提出自己的观点。我们可以换一种方法，遵循前面提到的两个步骤来回答。

医生："所以你担心胃肠胀气可能是由癌症引起的。"（暂停）

患者："是的，医生，我妈妈就是在 40 岁死于肠癌的，我记得她就经常腹胀。"

医生："我明白你的担心了，我们要仔细检查。说说你还有哪些症状，然后咱们做一些检查来看看你的身体是否正常。"

倾听患者的担忧是很重要的，不要急着去反驳患者的观点，或者过早地给予安慰。你可以过一会儿再给出解释并纠正患者的错误观念。

回应患者可分为三步，接受是其中的第二步。

①确定：发现并倾听患者的意见、担忧和期望。

②接受：承认患者的观点以及他们拥有表达这些观点的权利，但不必同意他们的观点；然后停顿一下，以便患者说得更多。

③解释：解释你对有关患者的问题的理解，以巩固双方共同理解的基础。

接受会使我们对患者保持开放态度，不做判断性评论，可以避免患者的防御性反应，缩小双方盲区，为最终的转变留出余地。

7. 过早安慰的问题

接受还能使医生避免给出不成熟的安慰和保证。医生经常在获得足够的信息之前、在患者的担忧被了解之前、在融洽的关系建立之前，就给出了许多安慰，但简单的安慰本身并不是一种有效的支持性反应。如果医生还没有获得足够的信息就对患者进行安慰，那安慰听起来可能虚假，或者事实上是不太恰当的乐观。如果不理解患者的恐惧，就可能针对错误的担忧做出解释说明，浪费接诊时间。如果医生没有与患者建立融洽的关系，患者很容易把安慰看作医生的轻率随意之举。最后，如果没有足够的信息支持医生的安慰，患者就无法理解医生是如何判断出来的。"接受"避免了过早的安慰。通过发现和接受患者的担忧，与患者建立信任关系，得到更多的有关患者疾病的信息之后，再去安慰和提供意见是比较恰当的做法。在收集到进一步的信息或检查结果之前，以及在还没到和患者说"没什么可担心的"的时候，不针对疾病状况给予安慰，而是通过表达医生的意愿——希望和患者一起努力——来表明医生的支持，并对患者的担忧给予认真的关注，是更恰当的安慰方式。

二、共情（设身处地）

建立良好医患关系的一个关键技巧就是共情（设身处地地体会对方的处境和心境）。在接诊咨询的所有技巧中，这项技巧最经常被学习者认为是一种天赋而不是技巧。虽然有些人在表达共情方面可能天生比别人好，但共情这一技巧是可以习得的。学习者可以先找出应用共情策略的各个要素，再将各要素整合成自己的风格，这样医患双方看起来都是真诚的。

共情分为两个步骤。

■ 敏锐地理解和体谅另一个人的困境或感受。

■ 用一种支持的方式，将你的理解表达出来，再与患者沟通。

共情的关键不只是敏锐的感觉，还要公开向患者表明自己理解他，以便让患者意识到医生的理解和支持，也就是说，仅仅设身处地地去想是不够的，还必须表现出来。表现共情能帮助患者克服患病时的孤独感，共情本身也有很强的治疗功效，还能有效地促使患者敞开心扉，向医生吐露更多的想法和担忧。共情的构成要素包括以下几点。

1.理解患者的困境和感受

本书中讨论的很多方法或技巧，都在向患者展现医生是真的有兴趣听取他们的想法。这些技巧共同营造了一种氛围，可促使患者吐露心声并使共情的第一步——理解患者的困境——得以实现。

■ 热情欢迎患者。

■ 厘清患者的思路和期望。

■ 专心倾听。

■ 辅助患者，特别是通过复述患者的内容和感受并加以重复的方式。

■ 鼓励患者表达自己的感受和想法。

■ 提取线索，核实医生自己的解释或者推测。

■ 内部总结。

■ 接受。

■ 非评判性反应。

- 运用沉默。
- 鼓励患者平等地参与医疗决策。
- 提供选择。

营造了有利于患者吐露心声的氛围后，医生就必须提取患者的语言或非语言线索，意识到他们的困境，并考虑他们的感受和情绪。患者很少用语言直接表达他们的情绪。作为替代，他们会在陈述他们的处境或者担忧时做一些暗示。医生们需要提取这些"潜在的共情机会"，通过邀请患者发挥来让患者直接表达他们的担忧情绪，这时医生才能以共情式沟通来回应。很多情况下，医生反而会终结"潜在的共情机会"，比如用一个不相关的医学问题或者评论来重新指引沟通的方向，这就阻止了患者对其情绪的表达。相关数据表明，外科医生积极回应患者暗示的仅有38%，其余的都错过了回应患者的暗示以及认可患者感受的机会。

2. 与患者进行共情式沟通

共情的第二步，医生将自己的理解表达出来，再与患者沟通，以便患者知道医生认识并感受到了他们的困难。在这一方面，语言和非语言技巧都能帮助医生。共情式的非语言沟通胜过千言万语，合理运用面部表情、靠近、触摸、语调或者沉默等，都能清楚地向患者表明医生对他们的处境很了解。哪些语言技巧能够让医生展现共情呢？最具共情作用的表述是那些支持性评论，特别是将医生的"我"和患者的"你"连在一起的评论，可直接点明患者的情感或者困境并表明医生已理解。

- "我能看出来你爱人出现肝转移让你很难应对。"
- "我能体会要你谈论这些有多困难。"
- "我能感觉到你对自己的疾病有多懊恼。"
- "我看得出你被她的行为弄得非常心烦。"
- "我能理解，知道疼痛还可能不断反复，对你来说一定很可怕。"

虽然没有必要为了共情而去分享类似的经历，也没必要亲自去感受那种经历带来的痛苦，但是，有必要从患者的角度看问题，并且将自己的理解表达出来，再与患者沟通。注意，不要将共情与同情混淆。同情是为患者感到可惜，是站在患者局外的角度。共情是能被习得的，从最低阶段"完全察觉不到别人陈述中最明显的意思，也不能对别人陈述中的情绪和内容进行适当反应"，到最高的第9阶段"准确无误且恰如其分地回应别人全部的情感；识别出每一个情绪的细微差别，并反映在话语和腔调里；既能将别人的隐含暗示全面展开，又能试探性地确认对方的感受或经历，敏感、准确无误"。在这方面，精神科医生得分较高。医学生共情的能力在医学院学习期间没有专门训练的话，是不会提高的——不论是大一新生还是临近毕业的学生，在相关量表里的得分都低得可怜（平均值2.1分，满分5分）。然而，在参加了8次每次时长为2小时的音频课件培训后，学生们的成绩显著提高到平均4.5分（第5阶段：对别人所有可辨别的感受做出准确的反应，即便有误会也不会造成损害），正如孟子所说的"不为也，非不能也"。经过培训，学生们也能做到：

- 更少地使用专业术语；
- 做出明确的努力尝试去理解事件、话语和症状对患者而言的独特含义；
- 不再经常陷入情绪压抑的境地；
- 获得患者对问题的更多描述；
- 更常使自己的语调与患者的语调相配合；
- 更少讲话；
- 更多地以理解的方式进行回应；
- 更少提建议；
- 患者反映该医学生更善解人意、更关心体贴。

三、支持

一些支持方法也有助于良好医患关系的建立和融洽氛围的形成，故常被用于完成共情反应。

- 关心："我担心今天晚上你自己回家有可能应付不来，因为你胳膊用了绷带固定。"
- 理解："我能理解您对于今天医院取消了您的手术非常生气。"
- 愿意帮助："如果还有什么我能为您母亲做的事情，请告诉我。""虽

然我们无法治愈癌症，但我可以努力缓解它的症状，所以，如果有
不适，就来诊室找我。"

- 伙伴关系："咱们必须一起努力对抗疾病，咱们一起来看看有哪些可
  选择的方法。"

- 认可患者为对抗疾病所做的努力和其家属、亲友给予的适当的照护：
  "你很好地让他退烧了。""你在家里处理得很好，还有一些问题咱
  们需要在医院处理。"

- 敏感："妇科内检有些难受，我会尽量轻一点儿、快一点儿。"

这里关键的一点是，医生需要将想法用语言明确表达出来，要有支持性，
并且保证不会被误解。如果没有明确的言语，患者可能感受不到医生的支持。

医生在医学沟通中一般会展示出两种风格。第一种，合作风格，采取一系
列有计划的旨在建立和维持一种积极的医患关系的行为，许多行为方法在前文
中已经讨论过，包括展现友好、感兴趣、专注、共情和非评判性的态度。第二
种，主导风格，包括显示医生的权力、地位、威信和职业距离的行为。当医生
采用合作风格时，无论他是专科医生还是全科医生，患者的满意度都明显提高。
1989 年一项针对转移性乳腺癌患者的纵向研究显示，试验组患者被安排每周一
次的支持性表达群组治疗，为期一年，患者被鼓励互相提供支持、表达并讨论
她们对死亡的感受和担忧、探讨剩余时间的生命规划、考量她们的人际关系、
解决医患关系问题并使用自我暗示辅助控制疼痛。4 年后，对照组的所有患者
都已死亡，而试验组有 1/3 的患者仍幸存。随访 10 年发现，加入试验组的患者
比对照组的患者平均多活 15 个月。尽管这项研究观察的是支持性群组治疗的
效果而不是医患关系，但在此引用这项研究，是因为该研究突显了在支持性氛
围中表达感受的重要性，以及人际关系在医疗保健中的力量。这也提醒我们，
除了与患者建立可能的最好关系，医生还可以向他们建议进行支持性群组治疗
以及用其人际关系满足其他关系需求的咨询。

肿瘤科医生往往需要患者多年随诊，怎么长期维系医患关系呢？这就是本
节所讲的接受、共情、支持，组合起来就是"响应"。能接受患者的观点、与
患者共情并展示对患者的关爱、在患者需要时支持患者，都有利于促进长期良
好医患关系的维系。

第4节 促使患者参与

有效沟通的原则之一，是尽量减少不确定性。未解决的不确定性会分散注意力或者让人焦虑，这又会阻碍有效沟通。例如，患者可能不明确这次沟通的目的是什么，不清楚某些问题的重要性，或者对诊疗团队中某医生的角色、地位不了解，或者患者对医生的态度、信任度不确定。因此，在接诊咨询中建立良好医患关系的一个关键点，就是运用技巧来限制那些容易阻碍沟通的不确定性。促使患者参与沟通是减少不确定性、缩小双方盲区的最有效方式，可使用下列方法。

一、分享思想

本书讲述的医患沟通体系，旨在鼓励医患合作、相互理解。对患者和医生而言，相互理解非常重要，医生可以采取一些方法和步骤使沟通变成互动而不是单向传递信息。比如收集信息时使用内部总结、给予信息时核对对方理解程度等，不仅可以保证信息的准确性，还可以鼓励患者真正参与互动，促进谈话的开放性。适当地与患者分享目前的思路也能够鼓励患者参与，比如"我在想如何分辨出这枚肿大的淋巴结是炎症导致的还是疾病复发了"。

医生："有时候很难判断腹痛是源于胃肠道病变还是与紧张有关。"医生分享思想，不仅使患者理解你为什么问这些问题，也可以作为辅助探测。患者："医生，您说得对，可能和紧张有关系，最近我工作压力很大，很紧张，有点儿焦虑。"这种公开讨论的方式能使患者对沟通过程有所领悟，使他们理解你问题的主旨，并会提供一种开放式结尾以引出更多的信息。这经常比医生单独思考、鉴别诊断，然后不加解释地问出一系列封闭式问题，更容易被患者接受。比如，直接问患者"你最近感到紧张吗？"这种封闭式问题有时会使患者感到难以回答或者不安，因为患者不确定隐藏在问题背后的是什么，患者可能以为"医生认为我只不过是神经质"。

二、提供基本原理

解释所提问题或体格检查的基本原理，是减少不确定性的另一种具体应用。如果不加以解释，医生的许多问题和所要求的检查对患者而言是神秘的。在采集有关患者胸痛的病史时，医生问："你睡觉的时候枕几个枕头？"这对患者来说显然完全不着边际，医生为什么忽然问睡眠习惯呢？其实医生完全可以轻松地这样问："你晚上躺平的时候会觉得喘不过气来吗？"再接着问："你是不是得枕好几个枕头才能觉得好受一些？"

解释需要将专业知识和医生的思维进行加工，比如在讲解治疗方法时向患者解释免疫疗法，所用语言表述要使患者容易理解："咱们体内有一套复杂、精密的免疫系统，随时迎战新敌人。正常情况下，免疫系统自己会攻击突变的癌细胞，防止肿瘤形成。对免疫系统来说，战斗本身并不难，有'军队'也有'武器'，难点是侦察识别出未知的敌人。现在，你的免疫系统识别不出新敌人，免疫系统的保护能力下降了。这可能导致癌症发生和疾病进展。所以，如果能人为帮助免疫系统提高警戒级别，教会免疫系统识别出敌人，让它更好地工作，癌症就可能被治愈。"

本章讲解了建立关系的技巧，这是一项关乎接诊咨询能否成功的核心任务。如果医生不对自己或者患者的非语言沟通加以关注，不努力营造和谐融洽的氛围，不在接诊咨询的过程中尽力让患者参与，就会产生许多问题。不仅医生和患者的长期良好医患关系会受到损害，甚至在短时间内患者也会觉得他们没有获得医生的理解和支持，此次沟通的其他任务也将变得难以完成，患者的满意度和依从性都将降低。建立良好医患关系的技巧要贯穿整个沟通过程，完成接诊的五个连续环节的任务时多使用这些技巧，医生能为患者提供更精准、更高效和更有支持力的接诊咨询，从而为发展互信、有效的长期医患关系铺平道路。

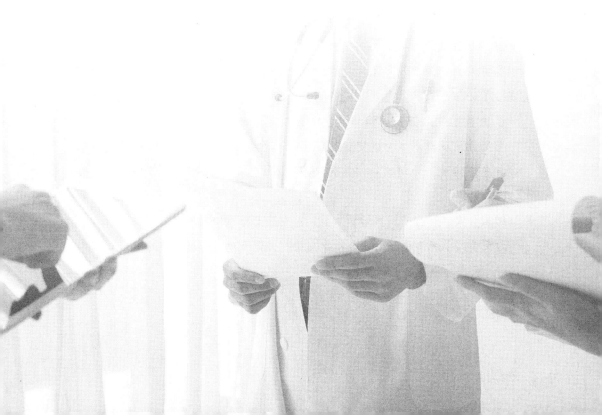

第 4 章 >>

接诊咨询的
沟通方法和原理

本章讲述医生如何主导沟通节奏和逻辑以使沟通合理有序、氛围和谐，促使患者共同参与良好医患关系的建立。

本章大纲

- 开始接诊访谈。此阶段的目标是什么？需要哪些准备工作？为何不主张过早进入封闭式提问？有哪些方法可以使患者感觉被医生重视？什么是辅助性回应？怎样确认患者的主要就诊问题？如何鼓励患者参与诊疗计划？

- 采集信息。以医生为中心为何无法收集到所需的全部信息？为何要将传统医学病史与疾病－患病模式中的要素密切结合？如何建立信息采集内容框架？探讨患者问题时可以采用哪些方法？如何理解患者的观点？怎样将提问从开放式逐步转向封闭式？如何帮助患者应答？怎样提取信息线索？

- 查体与检查。此环节如何尊重患者并减少其痛苦？为何要尽量客观地看待患者病情？教学医院有哪些注意事项？反复取材或检查时如何与患者沟通？

- 解释与共同制订决策。让患者理解并遵从合作医疗计划为何是临床沟通的重点与难点？为什么影响信息有效传达的阻碍是"知识的魔咒"？为何既要讲清预期疗效及风险，也勿过度强调所有风险和并发症？医生如何判断给予的信息量和信息类型是否合适？如何维持交谈的秩序和节奏？怎样能让患者容易记忆并理解信息？如何明确患者对医生所给信息的想法和感受？如何获得患者对既定计划的承诺？在患者的决定违背常规时医生如何与患者沟通？为何倡导"共同决策"模式？在共同制订决策阶段有哪些特殊技巧？

- 结束会谈。什么是完整地结束会谈？在谈话结束阶段有哪些特殊沟通方法？为何要给予患者适当的安全指导支持？如何避免在会谈结束时浮现新问题？

接诊咨询过程通常分为 5 个阶段：开始接诊访谈、采集信息、查体与检查、解释与共同制订决策、结束会谈。有两项任务贯穿接诊咨询全过程，即"提供访谈框架"与"建立医患关系"，前面章节已讲解的沟通方法同样适用于接诊访谈各阶段。本章讲述医生如何主导沟通节奏和逻辑以使沟通合理有序、氛围和谐，促使患者积极共同参与建立良好医患关系。

第 1 节　开始接诊访谈

【目标】

营造最初的和谐氛围、确定患者就诊原因。

- 问候患者、核对患者姓名。
- 医生介绍自己。
- 表现出对患者的重视和尊重，关注患者身体是否舒适。
- 确定就诊的原因，例如，"您怎么不舒服？""您今天来医院是因为什么？""您想咨询什么问题？"
- 倾听患者的开场白，不轻易打断患者或给出评价。
- 核对、确认患者的主要就诊问题，引导有无更深层问题，例如，"头痛是吧，还有其他地方不舒服吗？"

医生接诊开始的前几分钟，双方都会对对方形成第一印象，医生应营造相互适应的和谐氛围，使医生和患者很快适应对方。能否确认患者想要讨论的问题，在访谈之初的几分钟尤为重要，而沟通中的很多问题恰恰产生于开始阶段。开始交流的阶段有很多事项需要注意，但多数医生会低估开始阶段这几分钟的复杂性，忽视其蕴含的困难和机会，甚至会错误地判断患者来就诊的真正原因，导致后期出现方向性错误或其他问题。

接诊的具体情况千差万别，有初诊者也有复诊者，有普通患者也有疑难重症患者，可能在门诊也可能在病房，这导致接诊的开始阶段不尽相同，但这个阶段的目标是一致的，就是医生将注意力集中至本例患者，观察患者的情绪状态并做出回应、营造初始的融洽氛围、确认患者就诊的原因，所以用到的沟通方法也是基本相同的。

本阶段常见的问题是，医生经常在患者主动诉说不久就打断其表述，导致患者没有机会倾诉自己真正的担忧或隐藏在内心想询问医生的问题，患者的诉求或担忧有一半没来得及或没有机会表述。如果不能发现患者就诊的真正原因，也就无法解决患者认为最重要的问题，此次接诊的质量会大打折扣，效果与效率均会不尽如人意。

一、准备工作

（1）把上一例患者的问题或与本例患者无关的问题搁在一边。

医生的注意力不集中会阻碍有效沟通，匆忙和分心会导致很多本可以避免的差错。在门诊，医生的注意力很容易停留在上一位患者上，或者因看到还有很多患者等待就诊而分心，表现为在本例患者已经开始表述后还无法听进去。医生出门诊时会接诊很多患者，"本例患者"对医生而言只是日常接诊中的一例，但是门诊时间对该患者而言却是非常重要的时刻，患者通常会全神贯注于与医生的见面谈话，如果医生回报以全部注意力会对诊疗极有帮助。医生如果在本例患者诉说时还在回想上一个患者的问题，就无法集中注意力在本例患者上。

> **解决对策：** 把上一个患者可能还未解决的问题搁置在一旁，把全部注意力放在本例患者身上，确保上一个接诊不会影响到本例患者的接诊，也要确保自己不被其他事情分散注意力。待接诊间隙再处置与本例患者无关的问题。

（2）注意医生的个人需求或舒适度。

医生接诊数量多、过于疲劳，诊室安静程度、舒适度欠佳，诊室内还同时有其他医生应诊、其他人频频插话说话，医生饥饿、困乏、身体不适等均会影响医生的接诊状态。医生应尽量避免上述因素分散自己的专注力。

（3）通过阅读患者的病历、翻看检查结果等将注意力转移至本例患者上。

（4）在问候患者之前要停止上述举动，尽量以轻松而又专注的方式给予患者关注。

让患者体会到医生对病情的关注、重视，对建立良好的医患关系非常重要，其影响比让患者感受到"尊重"更为深远。

二、过程示例

1. 问候患者

如果你是第一次见到这位患者，那合适的问候语加上适当的非语言方式，如目光交流、握手、微笑，有助于迅速拉近双方距离。如果你和患者已经很熟悉，这一步就没有必要了。但如果你们是第一次见面，还应核对患者姓名是否与接诊单或住院证 / 病历一致，必要时核实患者姓名的正确发音，询问患者喜欢的称呼方式。

"您好，您是李 **（先生 / 女士）吧。"

建议称呼患者全名，如果患者年龄较大，以示尊重，医生可进一步询问：

"我可以称呼您李老 / 老李吗？"

"咱们第一次见面，您希望我怎么称呼您？"

如果患者年龄小，可以省略姓氏、称呼其名字以示亲切，减少患者紧张感：

"你好，是夏小玲吧，我叫你小玲好吗？"

"你想让我叫你什么？"

2. 自我介绍，说明本次接诊咨询的作用和性质

介绍自己的名字或姓氏，并表明自己在医疗团队里担任的角色，使患者确定正在给他看病的是谁。门诊常用"您好，您是吴 ** 女士吧，我是冯大夫"。住院患者时常抱怨搞不清楚住院期间到底是谁分管自己，或者记不住管床医生的名字。这种不确定主管医生是谁的情况，会令患者不安甚至会觉得自己没人

管，尤其是在住培生、实习生很多的教学医院，见过好几个大夫但有事情却不知道应该找谁，到医生办公室提出某些诉求时最常被问"谁分管您"，患者茫然回答"不知道啊／医生姓什么来着？"这是因为大多数年轻医生／实习生会直接开始询问患者问题而没有介绍自己。医护人员应该首先明确介绍自己。

"您好，我是苏医生，我是您的管床医生，是许老师带的研究生，我先了解您的病情，大约需要15分钟，再向许老师汇报，咱们现在开始好吗？"

"您好，我是杨医生，是您的主治医生，您这次住院我负责管您，有什么事情您直接和我说，您叫我杨医生就行。"

"我是王医生，是要给您做手术的主刀医生，我现在给您讲一下手术的大概方法，具体细节刘医生会再给您介绍。"

"您好，我是**科室／医院的张医生，是应邀来给您会诊的。"

"老王您好，我是您的责任护士，有任何需要您随时告诉我，您叫我韩护士就行。"

3. 表现出对患者的关注和重视，关注患者的身体舒适程度

营造相互适应的和谐氛围：环境会影响身心舒适程度，例如光线是否刺眼、室温是否适宜，环境因素同样会对医生产生影响。

医患的相对位置：建议呈直角、侧对着摆放医生和患者的座位。如果患者坐在诊桌正对面接受医生问诊，目光交流过于直接，患者会有较大压力，甚至有威胁感、对立感。

明确表达关注：医生的身体向患者倾斜，不时肯定地点头，用"嗯"的回应来明确表达关注，通过平稳注视与患者保持目光接触。让患者随时感受到医生的关注，知道医生正在倾听。

尽可能在患者穿戴整齐的时候和他们谈话，如果患者因检查要求等而衣衫不整了，可给患者时间整理仪容、仪表，以示对双方的尊重及对谈话的重视。

如果要讨论敏感问题或者隐私问题，就要关上门或把床与床之间的帘子拉上。即使没有隐私的问题，也至少要使患者感到踏实，避免环境因素引起的不适使患者拘谨或分心，从而给出不准确、不完整的信息。

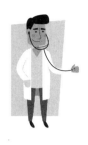

诊室案例 1：

医生："您需要把椅子挪一挪吗？"

"诊室里很热，您要不要把外衣脱掉？"

"您觉得空调冷吗？"

"这样能让您舒服一些吗？"

诊室案例 2：

患儿父亲抱着熟睡的 4 岁患儿进入诊室。

医生："把孩子放在诊床上，让孩子睡着。"

患儿父母："谢谢，谢谢。"（父亲边说边放，孩子在诊床上睡得很香）

医生："让孩子睡着，你们说一下孩子的情况。"（说话声音较轻）

患儿母亲："大夫，孩子得了急性白血病，化疗了没有缓解，我们从外地赶过来看看能有啥办法不。赶车，孩子没睡好，谢谢大夫照顾我们。"

诊室案例 3：

一天晚上，家属陪患者（正在住院的妻子）去医生办公室询问病情，医生请他妻子坐在有垫子的椅子上，并说"不要着凉，坐在这里暖和些"。家属留言："感谢他温暖地对待患者，让已身有病痛的患者不会感觉更加冰冷。"

医患之间的温暖细节，能在一瞬间驱散患者的恐惧和绝望。

4. 了解就诊原因

通过恰当的开场问题，询问患者想要表述的问题或来就诊的目的。约 40% 的患者对自己的症状有特别的担忧或潜在的顾虑，约 50% 的患者对疾病有自己的解释模型或自己的想法，约 60% 的患者有特定问题或多个问题想问医生，约 50% 的患者有想要的特定治疗。已经辗转多家医院的患者，往往是带着深思熟虑后的议程问题来看诊的。

医生经常探究不出患者希望讨论的问题，这会直接导致接诊结束后医生和患者对本次就诊是否解决了主要问题产生异议。医生需要在较广的范围内找出患者真正担忧的问题，注意，患者首先提出的话题或问题不一定是就诊的直接原因或核心目的，不要盲目地只沿着首先浮现的路径走下去，不要预先假设以免导致接诊结构出现偏差。有时患者在接诊最后才会鼓起勇气提出真正问题，离开诊室前的一句"顺便问一句"可能才是潜藏最深的问题，而这时接诊已经要结束了。很多时候医生只会去探究患者提到的第一个不适主诉，没注意患者提到的其他主诉，这可能导致无效或错误的临床推理，所以需要尽可能多地了解患者就诊原因。这就需要医生专心关注患者、主动倾听。

可能并不存在适用于所有场合的开场提问方法，你可以应用下列开场提问，并总结自己的经验和体会。

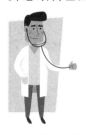

"您怎么了？"

"您因为什么问题来看医生？"

"您怎么不舒服？"

"您今天想讨论什么？"

"您想咨询什么问题？"

在患者回答医生提出的"这就是今天来看诊的原因吗"之前，不要对患者就诊原因做出假设。

对于复诊患者，医生可根据所理解的患者就诊原因来开场，显示自己记得这位患者，至少没有完全忘记，例如，"检查结果出来了吧？""伤口怎么样了？""你觉得腿怎么样？"

不应以"怎么样，觉得好多了吧？""不疼了吧？"这样的问题开场，避免以倾向性问题来诱导患者回应。

5. 倾听患者的开场陈述，不轻易打断，不诱导回应

在收治复杂疾病患者的科室，医生经常认为如果允许患者想说多久就说多久，会影响医生的时间安排。医生对接诊谈话进程有非常强的控制力，以医生为主导的家长式诊疗很多时候并没有给患者时间来鼓励其陈述。在患者刚讲出最初的担忧或不适后，医生就打断其表达，迅速转为细节性追问，通过深入提问将患者引向特定领域。约 90% 患者的开场陈述因被医生打断而结束，改为由医生掌握话语权，这会导致患者不能表露其他同等重要的信息或担忧。

但其实通过倾听而不是询问可以实现更多的有效目标，患者会更有安全感、

觉得被理解及重视，从而对医生产生好感，把自己托付给医生，进而参与共建融洽互信的医患关系。患者在能够自由表达时，会感到更轻松，更可能向医生提供重要信息。患者陈述得越多，引出的主诉就越多，后期出现的问题就越少。所以不要轻易打断患者讲话，让他把话说完，这往往会节省时间而不是浪费时间。

应避免暗示性套问或诱导性提问，例如，不要问"你的胸痛会放射到左手吗？"恰当的提问应是"你除胸痛外还有什么地方痛吗？"。应避免审问、责怪语气，例如，不要说"为什么放了好几天的食物还要吃？！""怎么会拖这么久才来看病，早干吗去啦？！"。

患者在没有时间压力或能自由表达时，更能说出心底的真正的担忧或自己认为最重要的问题，如果医生不能解决患者最看重的问题，就不能算是优秀的医生。

采用封闭式问题过早追问患者提出的第一个问题，会阻碍医生发现患者希望讨论的所有议题。一旦从以患者为中心的模式转向了以医生为中心的模式，多数患者会认为医生有能力找出问题症结，自己只需被动回答就可以了。

老年男性患者："医生，我最近晚上总起夜。"

医生："一晚上起几次？"

"有没有尿等待？"

"有没有尿流分叉？"

"尿流变细吗？"

上述案例中没有等患者开场陈述完，医生就开始推测老年男性起夜是因为前列腺问题，开始了一系列封闭式提问，但思考范围较为局限，可能导致方向性错误，反而会延长接诊时间。下面是患者开放式开场陈述完的场景。

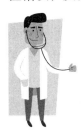

老年男性患者："医生，我最近晚上总起夜。"

医生："嗯。"

患者："我睡觉前总是口渴，想喝水。"

医生："嗯。"

患者："我父亲是糖尿病患者。"

医生："嗯。"

患者："我担心我也患上糖尿病。"

6. 验证、确认患者的主要就诊问题，引导有无更深层问题，充分了解患者找医生的目的

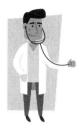

医生："您这 2 个月除了腹泻，还有别的不舒服吗？"

患者："我不想吃饭、没劲儿，瘦了快 10 斤。"

医生："腹泻、食欲下降、乏力、体重减轻，还有吗？"

患者："好像有点儿低热。"

医生："这些一定让您很担心，稍后咱们再分析。我先确认一下，今天您是否还有其他问题希望我帮您解决？"

患者："嗯，大夫，我有过不安全的性行为，我怕感染了'那个病'。大夫，你帮我开个检查吧。"

在上述案例中，医生通过适当的开场问题、主动倾听和辅助技巧，初步发现了患者主要的就诊原因。但在开始深入探讨分析之前，应通过开放式询问来验证是否已经发现患者想讨论的所有问题，而不是假设患者已经提出了所有问题，这样可以避免在接诊结束前又发现其他问题。

通过开放式提问来重复验证，例如，询问"您这 2 个月除了腹泻，还有别的不舒服吗？"。如果患者继续讲述，应继续倾听到患者停止，然后再次筛查、核对，直至患者表示已经讲完。如果要求患者立即就刚刚主诉的"腹泻"进行描述或回答医生的封闭式提问，就会导致讨论局限于"腹泻"，导致患者在提到食欲下降、乏力、体重下降之前就被打断来回答腹泻相关问题，后面可能不好意思提起担心是艾滋病导致的这些症状，这会限制接诊的整体效果。如果没有核对验证过程，医生可能直到接诊结束也不会发现患者的解释模型（对自己患病原因的分析推测），或者即便最后发现了也没有时间和耐心来解决。

有时患者倾向于保留自己的社会心理问题或重要的担忧，他们在做出试探并从医生那里获得信心后才可能说出来。而一旦进入细节提问，患者就会成为被动应答者，医生提出一个接一个的封闭式问题进行诊断推理，可能过早地将问题集中在某一个特定领域，无法听到或引出患者的故事，找不到提取患者情绪或体会其想法的线索。

患者由于对症状的焦虑或严重的担心，可能很晚提起或不想提起真正的问题，也就是"隐蔽的问题"，患者可能在接诊最后才提出真正的问题，甚至始终没有勇气讲出来。

患者女，21岁，学生，胃痛半年，曾在多家医院就医检查，2个月前胃镜检查提示"浅表性胃炎"，已按胃炎治疗，但患者仍辗转求医。

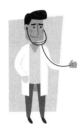

患者："医生，我经常胃痛，已经吃过药了，但时好时坏，我想做胃镜复查一下。"

医生："指一下疼痛的具体位置。"

"您胃什么时候疼？"

"饿的时候还是吃饱饭后会疼？"

"吃凉的或者辣的会疼吗？"

"紧张的时候会疼吗？"

"疼痛多长时间缓解？"

点评：对于因某项不适频繁求医的患者，要找到患者最担心的问题、内心的潜台词或"隐蔽的问题"。本例患者浅表性胃炎刚做完胃镜2个月就主动要求做胃镜复查，应关注患者要求复查的深层次原因。下面是引导有无深层问题的开场交流。

患者："医生，我经常胃痛，已经吃过药了，但时好时坏，我想做胃镜复查一下。"

医生："时隔2个月就再次做胃镜，您是担心什么吗？"

患者："我父亲2年前被诊断为胃癌，他就是胃痛去医院做胃镜查出来的胃癌。我查了资料，胃癌有遗传可能，我怕我也得胃癌。"

何时进行准确核查及何时倾听有时难以把握，这要根据具体场景来确定。有些患者已经预先写好了这次就医想要医生解答的几个疑问，这就给医生提供了很好的契机来确认要解决哪些问题。

还有一些比较特殊的情况，家长替自己的孩子来咨询，孩子生了重病，家长进入诊室刚说完替孩子看病就泪流满面、语不成调，这时医生肯定应选择倾听而不是打断他说"您都想问什么呢"。

对于拿着其他医院病情摘要转诊而来的患者，可以先确定患者的全部议题，再构建本次接诊咨询框架，否则患者可能不知道是需要介绍全部过程还是只介绍转诊原因。

患者："主任，我中枢弥漫大 B 细胞淋巴瘤复发 2 次了，是 ** 医院的赵大夫让我来找您的。"

医生："嗯，我看了您的病情摘要，已经大概知道您为什么过来了，但我还是想听您本人说一下患病和诊治的过程，然后尽我所能来帮助您。咱们把您的问题和要商量的事情列个单子，然后一起逐个讨论好吗？"

7. 协商议程，应把患者和医生双方的需求都考虑在内

通过开场问题、倾听陈述、核查其他情况、确认就诊原因这四个步骤，可以确认患者的就诊原因及主要事项，此时可与患者一起计划本次接诊的后续环节，让患者感受到自己的问题在有计划地得到解决。医生不能只告诉患者要做什么，也不能只是单方面地传递信息，而是要邀请患者参与进来，鼓励患者主动、负责地参与诊疗计划，协商制订一个双方同意的计划。

诊室案例 1：

医生："您这次来主要是因为咳嗽快 2 个月还没好，咳嗽比较剧烈，有胸痛。为了减少您的等候时间，您先去做胸部 CT，检查完就直接回来，咱们直接从电脑上看片子，好吗？"

患者："好的，还需要做其他检查吗？"

医生："现在 CT 排队的人少，看完肺里的情况咱们再商量下一步怎么办，好吗？"

患者："好的，医生，那我先去。"

诊室案例 2：

患者："大夫，我本来就胃痛，吃完这药胃更疼了，还恶心、想吐，我觉得是这药开得不对。"

医生："咱们先来看您的胃痛、恶心，再讨论您用的药，然后商量是不是需要做个胃镜，好吗？"

三、沟通方法

医生在开场环节的主要沟通方法是主动倾听，在接诊开始的阶段，医生的主要动作是倾听而不是询问。把前2分钟留给患者，医生只专注地倾听，有助于患者陈述及医生理解"患者今天想要讨论什么"。让患者感到受重视、受欢迎，就医气氛融洽，能使医生实现更多沟通目标。

医生的倾听要有主动性，要能听懂患者的意思，要分析他所表达的细节以及表达的态度、感受、身份背景，要用眼、脑配合耳来听，要理解患者的心声并做出反应。优秀的倾听者善于发现隐藏的信息，倾听是一种能力，要让患者感受到自己在被倾听，信息在不断地向医生"传播"。患者有时会抱怨"医生你都没有听我讲话"，医生可能回答"我有听啊，你不就是说了 **** 吗"，虽然医生能复述出来，但患者觉得对方没有在认真听自己讲话，因为医生没有把注意力、情感、思考都放在谈话上，患者感觉医生在"走神"。

专业倾听的要求是主动倾听，具体的倾听技巧有很多，可能针对不同境况的具体建议不同，但总体相似，下面这些方法可以帮助我们锻炼主动倾听的能力。

1. 提供等待的时间

医生往往会在诊断推理时分散注意力，开始思考下一个想获得的答案，而不自觉地将注意力从患者的讲述上转移到自己准备提出的下一个问题上，所以患者经常没有讲完就被打断，还要马上回答医生直接抛出的下一个问题，而没有足够的思考时间与应答时间。医生在提出问题后，要留给患者思考的时间，稍作等待，哪怕是几秒钟，以使患者有时间去思考。陈述时不打断，能让患者更主动地表达自己的症状和观点，医生也会有时间从容地去听、去判断、更灵活地回应。

在留给患者思考及陈述的时间里，医生主动倾听、专心观察，不急于开始下一个话题，表明了医生对患者的关注，可以对患者的整体状态有合理评估和了解，避免做出不合理假设及推测。这样做，医生在了解患者对疾病及患病的看法、情绪状态后，能提取到很多线索。有些患者对自己的健康问题或看法相对模糊，可以多给患者一些时间，让他们弄清楚到底想告诉医生什么、想获得什么帮助。

2. 辅助性回应

教学医院的考官们在临床考核中经常发现，有些医生明显能比其他医生收集到更丰富的信息，这主要归因于患者感觉到医生对他的陈述感兴趣并希望自己继续讲，所以会针对一个话题说出更多内容。

有些方法可以使患者感觉到医生正在倾听并乐于倾听。在接诊初期，医生可以用"嗯""是""对""然后呢""请讲下去""请继续""后来呢"等简短示意语，或者用点头、看着对方等动作，让患者感觉到医生在专心听他说话，鼓励患者按自己的思路继续讲可使患者感到自己被接纳、自己讲的有人愿意听、自己的感受能被理解，促使患者愿意深入交流。在接诊谈话的后期可以通过重述、解释、核实等技巧鼓励患者继续诉说，但在接诊初期医生介入过多，可能干扰患者思路，甚至打断其陈述。

3. 非语言表达

医生可以通过非语言表达显示自己对患者的认同、专注、愿意倾听、共情，例如，医生的姿势、侧身的角度、注视的方向、目光交流、面部表情、语气语速、手势、穿着及周边环境等，都会影响医患互信融洽关系的建立。有些负面行为或无效行为可能影响医患互动，甚至阻碍融洽互信关系的建立。

接诊初期的非语言表达中最重要的是目光交流，门诊医生很容易因要记录电子病历而分心，导致将目光停留在电脑上的时间多于停留在患者身上的，或者医生总盯着病历而与患者缺乏目光交流，这些都不利于鼓励患者陈述，有时患者会觉得自己不受重视。

非语言表达会直接传递我们的态度，比如我们是否对对方所说的话感兴趣、是否专注在对方身上、是否需要对方继续讲述。非语言表达的效果很多时候会超过语言信号的效果，例如医生请患者说清楚疾病发展过程时，皱着眉头、语速很快，甚至语气有催促感，这其实传达的信号是"时间有限，后面还有很多患者在等着，你赶紧说清楚"，这时患者不会完整详细地表述，甚至会因紧张而更加没有逻辑性。

曾有一位主任医师被患者评价为非常严厉、让人紧张局促。通过该医生提供的视频发现，医生坐在办公桌后面，桌子对面没有椅子，患者进入诊室后，站在办公桌前和医生讲话，由于医生是坐位，目光向上与患者交流，从患者角度看，医生是在"瞪着"自己，虽然言语并无不妥，但和"瞪着"自己的人交流会不由自主地紧张。后来给该主任医师办公桌前也放置了一把椅子，患者或家属进入诊室落座，二人目光平视，交流氛围立显平等、轻松。对非语言表达运用得熟练自如，可以帮助将沟通进程向某一方向推进。

4. 提取语言和非语言线索

患者在说话时会流露出一些对了解其内心世界或真正病情很有价值的线索。例如，说到某个敏感话题时欲言又止、不好意思等，这时医生要有技巧地进行追踪并帮助患者表露更多、更真实的信息。很多时候患者不会直接讲述自己的想法、担忧和期望，而是通过间接评论和非语言信号传递出来，医生要善于提取、发现患者的语言及非语言线索。这要求医生主动倾听、专心观察，动用所有感官甚至"直觉"。很多线索在患者最初开场陈述时就表现出来了，但医生可能漏掉这些信息。医生提取了语言和非语言线索后，应注意进行核实。有丰富临床经验的医生，其直觉灵敏度常会超过低年资医生的，但凭直觉感知到的潜在信息更应加以验证以确定是否属实，避免主观臆断造成的误解。

影响开场阶段医生能不能真正和患者建立良好关系的最大变量，不是在沟通中让患者觉得医生有多棒，而是患者得从医生这里感受到自己有多被重视。英国历史上著名的维多利亚女王，她在位期间曾经先后有过两任首相，女王评论他们时说"如果你有机会跟我的第一任首相交谈，你会觉得，天哪，这个人真的是世界上最重要的人。要是你有机会跟我的第二任首相交谈，你会觉得，天哪，我真的是这个世界上最重要的人。"这两任首相肯定都很了不起，但是如果仅仅从沟通角度来说，肯定是第二位更厉害。要给对方留出自我展示的空间，甚至是引导对方做自我展示。具体的方法是主动向患者提问题以了解患者需求，也就是"多说半句"，真的就是半句。假设今天医院义诊，活动现场来了一位新患者。

患者："医生，你是呼吸科的吗？"

医生回答说："不是。"

这样这轮对话就结束了，当然医生也可能是想用这种冷漠的态度表示拒绝继续对话。

而如果医生这么回复："我不是呼吸科的，您是有呼吸系统问题吗？"

患者："我得了肺癌，得看呼吸科吧？"

医生："我是肿瘤科医生，在我这里看病也可以，需要我帮您看看吗？"

患者："太好了，我带了病历和片子来，您帮我看看。"

通过多个回合的交流，患者与医生的关系就建立了，这种逐步推进的多回合互动交流，能让患者感到舒心，希望医生能将其练成本能。

医生查房时向患者介绍自己，如果说"你好，我是苏 ** 医生"，患者记忆全名可能有点儿吃力，难以一次就记清，此时医生可以加半句"您叫我苏大夫就行了"，这样一下子就降低了患者的记忆负担。

四、总结

本节讨论了开始接诊访谈时的沟通方法，这也是接诊过程中容易被忽视但非常重要的一部分。沟通策略依据本环节具体任务目标而定，开场的沟通方法不同于后续环节，例如辅助性回应的策略不同、不介入过多词语以免干扰患者甚至打断其陈述。开场阶段的目标是营造初始的融洽氛围、确认患者就医原因、为后续环节打好基础。构建接诊框架，在深入讨论、进行医学推理之前，要明确是否完成了本阶段目标、是否发现了患者所有的疑问、是否已经让患者参与到诊疗过程中，确认完成后可以进入下一步骤——采集信息。

第 2 节 采集信息

开场阶段的任务完成后，就可以进入下一步骤——采集信息了。采集信息要求准确、全面，在完整、准确的信息基础上进行综合分析，才能做出正确的临床判断，所以采集信息对诊断极为重要。

病史采集的内容和采集过程所需要的方法和技巧，是医患沟通的核心内容。传统的病史采集强调器官的功能，而患者的担忧则经常被搁置一旁，且医生普遍不关注患者对自身疾病的看法，也就是并不重视患者角度的解释模型，而只关注病理生理学信息的采集。这会导致医生不能深入理解患者存在的问题，或了解到了患者的想法也置之不理。

医生以自己为中心则无法收集到所需的全部信息，而且医生需要同时探索"疾病"和"患病"两方面的信息，从"疾病"和"患病"两方面采集病史并将其整合起来，所以传统的病史信息采集内容并不完整。患者的思维模式会影响其对待疾病的方法，所以传统的疾病模式无法解释为什么同样的疾病发生在不同人身上会有迥然不同的患病体验、大相径庭的反应，为什么同一个人承受同样的病痛会在不同时间产生不同的就医要求。

比如发现颈部肿块后，有人可能乐观地等着炎症自愈而不去看医生，而有人则会紧张地立即到医院就诊，生怕是癌症，因为他见过因肿块而诊断出淋巴瘤的例子；有的人发现乳腺肿块后明知可能是乳腺癌而 3 年不就医，而有的人则一发现乳腺肿块便刻不容缓地前往肿瘤医院；咽炎患者一个强烈要求应用抗生素、拒绝吃中药，而另一个坚决拒绝用抗生素、要求吃中药；同一个患者腰痛程度并没有变化，但这一次却来看医生了，因为患者压力不大、对生活感到满意时腰痛可以很好地耐受，而当他处于压力之下时，腰痛就会困扰他。这些患病后的反应差异用传统的疾病模式无法解释，需要追寻患者的思维模式。

了解患者的思维模式可以帮助医生提高诊疗效率，明晰患者的看法后再解释医生的立场，会使患者觉得自己的看法被考虑到了，会更认同这次就医。有一位发现乳腺肿块 3 年都不去就医的女性患者，原本准备"忽略自己，选择在家照顾双目失明的老伴",而此次是因为亲家母的乳腺问题在这位医生这里治愈了,才在亲家母的劝说下来就诊的。医生经体格检查初步判断为乳腺癌伴腋下淋巴结转移。医生了解了她的思维模式才制订出了双方认同的诊治计划:"您得活得比老伴长,才能照顾他,先为您穿刺取病理,预计您住院时间比较短,主要是在家里吃药,不耽误您照顾老伴"。就医目的不一定是咨询或治疗,比如有人只是想补开诊断证明,医生据此可以缩减问诊时间或省略并不需要的处方。

有时患者会"扯得太远",医生需要巧妙地引导其回到主题上来,但要避免粗暴地打断患者发言。患者的症状不一定是由躯体疾病或器质性病变引起的,虽然患者有很明确的主诉,例如不能行走、间断失语、胃痛、胸闷、全身发麻不适等,有"病"却诊断不出"疾病",心身医学科经常可以见到以躯体症状为主的心理疾病患者,这些患者更需要医生仔细寻找"患病"线索。采用开放式提问更有助于把握患者的情绪以及识别精神疾病。年轻医生可能脑子里装满了各种奇妙的医疗技术,但遗憾的是,他们往往缺少与各种各样的人建立关系的能力。

年轻医生在病史采集阶段经常遇到很多问题,其采集信息的方法本身有严重缺陷,更谈不上有技巧,这往往会导致病史的全面性及准确性与真实情况或目标要求差距较大。患者很少能自行准备完整的病史,医生要自己去挖掘,通过正规训练并借助直觉尽可能地获取信息并识别信息是否准确,再加以整理才能获得。教学医院中发现的现状是,只有少数医学生能发现患者的主要问题、在患者的表述遇到困难时进行提点或探究模糊不清的陈述,很少有医学生会主动去挖掘疾病对患者日常生活的影响。大多数医学生会采用封闭式提问、重复性提问,在患者表达情绪时多没有回应,因而话题很少涉及患者个人生活。

经常见到医生采用"以医生为中心"的家长式沟通来高度掌控沟通框架与进程。采用封闭式提问来采集病史,不特意鼓励患者叙述病史并说出其对疾病的看法,这会导致医生难以发现患者主要的担忧。过早地聚焦于医学问题会缩窄鉴别诊断的范围,使病史采集不全面、不准确,容易出现误诊。所以,应用"新"的涵盖患者观点的病历模板,将传统医学病史与疾病-患病模式中的要素密切结合起来,能帮助年轻医生无论是在实习训练阶段还是在临床工作阶段，都能采集到内容相对完整、准确性较高的病史。比较宽泛的、涵盖了患者个人生活的病史采集，有助于医生全面理解患者，从而增加病史采集的完整性和准确性，也有助于医生获得患者更好的长期依从性，实现较好的健康转归。

肿瘤科医生倾向于"听到"患者表达与特定疾病有关的信息，可能忽略其他信息，如患者的顾虑。医生采集信息的准确性会受很多因素影响，包括患者的智力和受教育程度、对医生的信任程度、对疾病的恐惧，以及医生询问的方法与技巧、接诊环境等。本节讨论的是医生在采集信息时可选用的方法与技巧。

一、目标

探讨患者的问题、理解患者的观点。发现生物医学的看法、患者自己的看法和潜在的背景信息。保证信息的准确性和全面性，并被双方所理解以夯实后续交流的基础。在信息采集过程中，应使患者明确感觉到自己的陈述有被医生认真倾听并理解了，或患者所提供的信息和观点得到了重视和承认，以持续发展医患融洽共进的合作关系。采集信息时要有框架结构（表4）并注意其逻辑顺序，确保患者能理解大致框架结构并愿意主动参与。

表4　信息采集内容的框架结构

生物医学观点——疾病 　事件的顺序 　症状分析 　相关系统回顾	患者观点——患病 　想法和观念 　担忧 　期望 　对生活的影响 　感受
背景信息——来龙去脉 　既往史 　药物过敏史和食物过敏史 　家族史 　个人史和社会史 　系统回顾	

■ 想法和观念：对患病的原因、患病的影响的相关认识。

- 担忧：对症状意味着什么感到担心。
- 期望：希望医生怎样帮助自己、本次就医想要的结果、预期的健康转归。
- 对生活的影响：患病对患者日常起居、工作状态的影响。
- 感受：患病后的心理状态和情绪。

二、探讨患者问题的方法

- 患者的叙述：鼓励患者用自己的话讲述自己的问题，从最初的发生讲到现在（弄清楚患者此次就诊的原因）。
- 提问技巧：使用开放式提问和封闭式提问，恰当地从开放式问题转向封闭式问题。
- 倾听：认真倾听，允许患者完成陈述而不被打断；给患者在回答问题前留出思考时间，或者暂停后再继续。
- 辅助性回应：用语言或非语言表达辅助患者回答，如鼓励、沉默、重复、概述、解释等。
- 线索：接收患者的语言和非语言线索（肢体语言、声音暗示、面部表情）；验证这些暗示并在恰当的时候表示认可。
- 澄清：核对一些意思模糊的或者需要补充细节的陈述（例如，询问患者"您能解释一下您说的头晕是什么意思吗？"）。
- 界定时间：确定事件发生的日期和顺序。
- 潜在总结：周期性地总结以确认对患者陈述的理解是否准确；若有理解偏差应请患者更正并提供进一步的信息。
- 语言：使用简明、易懂的问题和评论，尽可能地不使用医学术语；如果不可避免，应对医学术语进行充分解释。

三、理解患者观点的方法

第一，积极地决定和适当地探究以下内容。
- 患者的想法（如关于原因的想法）。

- 患者对每个问题的担忧（如焦虑）。
- 患者的期望（如目标，即患者希望改善到什么程度）。
- 每个问题对患者的生活所产生的影响。

第二，鼓励患者表达其感受。

应按照逻辑顺序来组织接诊咨询的总体框架，注意时间安排以使本次交流紧扣沟通任务进行。每一个环节或每次询问的小阶段后应进行总结，以确认对患者问题的理解是否准确，进入下一环节时应先用提示语过渡以增加逻辑性，再开始。

（1）鼓励患者用自己的语言和理解，讲清楚从开始出现问题到刻下就诊的过程，也就是请患者阐明此次就诊的原因。

患者就诊之前往往已经和几个人讲过自己的病情，或者在等待就诊过程中想过自己的病史、组织过语言，让患者像面对朋友一样，按照时间顺序对医生讲述病史。

在探讨问题的开始阶段，如何将患者引导至正确的方向？如何要求患者就每一个问题进行叙述呢？此时，应用开放式提问的优势是毋庸置疑的。通过开放式提问和患者的叙述，可以同时获得高质量的生物医学观点及患者观点信息。比如告诉患者"从头和我讲讲所有的事吧"，是可以了解患者的患病经历的自然沟通方式，有助于医生按时间顺序收集所需要的信息，也可以用"说说您的咳嗽情况吧"等请患者讲述其患病经历。

此时，医生的角色是聆听者，必要时可引导患者讲述以避免过于"发散跑题"，再迅速以"后来怎样了""然后呢"回应，当然这种打断应尽量减少，因为医生很容易将控制权和发言权转到自己这里。

（2）综合运用开放式和封闭式的提问技巧，将提问从开放式逐步转向封闭式。

封闭式问题，是特定的、通常能用一个词来回答的问题，比如预期回答"是"或"不是"，这种问题的答案被提问者限定在很窄的范围。患者通常只需用一两个字来回答，不需要发挥。

开放式问题，是引导出一个探寻的范围，而不过分限制或聚焦答案的问题。开放式提问会将患者引入一个特定的范围，但是允许患者的回答更为随意，鼓励并希望其自由发挥。例如，想了解患者所说的不适主诉"失眠"，不同风格的提问如下。

开放式："跟我谈谈你的睡眠情况吧。"
比较特异但仍属开放式："哪些情况会使你的失眠加重或减轻？"
封闭式："你压力较大时会失眠吗？"

需要注意，封闭式问题和开放式问题有不同的作用，都很重要。这里想强调的是，医生往往舍弃开放式问题而过于频繁地使用封闭式提问，且经常在错误的时间使用。当然这不是说医生完全不应该使用封闭式提问，但两种提问方式所得到的结果可能千差万别，所以要根据不同时间、不同目的来选择提问方式。收集资料并非只有提问这一种方式，更准确的说法应当是更广义的开放式和封闭式"提问技巧"。许多开放式提问技巧实际上不是提问，而是一些引导性的陈述（表5）。

表5　引导性陈述与开放式提问

引导性的陈述	开放式提问
从3天前开始疼痛至今，请告诉我您的感觉。 这次疼痛和刚开始的疼痛，有什么变化吗？	
告诉我手术之后您的感觉。	术后感觉怎么样？
您再多讲一下胃痛的事。	关于胃痛，您自己有什么想法？

1）提问的技巧——从开放到封闭的"圆锥"。

熟练运用提问技巧是采集信息过程中必需的。只有理解了何时应使用开放式提问方法、何时应使用封闭式提问方法，才能够在会谈的不同时间点有意识地选择开放式和封闭式的提问风格，这是本节至关重要的沟通技巧。

所谓从开放到封闭的"圆锥"指医生首先采用开放式提问技巧，以开放式问题开始，获得从患者角度所看到的问题总体概况；然后，可继续提出开放式问题，但应逐渐锁定特定的问题；最终，用封闭式问题引导出患者可能忽略的其他细节，并确认、核实。

2）开放式提问方法的优势。

开放式提问方法，在探寻任何问题的初始阶段时都非常关键，开放式提问能够使采集到的信息量最大化，其采集信息的优势无论怎样强调也不过分。在标准化患者模拟就诊中，年轻医生能引导出的重要信息量往往仅一半左右。医生最常见的错误往往是过快转入封闭式提问，没有充分利用开放式提问。开放式提问鼓励患者完整讲述自己的故事，通过患者主动参与从而避免医生在"黑暗中摸索"，有助于医生有效地进行临床推理，同时还能获得"疾病"与"患病"信息。

封闭式提问所有的责任都在提问者，医生必须考虑哪方面可能需要探寻，根据鉴别诊断框架设定需要提出的问题。显然，所获得的信息只与医生考虑到的方向有关，而医生没有考虑到的领域就会被漏掉。患者或患者亲属越健谈就越可能自发地抛出真正的症结、提到绝大多数关键问题。对于部分不健谈、把握话语权的主动性不强、习惯了"你问我答"方式的患者，封闭式提问能获得的信息量及信息的宽度、广度是有限的。通过开放式提问已经明确了全部需要讨论的内容及主要方向后，再在接诊咨询的后期进行封闭式提问会更有针对性并能澄清关键点，有效实现沟通目标。

开放式提问不仅给患者提供了自由表达的时间，也给医生提供了思考患者答复的时间，有助于寻找有用的线索、促进有效的临床推理。医生适时的总结或用一些标志性语言可以避免开放式提问中可能出现的混乱无序、没有逻辑性的回答，避免话题失控，在患者"扯得太远"的时候将其引导回来。

医生如果能就更多细节信息或每个话题进行深入的特定封闭式提问，就会获得更多信息。在接诊访谈过程中，医生要逐步集中焦点，通过开放式问题逐渐增加特定的开放式提问，最终转向封闭式问题来深入探寻。很多有诊断意义的阳性症状或有鉴别诊断价值的阴性症状，患者可能不会叙述或"从来没有认为这是有问题的"，这就需要医生用封闭式问题来更详细地分析症状、询问疾病带来的具体影响，从而寻找答案。所以，从开放式提问逐步转向封闭式提问的方法十分重要，需要通过学习和实践来实现熟练应用。

下面的案例在相同场景中采用了两种不同的方式沟通，来看看效果有何不同。很明显，患者就诊的根本原因是通过两个开放式问题而不是数个封闭式问题获得的。

场景1：

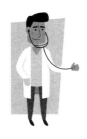

封闭式提问示例。

医生："现在来谈一下您的胸痛。您哪里疼？用手指一下。"

患者："在前面这里。"（患者手指胸骨）

医生："是什么样的疼，锐痛还是钝痛？"

患者："锐痛。"

医生："你自己用了什么药吗？"

患者："吃了点儿西咪替丁片，好像不太管事。"

医生："疼痛还连着其他地方吗？"

患者："没有，就是这里疼。"

开放式提问示例。

医生："和我说说您最近以来的胸痛吧。"

患者："胸痛是最近两周才加重的，我总有点儿消化不良，但都没这么严重。我觉得这里是尖锐的疼（手指胸骨），我老是打嗝，嘴里有酸味，喝了酒就更难受了。"

医生："我知道了。还有吗？"

患者："我怀疑是我关节痛吃了好多布洛芬造成的。"

医生询问了患者今天怎么不舒服，患者开始叙述后医生要注意先倾听，谈到关键细节时再用封闭式问题予以确认。

场景2：

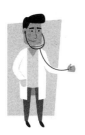

基于封闭式提问的接诊过程，骨科诊室。

医生："您哪里不舒服？"

患者："我腰疼，一抱孩子就疼得厉害。"

医生："疼多久了？"

患者："去年疼过几个月，现在又疼了1个多月了。"

医生："您指一下腰痛的具体位置。"

患者："就在后腰正中间。"（用手指腰椎附近）

医生："这样按着疼吗？"（按压患者所指部位）

患者："不疼。"

医生："弯腰时疼吗？"

患者："弯腰也疼，一吃劲儿就疼。"

医生："腿疼吗？"

患者："腿不疼。"

医生："做过磁共振检查吗？"

患者："做过，去年刚做的，给您。"

接诊初始阶段多应用开放式提问可能获得完全不同的信息。

医生："您哪里不舒服？"

患者："我腰痛，一抱孩子就疼得厉害。"

医生："您详细说一下腰痛的情况。"

患者："我腰痛是老毛病，好几年了，后腰经常酸痛，一休息就好了。去年来北京看孙子，一抱孩子就开始疼，后腰这里疼（用手指腰椎附近），查了磁共振说是腰椎间盘突出。回老家不抱孩子、不干那么多活儿就不怎么难受。"

医生："知道了。这次腰痛和去年一样吗？"

患者："一样一样的。这次儿子又让我来看孙子，幼儿园接送、做饭都是我的事，我这腰实在是撑不住了。大夫，我不好意思提回老家，一会儿您把我儿子叫进来，您跟他说说行吗？"

通过开放式提问，以患者为中心，能让患者更容易说出潜在想法。有人认为，沟通就是说话，学沟通就是学说话，但如果两个人之间的沟通必须使用语言才行，那婴儿岂不是无论如何都无法把信息传递给妈妈？如果你能意识到"沟通不只是说话"，你就已经跑赢80%的人了。真正的沟通从不停留在言语、话术、信息的层面，应从建立医患关系的角度来看待沟通，一边发展关系，一边处理信息。有没有使用开放式提问，沟通结果会有很大的差别。比如，新来的住院医师，接收患者、写病历等工作进度严重滞后，而且全程没和上级医生汇报，导致病历提交不及时。这时候，上级医生可能采用的沟通方式如下。

第一种："接收患者的事儿，你是不是还没完成？我跟你说，没按时写完病历，还不及时汇报，这是大忌，违反医疗核心制度，会严重影响你的出科评价。你抓紧，我最多再给你一小时。"

第二种："我看到你负责的病历工作进度落后了，你遇到了什么困难吗？可以跟我说说。"然后，先了解对方的问题，再提出自己的意见，哪怕同样是批评。

毫无疑问，第二种沟通方式更有效，也更有可能真正解决问题。

（3）主动倾听，让患者说完而不轻易打断，并在回答患者问题之前，给患者留出时间来想一想，或者在停顿之后再继续。

主动倾听也被称为"深度倾听""专心倾听"，这是一个具有高度技巧性的过程，需要将关注焦点、辅助性回应、等待时间以及提取线索结合起来。主动倾听的优势在上一节已经讨论过，回顾一下就会发现其与开放式提问的优势相似，正因为应用开放式提问才有可能做到主动倾听，而在封闭式提问中，医生在思考下一个该提出什么问题时几乎是不可能专心倾听的。

（4）通过语言或非语言方式帮助患者应答，活用鼓励、沉默、重复、变换措辞以及解释等方法。

如果不采取措施帮助患者继续讲述，即使用很好的开放式问题来提问，患者往往只会讲几句话，不健谈者陈述的就更少了，而封闭式提问的主导性很强，患者只需回答一个短句甚至一两个词语，更需要医生的帮助来表述清楚。与倾听同样重要的是积极鼓励患者继续他们的讲述，这也是主动倾听中"主动"的含义。任何有助于患者对他们已经谈到的问题再多讲述些内容的做法，都是一种辅助性回应。

辅助性回应包括语言和非语言的沟通技巧。上一节已经讨论了访谈的开始阶段要获得更全面的议题，过多应用辅助性回应可能适得其反，反而会干扰患者陈述。本节重点讨论信息采集阶段辅助性回应中如何运用"语言沟通"技巧，"非语言沟通"技巧会在后面重点讨论。我们在鼓励患者对他们的每个问题都进行更深入的讲述时，通常应用哪些语言方式来实现呢？下面一些方法可以用于辅助患者对某一话题讲述更多的内容，这同时也能显示医生对患者所说的话非常感兴趣，希望他们继续讲述。

1）鼓励。

眼神平视患者、面部表情显示出关注、点头示意等非语言方式表达关注与倾听，可以使患者有信心继续讲述而不被打断。伴随着非语言性点头和面部表情的运用，医生在专心倾听时还可以用大量口头鼓励暗示患者继续讲述。这通常十分有效，很少或不会打断患者，能使患者更有信心继续讲下去。一些中性的辅助性回应也很有用，如"然后呢，接着说""对对""这样啊，后来呢""嗯，我明白了"等，每个人都可以找到自己习惯用来鼓励患者继续讲述的方式。

2）沉默。

绝大多数的言语辅助，如果没有立即结合非语言的关注式沉默，是不会有效的。留出等待的时间，应用沉默或停顿则容易使患者倾诉更多。如果患者遇到表达上的困难或者陷入某种思绪时，医生应该提供更长时间的沉默和停顿，以鼓励患者组织语言表达出他们此时的想法及感受。沉默有时令人舒适，有时会令人难过，甚至令人焦虑，医生要把握这种微妙的平衡，可通过非语言行为，如"点头"等来辅助沟通。总体来讲，医生更容易着急打破沉默，患者通常比医生更能接受沉默。

医生一旦确实感到沉默产生了不利交流的负面影响，或者患者最终还是需要医生的鼓励才能继续讲述，就需要特别注意以怎样的方式来打破沉默。

3）重复。

重复患者所说的最后几个字能鼓励患者继续讲述，这种方式更容易被患者接受、认同。但应注意这种做法有一定指导性，在确认患者全面想法之前，不要过早应用"重复"的方法，以免出现方向性偏差。

医生："和我说说您最近的睡眠情况吧。"（提出开放式问题）

患者："我这两周根本睡不着，以前找您看的失眠，都没这么严重。现在是一晚上都睡不安稳，睡着了也会做噩梦。"

医生："我知道了。还有吗？"（鼓励）

患者："我觉得可能是我咖啡喝得太多了，但我白天有点儿犯困又得打起精神来，我得照顾我儿子，还得干所有的家务活！"

医生：（沉默，伴随目光交流，微微点头）

患者："医生，我儿子的情况越来越糟糕，如果他的病情继续恶化，我不知道我该怎么办。"

医生："您该怎么办？"（重复）

患者："我答应我儿子不让他再住院了，但现在他的病情越来越严重，我不知道是不是还得让他住院，医生，你说我该怎么和儿子说啊？"

4）复述。

复述是医生用自己的语言复述患者信息背后潜藏的内容或者感受，目的是使患者的信息更清晰、核实自己对患者真正意图的解读是否正确。复述是转换到患者立场特别好用的切入手段，兼具促进患者应答、总结和澄清患者观点等作用，当你认为自己理解但又不太肯定，或者认为某个看似简单的信息背后可能有隐含的感受时，复述就特别有帮助。

医生："您在想，如果妈妈病情加重，您的体力不足以让您独立在家照顾她？"（复述内容）

患者："我虽然有冠心病，但我觉得从体力上讲没有问题，可是，如果她24小时都需要人照顾怎么办？我一个人忙不过来，我都没办法出去买菜！孩子工作很忙，也指望不上孩子。"

医生："这就是说，您担心您无法照顾好妈妈。"（复述感受）

5）分享自己的想法。

告诉患者为什么自己会问这些问题，让患者理解医生的推理过程，可以鼓励患者讲出更多自身问题、进行更准确的回想及回答，是非常有效的辅助手段。

医生："如果胃痛发生在吃完饭后，过2小时食物消化排空后就缓解了，那么可能是胃溃疡；如果是饿了的时候疼或半夜胃疼，吃饭能缓解，那可能是十二指肠溃疡。你回想一下，你的胃痛有没有规律？"

住院医生如果善于鼓励患者表达、向患者核对自己的理解或复述解释、征求患者的意见，就更容易获得患者认同，可有效减少医疗纠纷。

（5）提取语言或非语言线索（肢体语言、言语、面部表情）；适时予以验证及表示认可。

26%的患者会主动向医生提供对其症状的解释，而当这些患者表达看法时，只有 7% 的医生会积极鼓励患者自由讲述，13% 的医生会被动聆听，而高达 80% 的医生并不尽力倾听，甚至会有意打断患者陈述。患者的观点中约 50% 是隐性表达而不是显性表达，不容易被提取出来，所以患者提供的很多线索会被忽视。

听到并理解患者说什么，是采集信息阶段至关重要的一步。通过专心倾听、语言和非语言的辅助性回应，已经可以让患者感到安心和受重视。但有时患者看到我们在倾听，会认为我们知晓了患者告诉我们的全部事情，但实际上我们可能忘了或没有记住患者刚说了什么。在封闭式提问中，医生可能再次询问患者之前陈述过的内容，尤其是在医生比较疲惫或分心时，这是很多医生都有过的经历。

线索不仅仅是通过言语说出来的，更可能通过肢体语言、语调和面部表情传达出来，这些非语言线索也非常重要。为保证准确地解读这些非语言线索，医生应仔细观察，并敏锐地向患者核实自己的理解。患者通常会渴望告诉我们他们的想法和感受，在他们的肢体语言、面部表情、声音迟疑或者音量变化中藏有很多线索。提取这些线索无论是基于生物医学角度（我感觉有点儿……，但好像也不是疼痛……），还是出于患者的观点（我觉得是……，就先吃了……），都是必要的。提取线索后医生需要有所回应并再次与患者进行核对，适时予以认可。患者在交流中从开始到结束一直在提供线索，但很多时候医生并没有抓住线索也没有积极回应。约 50% 的患者会反复重复同一内容，但有时即便如此，医生仍然没有回应，这就意味着医生可能完全错过了这些信息线索，或直接认为已经理解其意义而不向患者核实。如果医生错过回应机会而患者反复提及情绪感受方面的内容，就会延长就诊时间，医生如能提取出线索并做出回应，则可以缩短 2 分钟左右的就诊时间。

医生提取的信息线索需要进行核实，即刻回应并确认会让患者感受到医生对其所提供的信息很重视，有助于营造融洽互信的气氛，患者会讲述更多的内容。

来自患者的信息以及医生的回应，构成了医患沟通的两个方面。有效提取患者线索并进行回应的方式是建立互信的医患关系之关键，可以极大地改善诊疗的结果。

（6）厘清患者病史的来龙去脉。

厘清一些模糊的或者需要重点说明的陈述，是重要的信息采集技巧。在对开放式问题进行最初的回应之后，医生需要让患者陈述得清晰、准确、完整，以确保患者的表述和医生的理解一致。

厘清患者陈述不清晰或需要补充细节的地方时，可以采用开放式提问，例如，对患者说"您再讲一下您眩晕的情况"，也可以采用封闭式提问，例如，询问患者"您眩晕的时候耳鸣吗？听力有没有下降？"

如果患者没有说清重要事件发生的时间或先后顺序，一定要询问清楚，界定好时间或顺序，例如，询问患者"是排便结束后便血，还是大便外裹着血呢？最近半年出现过几次？"

（7）每阶段总结确认。

医生将收集到的信息总结出来并和患者进行确认，请患者纠正或者提供更进一步的信息。这是采集信息技巧中最重要的一个，在访谈中周期性、阶段性地应用该技巧，可确保采集信息的准确性并辅助患者做出进一步回应。例如，腹痛患者谈到发病时间时说自己以前没有症状，为了确认这一重要情况，医生可以问"那就是说，你第一次感到腹痛是在昨天，以前从没有这样难受过"，从而减少重要细节的遗漏和偏差。

医生对疾病与患病两方面信息的总结，可以检验医生是否正确理解了患者，患者也会明确知道医生是否已经理解了他提供的信息，从而确保双方信息对等，即通过对信息的反复交流讨论直至双方均认同，实现一方所表达的与另一方所理解的一致。探讨并理解患者的看法，才能理解患病对患者的影响，并构建疾病框架或生物学观点，从而采集到全面的病史。

（8）使用简明的、容易理解的问题和评论，避免使用行话或太多的术语解释。

（9）确定事件的发生时间和顺序。

（10）理解患者观点。

主动澄清确认并探究患者的想法（比如，患者所认同的哲学思想或患者的信仰）、患者对每个问题的担心、患者的期望值（如患者的目标，即患者对每个问题期望得到什么帮助）、每个问题对患者生活的影响，鼓励患者表达自己的感受。

有些科室医患关系颇为融洽，比如康复科、推拿理疗科，这些科室普遍关注患者的感受也就是"患病"的信息，纠纷数量少而且纠纷往往不是医患关系导致的。医生既要构建"疾病"框架也要兼顾"患病"框架，心理咨询师的唯一目标是帮助患者认识到他们的思维和情感如何影响了他们的生活和疾病，而心理咨询师之外的医生更肩负着额外的重担——诊断和治疗疾病，其中很多沟通方法和技巧可以借鉴于心理学。医生关注的是怎么能确诊、如何治疗，患者关注的是预后、是否影响生活能力、能生存多久。医生必备的素质是集中注意力，即全神贯注地主动倾听患者的叙述而不轻易打断。这一点看起来简单，实际上只有杰出的医生才能真正做到。

> 患者："如果说患癌症也有积极的一面，那就是癌症让我意识到生命的珍贵，告诉我要好好珍惜每一天。""如果我没有患癌症，我不会有时间去感受自己是个怎样的人，什么是真正的生活，这听起来也许有点儿奇怪，但我觉得早期癌可能就是老天给我的一份礼物，给我提了个醒。"

> 癌症危机的存在，激发了人们心中一个重要的问题："我要是死了……该怎么办？"每个人都可以用这个句式组成自己的问题："我要是死了，但还没有与我的兄弟和好该怎么办？""我要是死了，但我还没有向我的父母道歉该怎么办？""我现在做什么才能化解我和女儿之间的矛盾？""我不能看着事情还是原样就离开。"

> 生病前人们总在等待，总是想着"总有一天我会处理这个问题的"，现在由于癌症的出现，解决这些问题突然变得紧急、紧要。

> 所以，这也是告知患者本人诊断结果及预后情况的重要原因，患者有权决定自己以后的生活该怎么过。

在会谈过程中，有两种探讨患者患病框架的方式。一种是直接询问患者的想法、担忧、期望和感受。另一种是在会谈的过程中提取患者提供的线索。当医生问及癌症患者有关其治疗的心理方面的问题（如"这会让您感觉怎么样？"）而不仅仅关注其身体疾病时，癌症患者很有可能暴露他们最重要的担忧和感受。当医生特意提及一些心理问题（如"您说您一直很担心……"）时，患者也会暴露更多担忧。正如所预测的，使用开放式问题、总结以及采用共情的陈述方式等，可以促进患者袒露其内心想法。医生可建议患者用一个记录本记录症状和整体状态、检验结果、影像学结果、治疗日期、方案等，这些信息在癌症治疗过程中至关重要，患者需要掌握它们。如果患者有明显偏颇的想法，医生可争取从中找到症结所在。从患者的观念或者信仰中找到支持点能让患者平静下来理性思考，不要因为替代性或补充性治疗而放弃常规治疗。

第3节　查体与检查

人类平均寿命的延长印证了医学技术的精进。医生会先听患者主诉，然后根据患者的主诉做相应的体格检查，提取诊断线索进行第一轮验证，再根据实验诊断学、影像诊断学、病理学检查等的结果进行第二轮验证，极大地提高了诊断的精准度。

进行体格检查时，要注意尊重患者及减少患者痛苦。假如不向患者解释某些检查的必要性，就会使患者陷入困惑，甚至可能导致患者投诉医生。一位年轻女患者因颈部淋巴结肿大就医，如果医生不向她解释患有乳腺疾病也可能出现颈部淋巴结肿大，需要检查乳腺是否有肿块来鉴别诊断，那么患者可能因男医生要检查她的乳腺而惊讶。一位坐骨神经痛的男患者，如果医生不向他解释腰椎间盘突出与坐骨神经痛的关系，他可能因医生用针检查其会阴部而感到担忧和疑惑。这些都曾导致过正式投诉。减少不确定因素也能够减少医生的困扰。在检查身体期间，征求患者许可不仅是礼貌，而且能向患者表明医生意识到了患者的困惑，因此能促进良好医患关系的建立。

进行体格检查时应注意保护患者的隐私。很多患者有过就诊时暴露躯体的困窘时刻，尤其是进行乳腺、直肠等部位及妇科的体格检查时。曾有一位子宫内膜癌患者说："我很注意保护自己的隐私，尤其是关于自己身体的隐私，但现在医生总是不停地为我做体检，这让我觉得很尴尬。"医生在为患者做身体检查或者进行暴露患者身体部位的操作时，应把窗帘和（或）房间内的隔帘拉好，完成检查操作后别忘了拉开窗帘，让阳光再次照进房间。诊断直肠癌时经常要做肛门指诊，此时医生应说"请把裤子褪一下"，而不能说"脱裤子"，医生的修养往往就反映在这几个字的区别上，患者能由此感觉出自己是否被尊重。

　　医生在面对旧识的、喜爱的患者时有一种保护冲动，会通过选择性接受或者忽略某些信息方式，确认符合自己意愿的假设，心理学家把这种刻意挑选的认知过程叫作"确认偏倚"，这可能对医生的判断力有负面影响。有一篇文章写道，我（医生）和我主管的患者布拉德是旧识，之前曾一起运动过。布拉德是病区内我最喜欢的患者，布拉德患有骨肉瘤，住院化疗后出现白细胞减少、低热、血尿，未找到病原菌。我查房时为了排查感染部位，让2位住院医师帮忙把布拉德从床上扶起来，以便我给他做检查。详细询问症状后进行了查体，从头顶开始一直检查到脚趾尖。布拉德的头发因为出汗粘在一起，面色灰暗。我检查了他的眼睛、耳朵、鼻子、咽喉，只在颊黏膜和舌下发现了一些小的溃疡——这是化疗的副作用。肺部听诊声音很清晰，心音也很有力。腹部很软，膀胱部位也没有压痛。我说"今天就这样吧"，布拉德看起来累坏了，聪明的做法是让他休息一会儿。第二天，我先去了血液实验室，我在看血细胞涂片时接到了住院医师的通知："布拉德没有血压了，还伴有高热，我们正要把他送去ICU。"布拉德发生了感染性休克，我问"知道感染的原因吗？"住院医师回答："他的左侧臀部好像有个脓肿。"我昨天在给布拉德做检查的时候，那个部位肯定就有脓肿了，但我当时没有要求他翻过身来检查他的臀部和直肠的情况。我为自己的疏忽感到懊恼不已。我因为喜欢布拉德，不想增加他的痛苦，而简化了检查过程。也许是因为我潜意识里希望他的感染很轻微，所以不大可能在他的身体上发现感染的迹象。

　　这种凭着良好愿望做出决策的倾向，就是克罗斯克里所说的"情感性错误"。在医学上犯这种类型的错误可能产生致命的后果。心理学家揭示，在面对不确定因素时，就像每个医生尝试给患者做出诊断时的情形，人们的判断力会潜意识地受到情感和个人偏见的影响，很可能犯认知错误。比如我国传统说法"医不自治"，即医生难以给自己、亲人或朋友客观、全面地去评价诊治，也是这个道理。对患者的关爱要适度，尤其在朋友或亲属是自己的患者时，要把我们对患者的私人情感剥离开来，尽量客观地看待病情，必要时可以请其他医生来诊治或一起分析。

　　科技在迅速发展，但科技带来的一些"客观的、聪明的"工具也影响了医生靠近患者，逐渐淡化了医生对患者的接触查体，故而现在年轻医生的查体基本功普遍弱于高年资医生，且体格检查期间的人文观念更显薄弱。教学医院在进行体格检查或临床操作时往往有带教任务，应注意避免因教学工作而给患者增加额外的心理负担或带来不良的就医体验。曾有患者吐槽，自己因扁桃体肿大就诊，而接诊医生首先激动地呼唤学生，"快，快，同学们过来看，太难得了！"结果该患者一直大张着嘴，看着一大群实习医生围着听医生的讲解，患者不适又尴尬。有些患者的体征非常典型，医生在留存影像前要征得患者同意，而且要注意在患者面前说某些话时应该考虑患者的感受，比如，"我从医20多年了，没见过这么严重的，等一下，我拿个相机记录下来，以后也好当教学材料用"就是典型的反面案例，可能有人不信真有医生会这样说，但这是真正发生过的。

在患者身上练习实操时更要注意对患者表达谢意，应预先模拟，熟练后再在患者身上实操。一位网友记录："老公陪我去医院输液，一位老护士长领着几个实习护士走到我跟前，一看到我的手，老护士长顿时眉开眼笑，对后面一个实习护士说：'你来给她打！'实习护士怯怯地说：'我，我行吗？'老护士长一摆手：'没事儿！你看她这血管，又粗又直又明显！最好打的就是这种！上次那波实习生就是先拿民工练手的，这姑娘的血管跟民工的一样！打吧！'我差点儿没闭过气去。后来实习护士扎了3针都没扎对，老公在一边急了：'她手都跟民工一样了你们还扎这么多针！你们也太不把民工当人了！'一旦患者有了这样的就医体验，日后很难再首选这家医院就医。进行教学活动时，指导医师或带教老师要及时肯定并感谢患者对教学工作的贡献，例如对患者说"感谢您为了医学的传承进步、年轻医生的成长，大力支持我们临床教学工作！"

在体格检查后，医生往往会开具一些检查单。医生要告知患者检查的要求、注意事项以及检查过程中的问题，比如对于化疗后血小板减少的患者，要叮嘱患者在抽血后多压一会儿不然容易有一大片瘀青；再如磁共振检查过程比较久、机器噪声比较大，要询问患者是否有幽闭恐惧症以及是否对对比剂过敏等，并注意说明检查完毕后何时来找医生复诊分析结果。

肿瘤标志物对排查肿瘤以及观察疗效、病情发展趋势有一定的参考价值。让患者大致了解这些指标对判断病情及预后的作用，可为将来的沟通做好铺垫。

肿瘤患者往往需要进行多项影像学检查及病理学诊断。影像学检查如 B 超、CT、MRI 和 PET-CT 等，对确定肿瘤的位置、大小以及初步判断肿瘤的良恶性、分期都有重要的价值。影像学资料比较直观、形象，医生可以直接在图像上为患者指出肿块的具体位置、大小及形态，以及其在身体上相对应的部位。医生应注意，讲解语言应浅显易懂，有前后不同时期影像学资料的可以将前后的图像对比讲解、分析，以帮助患者更好地理解病情。需要进一步检查的，应给患者讲清楚原因，告知其已有检查的不足，以及下一步检查的必要性及具体步骤。

肿瘤疾病的诊断需要用到病理学诊断，往往需要进行穿刺、活检，应为患者讲解为何要取材进行病理学诊断、采用何种方式取材，甚至为何可能要多次取材，这些都是临床肿瘤医生的日常沟通情景。以一位淋巴瘤患者为例，患者女，58 岁，以"发热、盗汗、淋巴结肿大"起病，逐渐出现肝、脾肿大，病程迁延 1 年余，多次检测显示血清乳酸脱氢酶（LDH）及 β2- 微球蛋白（β2-MG）水平明显升高，并有血清铁蛋白含量显著升高，先后收住于多家医院，接诊的多个专科均考虑淋巴瘤可能，1 年中患者共行 2 次淋巴结活检，分别取自腋下及颈部淋巴结，多家医院病理科会诊报告为慢性淋巴结炎、反应性增生、卡斯尔曼病，但按上述疾病治疗无效；在病程 1 年时进行 CT 扫描发现深部淋巴结肿大、肝脾肿大，提示病情进展。于发病第 13 个月经反复动员，患者仍不同意手术切除脾，仅同意行脾穿刺活检，经病理学诊断明确为脾外周 T 细胞淋巴瘤（非特异型）。该患者明确诊断历时 1 年余，因为疾病早期病理结果可能不典型，一次活检有时不能反映真实病情，要注意和患者分析讲解。

有关诊断信息的沟通往往需要进行多次，其重点是对病理学诊断的意义和临床价值，如取材的部位、良恶性判断、肿瘤类型、是否转移等的讲解，以帮助患者及家属更好地理解诊断结果及根据病理学检查结果确定需要做的下一步检查或治疗。每次结束交谈时，应与患者沟通下一步的检查及治疗计划或随访计划。对于依从性较差的患者，力争与其达成共识，取得患者合作，使患者最大限度地获益。

顾晋教授曾写道，有些外科手术中，患者已脱光衣服躺在手术台上，但是手术室却是敞开的，里面人来人往，这时医生有没有想过患者的感受？有的医生把手术标本拿给家属看的时候常连同带血的纱布和手套一起，此时家属看到的是手术的惨烈场面，闻到的是令人害怕的气味，心理冲击很大；而有些外科团队则会先把标本上的血迹清洗干净再放到托盘里，这样家属看到的不再是血淋淋的场面，而是被医生拿掉的敌人、致命的病灶，看到的是希望。尊重就是人文关爱，不仅是肿瘤科医生，任何科室的医生都需要尊重患者。临床中很多细节都是人文关爱的具体展现，医生做到并不难，难的是有的医生根本没有这个理念。

第4节　解释与共同制订决策

解释与共同制订决策在沟通教学中往往占比过小，大多数的教学都把重点集中在访谈的前半程，也就是信息采集阶段，而淡化了接诊访谈中至关重要的下半程，即"解释与共同制定决策"。原因也不难理解，一是访谈之初就已经涌出了很多待沟通问题，二是前半程需要用到的许多技巧同样适用于后半程，三是教授沟通的师资较少是临床医生。解释，应基于前面疾病的信息采集和患病的框架，就算医生已经发现了患者的真正想法和期待、已经很好地采集到了病史，医生也拥有诊治的能力，但如果不能做出一个让患者能够理解并愿意遵从的合作医疗计划，前面那些就都没有用。

沟通的内容包括鉴别诊断（有哪些可能性）、疾病与患病相关问题、医生的诊疗方案、检查相关内容、治疗选择、制订的计划、协商过的行动计划。诊疗方案如果得不到执行，也就等于前面在评估和诊断阶段的一切努力都白费了。尤其对于比较复杂的疾病或可选择的替代治疗比较多的科室，比如肿瘤科，完成"解释与共同制定决策"这一阶段至关重要，这也是沟通中的重点与难点。如果接诊访谈的前半程是医学沟通的地基，那么"解释与共同制定决策"就是屋顶，忽视了后半程可能使前期为厘清患者问题而做的努力功亏一篑。

在解释分析的过程中，有一个影响信息有效传达的因素就是"知识的魔咒"，它指一个人掌握了某种知识就会常常忘了其他人是不了解这种知识的。这在某种程度上可能难以完全避免。与患者分享知识的困境就在于，双方会受困于信息的高度不对等，医生有时会忽略患者还没掌握这种知识时的心理状态，认为自己已经把高深的医学术语掰开了、揉碎了说给患者听，而患者仍觉得医生滔滔不绝、满口术语，把自己说得云里雾里，此时如果让患者把刚才医生所讲的内容复述一遍，医生就会发现，患者嘴上说着"明白了"却往往复述不出医生的讲解，或者又问出了最初的问题。多数患者对肿瘤医学领域知之甚少，医生表达观点时要讲究方式方法。说患者能听得懂的话，这也需要医生对医学知识的深层次领悟。

随着对肿瘤的研究与探索越来越深入，各种新药不断上市，治疗方案不断更新，在有多个合理的治疗选项或治疗需要承担很大风险时，医生应尽量提高患者的知情程度，将每种治疗方法的利弊如实告知患者及家属，让患者参与制订治疗决策，使患者对疾病的治疗有主动参与感，从而发挥双方的积极性。实际工作中因经济条件、当地的医师技术及医疗机构整体水平，以及患者自身条件等的限制，患者最终选择的治疗方案不尽相同，但每次治疗都应是患者和（或）家属与医生共同做的决定，双方共同认为利大于弊才会进行。常用的治疗手段，如手术、放疗和化疗都是有一定风险的，靶向治疗也会有不良反应，在制订决策时应告知患者治疗的预期疗效及风险，并让其签署知情同意书。沟通的基本原则是：如实充分、通俗明确、合理适度。

既要说清楚预期疗效及风险，也勿过度强调所有风险和并发症。一位外科医生写道："要是我用公事公办的口吻，细数所有的风险和可能出现的并发症，她很有可能就拒绝手术了。我当然也可以把她的拒绝记下来，填在表上，想着我尽到了责任，完成了任务，可以开始新的工作。我没有这样做，而是征得她的同意，把她的家人都召集到病床前，一起平心静气地讨论各种选择。随着谈话的深入，我看得出来，她那种不知所措的巨大恐慌，逐渐变成一个艰难但可以理解的决定。在我与她共处的当下的空间里，她是一个人，不是个亟待解决的问题。"

患者签署知情同意书，其意义并不简单，这不应是医生迅速告知所有风险的司法程序，也不应是医生快速念一遍副作用，而应是一次机会，借此可以和正在承受痛苦的患者及家属签订盟约：医生和患者在此共聚一堂，一起走过接下来的路，医生承诺尽自己所能引导患者获取胜利。

一、存在的问题

解释与共同制订决策阶段存在许多实际困难，从数据分析结果来看，临床工作的时效性堪忧。有的患者喜欢主动询问医生问题，了解自己应该知道哪些信息，而更多的患者很多时候并不了解自己需要知道哪些信息。

1. 医生给予的信息量足够吗

医生往往仅会给患者提供很少的信息。美国内科医生在长达 20 分钟的咨询访谈中，平均只用 1 分钟给患者提供信息，而医生却以为给了患者 9 分钟的信息。患者在就诊时常缺乏医疗常识，因此他们多会强烈表达获得有关他们疾病信息的愿望，但大多数患者甚至没有得到有关疾病诊断、预后、病因或治疗措施的基本信息。医生开具处方时，约 30% 的患者没有被告知药品的名称和用药的目的，而约 90% 的患者没有被告知用药的疗程。2003 年加拿大一项针对全科医生与患者之间进行的有关用药问题的讨论的研究，评估了 40 位资深全科医生接诊 462 名患者时的录音，结果显示：给患者更换新药时医生与患者进行了讨论的仅占 5%，绝大多数为医生直接决定换药而没有和患者讨论分析；75% 的患者反馈医生为其讲解了新药的用法，但讲解中基本未提及不良反应。

药物的不良反应于每个患者而言可能差异很大。曾有一位 36 岁的骨髓增生性肿瘤患者应用干扰素控制血小板数量，她是一位教师，她反馈自己无法集中注意力、感觉身体虚弱，正常讲课工作受到很大影响，她因此情绪消沉，抱怨说："我觉得我快要疯了！"在更换干扰素为其他药物后，她又能集中注意力了，体能和情绪恢复正常。肿瘤科常用糖皮质激素，该药可能导致患者失眠，有些骨髓瘤患者说每次住院都会失眠，回家后过几天就好了，患者并不知道失眠与药物有关。必要时医生可提供一些安眠药以便患者恢复正常的睡眠规律；有些药物导致的问题会长期存在，应把相关信息提供给患者。

患者接受放疗前，医生需要跟患者沟通放疗的部位、放疗前的准备工作及注意事项、放疗的次数、放疗可能达到的效果。同时，也要跟患者沟通放疗存在的风险及不良反应，如白细胞计数下降、皮肤和黏膜反应等以及出现不良反应时的应对措施。随着妇科肿瘤和结直肠肿瘤的放疗患者的逐年增多及患者生存时间的延长，放疗造成的各种损害也日益显著，约 50% 的盆腔放疗患者存在明显的影响生活质量的消化道症状，如放射性肠炎。其中约 1/3 的慢性放射性肠炎患者需要手术治疗。接受根治性放疗的宫颈癌患者中，有 5% ~ 20% 在放疗结束后的几个月至数年的时间里需承受慢性放射性肠炎带来的痛苦。所以，应在患者接受放疗之前明确该患者是否存在高危因素，充分告知患者相关并发症的风险，制订个体放疗计划，并通过增强物理干预措施及药物预防等方法进行综合预防，提醒患者出现哪些症状时需警惕放射性肠炎，应及时就医。

2. 医生所给信息的种类有问题吗

医生和患者更看重的医疗信息是不同的。患者最重视有关疾病预后、病因、诊断等的医疗信息，比如"能不能治好？能活多久？""为什么我会得这个病？""诊断有没有问题？"。医生们往往大大低估患者对预后和病因相关信息的需求和期望，高估了患者对治疗计划和药物疗法的了解期望，也就是说医生更愿意讨论如何治疗。还有学者观察到医生提供的信息会影响脑卒中患者的转归，若医生经常强调患者以后会很难完成哪些动作，反而会使结果更坏。

有些信息非常专业，需要医生主动提供，如癌症遗传性方面的信息。拿破仑晚年死于胃癌，他的父亲、一个姐姐都患有胃癌，他的另外两个姐姐、一个兄弟和其祖父也被怀疑患有胃癌。随着基因科学的进步，现在患者的亲人可以通过基因筛查得知自己患某些疾病（如林奇综合征、乳腺癌）的风险，还可根据风险高低在没有患病的阶段就制订出一系列健康计划、做出相应准备，以便在癌症发生的早期就诊断出来。科学家成功筛选出了乳腺癌基因，携带这一遗传基因的女性在一生中有 80% 的概率患乳腺癌。最有名的例子就是影星安吉丽娜·朱莉，她的母亲和癌症斗争了近 10 年，最终仍然在 56 岁就去世了，朱莉通过基因筛查发现自己也携带乳腺癌基因，为了降低自己患乳腺癌的风险，她摘除了乳腺，这样她患乳腺癌的概率降到了 5%。不携带乳腺癌基因的人可以定期进行乳腺检查，发现早期病灶之后再去手术。这些做法都不能彻底保证自己不发病，但的确能减少癌症带来的恐惧。大多数疾病并不像乳腺癌那样有明确的致病基因，许多疾病是多个基因突变及环境影响共同的结果。而这些信息都有赖于医生提供，当然提供的信息也基于医生的认知。

3. 患者能够理解医生讲的话吗

许多研究表明，医生不仅常使用患者难以理解的语言，而且好像会利用它来控制患者参与会谈。医生使用的专业术语（如"晨僵""早饱"）和简称［如"传单病"（传染性单核细胞增多症）］，对 50% 以上的患者来说是难以理解的，患者虽对医生的用语感到困惑，但很少要求医生解释这些陌生的词，仅 15% 的患者承认他们不理解医生所用的陌生词汇。而医生们往往侃侃而谈，俨然患者听懂了他们说的全部内容。有时是医生们故意使用专业术语来达到控制沟通进程、限制患者提问的目的，尤其当医生们感到有时间压力时，如候诊人数多时。医生们总体上很清楚患者在理解方面有困难，但仍会使用这些患者大概率不明白但他们也不期望患者明白的医学术语。

4. 患者能记住并理解医生提供的信息吗

显然，患者不可能记住医生所给予的全部信息，也不可能提取到那些难以理解的信息。很多研究表明，只有 50% ~ 60% 的信息能被患者记住，癌症患者与肿瘤科医生初次会谈后，只能记住医生确定的"要点"中的 45%，但不一定能理解这些"要点"的含义，当然也并不必然赞同医生的观点。

5. 患者认为自己具备参与制订医疗决策的水平吗

有学者研究了到医院肿瘤门诊就诊的女性乳腺癌患者，发现 22% 的患者希望自己选择治疗方案，44% 的患者想和医生一起选择治疗方案，34% 想让医生做主。只有 42% 的患者认为，她们有参与制订医疗决策的能力或水平。

6. 患者遵从医生制订的化疗计划吗

很多研究的结果触目惊心，医生开药后，10% ~ 90%（平均 50%）的患者要么根本不服药，要么不能正确服药。急性病患者中有 20% ~ 30% 不按医嘱服药，长期用药患者中有 50% 不遵从医嘱。不遵医嘱通常也是预后不良的原因之一，但往往被忽略。儿童肿瘤患者通常能严格执行预定计划，而成人肿瘤患者的计划执行情况往往因为多种原因而打折扣，虽然与成人基础病较多有关，但更多是因为患者感觉虚弱、需要处理事务、家属未督促等而推迟化疗时间。

二、目标

提供适宜的信息量和信息类型，帮助患者准确地回忆和理解，使信息更容易被患者记住并理解，结合患者的看法取得共同理解。

- 评估、判定给予该患者的信息数量和类型。
- 提供患者能够理解并记住的解释。
- 提供与患者看法有关的解释。
- 采用互动方法以保证患者对问题有与医生相同的理解。
- 让患者参与并与医生共同制订医疗计划以使医疗计划达到患者希望的水平，从而促使患者遵守自己的承诺和增强其对所制订计划的依从性。
- 继续巩固医患关系，提供支持性氛围。

三、方法

1. 提供正确的信息量和信息类型。给予患者合适的信息，评估每位患者的个性化信息需求，既不限制，也不过量

①将信息分成几个小的部分提供并核实患者的理解程度：将要传达给患者的信息分成几个小的部分，每次给予患者能吸收的信息量，并在给出每个小部分后核查患者是否理解，针对患者的回应来决定如何继续，也就是采用互动方法以保证患者对问题有与医生相同的认知。

②评估患者的起点：询问患者已经知道哪些知识、希望了解哪些信息，提供与患者的看法有关的解释。

③询问患者还想知道其他哪些信息，如病因、预后。

④在恰当的时间给予解释，避免过早给予建议、给出信息或保证。

在此引入两种沟通方法，"推铅球法"和"抛接飞盘法"。"推铅球法"是把沟通简单地定义为"好好构思，好好传达信息"，只要好好策划信息然后传递出去，沟通工作就算完成了。例如，电信公司编辑好一条信息后群发出去，无论接收者是否看了此信息，都被视为沟通结束。有效演讲的技巧也应是建立

医患关系的一部分，因为医生需要知道如何有效地传递信息，如何包装并明确表达自己想要传递给患者的信息，以使它被患者记住和理解。传统演讲模式的"推铅球法"无从得知受众是否理解，所以它只能满足医生的部分需求。有效沟通一定是互相的，而非一个单向传递过程。

"抛接飞盘法"是 20 世纪 40 年代出现的，反映了人们对有效沟通的理解转向更加交互式的"给出与接收"（give-and-take）模式。该方法在 20 世纪 60 年代流行起来，该方法认为"相互理解的共同基础"是建立医患互信和保证信息准确的必要基础，因此，实现沟通中"医患共知"是"抛接飞盘法"的核心理念。医生需要考虑每位患者的独特要求，因为患者们接收信息的能力、需求、担忧各有不同。也就是说，应了解这个患者已经知道了哪些、他想获得多少信息、他最关心的问题是什么、他愿意参与决策到什么程度。医生需要在不损失从"推铅球法"中所了解到的组织信息和传递方法的前提下，做好这些工作。

对于信息需求量，65% 的接诊中，内科医生低估了患者的信息需求量，只有在 6% 的接诊中医生们会高估患者的信息需求量。至于信息类型，例如对于有关不良反应的，医生通常只会说发生概率比较大的，医生们觉得对药品风险说得过于详细会降低患者的依从性，而患者却认为，搞清楚了药品风险反而会促进他们遵从医嘱，所以病房里经常能看到有患者戴着花镜、举着说明书详细看不良反应。

若患者接受化疗后感到身心疲惫，也许就会立刻想放弃，但如果医生详细地向患者解释，只有一个完整疗程的化疗才能最大限度地帮他摆脱癌症，患者很可能有动力尽力去完成化疗以"打败"癌症。有心怀悲悯的医生给患者打比方说："这几个月，也可能是这半年，会周期性给药，每 3 周等身体和血细胞数量略有恢复的时候，就要开始新一轮的循环。这就像一场拉锯战或一次马拉松，但我们一定会跑到终点。"患者再一次沉默地点头，好像已经明白了。帮助患者把短期的不适与长期生存的可能性进行权衡比较，让患者把目光放在延长生存期这个重点上，那么像脱发这种由化疗引起的副作用就变得更容易让人接受了。一位曾患肺癌很长时间的患者说："我一点儿也不在乎我的头发，我只想自己能做个奶奶，天天抱着孙子。"有的患者在逆境中会用幽默感来激发自己的潜能，一位患有肺癌的男士接受化疗后头发掉光了，他和孩子们开玩笑说："难道你们没有发现吗？每个人都在担心自己会得癌症，而我却再也不用担心了——因为我已经有一个了，哈哈！"

确保提供信息的数量和类型都正确。如何把握所提供信息的不足与过量之间的度呢？如何探知到患者的个性化信息需求，并相应地增补或删减自己要告知的信息，而不是仅出于对患者需求的假定，向患者提供一个预制版演讲呢？

20 世纪上半叶，人们对医患关系的传统看法是，医患之间有无法逾越的能力鸿沟，医生接受过大量专业知识和技能的培训，不可能也无须使患者真正理解所有医疗信息。患者患病后的强烈情绪变化会阻碍其与他人的理性沟通，向患者提供关于疾病严重性的信息可能对他们造成伤害，患者只需完全信任医生的智慧，接受有良好职业道德的医生的保护即可。这也与医生想保持较高社会地位有关，某种程度上医生可以通过限制向外行提供医疗信息来实现职业权威性。社会在变化，医患关系也在变化——公众很容易获得非常多有关健康和疾病的信息，也经常质疑医生的知识和动机，不再表现为对医疗行业的盲目信任。现在的患者不接受医患之间存在"无法逾越的能力鸿沟"这样的观点。

过去有观点认为"医生说得越多，患者记住得越少"，其必然的结论就是"不值得对患者讲太多"。癌症患者首次接受肿瘤医生咨询服务时，仅能记住由肿瘤医生所确定"要点"的 45%，这难道就意味着医生不值得向患者提供信息了吗？这恰恰说明医生应该寻找改善这些数据的方法，运用一些策略来提高患者所能记住的信息的数量。2001 年一项对 2331 名癌症患者进行的研究表明，87% 的患者想要得到尽可能多的信息，而 13% 的患者更愿意把细节披露留给医生。可以将患者分成信息的"探求者"（约 80%）和信息的"回避者"（约 20%）这两类，其中"探求者"能够更好地应对更多信息。在某种程度上，老年患者与年轻患者相比更倾向于接收少量信息，但不能直接假定老年患者就不想获得有关病情的信息，其中的绝大多数还是想要详细了解他们的病情的。

在信息提供阶段的一个关键性挑战，是弄清楚到底患者想获得多少信息，然后再根据每位患者的需求调整信息供应量。以前倾向于对患者保留信息，现在则倾向于向患者全盘托出，但现在面临的挑战是如何告知大多数患者。调整信息时不仅要考虑提供"多少"，还要考虑告诉患者"什么"信息。这要考虑患者的既有知识，同时发现他们想要医生回答的问题，也就是满足患者的个性化需求，而不是直接发表一个预先制定的演讲。

医生可以按照原来计划的方式开始讲，但要化整为零，分成若干节段，然后请患者就刚听到的那部分内容发问。这能使医生边讲边回答，而且同样重要的是，医生能够评估患者的理解水平及进一步的要求。医生可以有意地在一开始就询问患者对今天要讨论的议题有什么了解、有什么问题、有哪些特别想得到答复的问题。在整个访谈过程中，医生可以重复这样的过程，不断询问患者还需要哪些信息。也就是通过增加互动，实现由"推铅球法"向"抛接飞盘法"的转变。这正是医学访谈中最有帮助的技巧。

所谓分段和检查，就是医生把信息分成小块儿传达给患者，在推进过程中还要停顿下来确认一下患者是否理解，并根据患者的反应决定下一步再提供什么信息。如果医生一小段一小段地提供信息，给患者充分的机会来参与，他们就会发出清晰的信号，表明他们还需要多少信息以及什么类型的信息。分段和检查是医学访谈中解释与共同制订决策阶段的重要技巧，该技巧不仅有助于评估给予患者信息的准确数量，而且还有助于患者准确记忆信息，从而形成医患双方的共同理解。

医生："您的肠道病变距离肛门5厘米，距离肛门比较近，我在考虑能不能保住肛门。如果手术不能保肛，您能接受吗？"

患者："嗯？不能保肛，意思是切掉了再换上一个假的吗？"

医生："肛门切除后不是通过在原来肛门的位置安一个假的来排便，是把部分肠道拖出到体外，在腹部开个口，建立人工肛门来排便，会挂一个粪袋，需每天更换。"

患者："啊？在肚子外面挂个袋子装大便？那我可接受不了，大夫，有别的办法吗？"

评估患者的起点，也就是弄清患者已经知道的知识，只有这样医生才能确定应在什么水平上提供医疗信息。评估医生的看法与患者看法的差异度，尽早确定患者的看法和认知程度，才能想办法形成共同理解。向一个教授和向一个清洁工解释肠癌显然不是一回事儿，因为他们的理解水平和处理信息的潜在能力差异较大。但是，不询问患者的既有知识而直接做出这种假定是很危险的。这个教授可能恰好很不了解肠癌，只知道能手术且得赶紧手术，而这个清洁工可能家里就有肠癌患者，故对肠癌很了解。因此，在进一步解释之前，不妨询问下患者。

> 医生："您对肠癌了解多少？"
>
> 患者："我见过，我父亲得过结肠癌，他住院时我陪床，出院回家也是我照顾的。"
>
> 医生："您先说一下您大概都知道些什么，不清楚的地方我帮您补充。"

此时也要注意，如果患者的家属中曾有人患过癌症，目睹了家人患癌症的经历或者亲眼见证家人被癌症折磨和压垮的过程，患者可能对癌症更加恐惧。

如何探知每位患者对信息量的需求程度呢？这位患者到底是"探求者"还是"回避者"呢？分段和检查以及向患者提问等，都是评估患者总体信息需求的间接方法，更直接的方法是在会谈一开始就询问患者。

> 医生："关于肠癌的治疗选择，您是想知道得很清楚全面呢，还是想大概了解一点儿？"
>
> 患者："喔，医生，我整不明白，您说怎样好，咱就按您说的办，我老公在外面停车呢，要不您先看别的患者，一会儿他上来了我俩再进来？"

请注意，患者对信息的偏好和需求可能随时随地变化。例如，一位临终患者可能因为生命即将终结，而从之前的"回避和否认"，转向"接受和公开地谈论"病情，医生应该意识到这种转变的可能性。

注意询问患者还想知道什么信息。医生常常误解患者所需信息的类型，很少主动解释"为什么会这样？为什么是我？为什么是现在？如果什么也不做会怎么样？"之类的问题，而患者面对突如其来的癌症，常有不断追问为什么的心理状态，更需要这一类的信息。医生不要猜测患者个人的信息需求，直接询问就好。

> 医生："您还有什么想问我的吗？"
>
> 患者："我这胃的淋巴瘤传染吗？听说幽门螺杆菌感染有传染性，我会传染给别人吗？"

在医疗访谈的信息收集阶段，常见的问题是过早地给患者提供建议、信息或安慰。例如，在信息收集阶段，一个腿疼患儿的母亲可能提出以下问题。

患者："孩子跑一圈回家就喊腿疼，是不是长东西了？"

医生："小孩子生长发育进程中很容易腿疼，哪里就会长东西了，你太紧张，给孩子补点儿钙就行了。"

医生发表了一个"标准演讲"，但随后一查体，才发现孩子膝关节下方明显压痛、似可触及隆起，又开始往回找话，并且感到孩子母亲并不相信刚才医生随口的安慰。

医生："啊，可能有点儿问题，需要系统查一下。"

如果换个做法，医生可以先简单表示自己听到了患者的问题，在掌握了第一轮客观检查的证据后再回答。

医生："我先检查一下，再回答你。"

医生检查完患儿后说："情况不是太乐观，可能是有点儿问题。得做一下X线检查，再预约个磁共振检查。大概疼了多久了？有没有咳嗽？"

临床医生可以有意识地练习一下怎么强化说话的段落感和中止感，不要一味地说个没完，导致患者有时不得不说"不好意思我打断一下"。要帮患者表达得更顺畅，有一个技巧就是医生及时给出自己发言终止的信号，让患者能够很自然地明白轮到他发言了，例如把最后一句话的音拉长一些、语调降下来，给一个手势，做一个鼓励患者说话的表情，或者直接就用"你觉得呢""你说呢"来结尾。发言不能停止得太突然，因为人会本能地需要200毫秒的时间来反应——没错，现在的语言学已经把测量工作做得这么细致了。研究表明，不只是说话内容错误会影响沟通效果，如果不能维持沟通的秩序和节奏，也会导致沟通效果不顺畅。有时患者觉得医生不让人说话，自己还没说完就不让说了，当然可能是因为医生接诊时间紧张或者医生觉得患者说不到点子上，需要用封闭式问题"我问你答"，但也有可能是因为医生没有判断出患者的话到底说完了没有。

2.帮助患者准确地记住并理解，让信息变得更易于患者记忆、理解

①准备病情解释：将解释分成几个有逻辑顺序的小部分。

②运用清晰的分类或提示语（如"我想和你讨论三个重要的问题。首先……"或"现在我们开始分析……"）。

③使用重复和总结技巧：强化信息。

④语言：使用患者能够理解及记住的语言讲解，简洁明了，少用术语、行话（例如"异型性大"可表达为"恶性程度高"、"活检"可用"取得组织样本"等）。

⑤运用形象的方法传达信息：图表、模型、书面信息等。

⑥检查核对患者对医生所给信息（或制订的计划）的理解情况，例如让患者复述一下，必要时再说明、澄清一遍。

⑦如果需进一步检查，应提供有关步骤的清晰信息，例如患者可能经历什么、怎样取得结果。

⑧鼓励患者进行提问和讨论潜在的焦虑或负面的结果。

前文讲过在信息给予中需要转向高度交互式的"抛接飞盘法"，以便根据患者需要调整信息供应，也要吸取从"推铅球法"中得来的教训。提供信息的方法要么会让患者获得很好的记忆和理解，要么会让患者经历一次好像能明白又好像不明白的学习过程。

那如何才能达到"好好构思，好好传递信息"的效果呢？医生如何给予信息才能使患者能理解和记住自己说的是什么？一些语言组织技巧和搭建沟通框架的技巧能使信息传递更加有效，此外还需要加上对措辞的恰当选用、视觉辅助，以及检查患者理解程度等方法。

医生应先告知将要向患者提供哪些类别的信息，设立语言标志，遵循逻辑顺序，按类提供信息。先向患者提供本次沟通的框架可以减少不确定性和患者的焦虑。先给的信息比后给的信息被记住得更多，患者对诊断性信息的记忆更好。"有三件重要的事我要跟您讲。第一，目前倾向的诊断。第二，还需要做哪些检查。第三，大致的治疗方案。首先，孩子的磁共振影像报告我想您已经看到了……"医生把某项特定信息贴上"重要"的标签，有助于提升患者认知，例如，告诉患者"您要记住，这一点非常重要，如果出现怕冷或者憋气，立刻按呼叫器"。

医生一段冗长的宣告独白会产生强烈的"首次效应"——患者还在思考第一点，而医生已经讲到第三点了，因此患者注意力分散而无法听清楚第一点后面的信息。这可以通过分段和检查的方法帮助患者理解，把信息分成若干小片段传达给患者，每段之后停顿，确认患者是否已经理解，并根据患者的反应决定下一步要提供什么信息。只有这样患者才有可能记住和理解医生提供的信息。患者在消化吸收了一段信息后，才会准备接受下一段信息。这种技巧对评估患者的总体信息需求量也是至关重要的。

"重复"有两个要素，一是医生对要点的重复，二是患者来复述信息。医生对要点的重复能帮助患者加强记忆，患者的记忆率可升至90%。医生："我再重复一遍，出院三天后查一次血常规，如果白细胞计数值低于4000，就来门诊打升白针。"让患者复述信息也是一种非常有效的技巧，要求患者复述他们的理解可以检查患者对信息的理解情况，以便医生必要时予以澄清。要求患者复述时医生需要练好措辞和语调，医生："我知道今天给了您很多信息，我觉得我可能说得有点儿快，您复述一下，看看我说清楚没有。"注意不要用命令或施惠的语气。

在医疗环境下，即使是简单的日常用语，患者也可能出现记忆错误，"这药早饭前半小时用200 mL温水送服，吃完药半小时内不能躺着，您可以去刷牙、洗脸、做饭，半小时后才能吃早饭"，就这一句话，50%的患者会复述错误。最好使用较短的词、较短的句子，尽量减少术语，上面的说法可以改为"早晨一起床就吃一片，用200 mL温水喝药，喝完去洗漱、做饭，不能躺着，半小时后再吃饭"。

有时医生提供特定建议能使患者更容易记住，例如告诉患者如何服用药片，例如叮嘱患者"这个药用牛奶送服更有利于吸收"，但是这种特定建议可能被执行得过于教条，患者可能理解为必须用牛奶送药，不能用白水。

很多研究表明，使用图表、模型、书面信息和说明书，有助于增加患者的知识量和增强患者的依从性，例如外科医生常给患者画手术示意图，以帮助患者理解手术过程、可能发生的风险等。

3. 达成医患共知，进一步缩小认知盲区

通过互动方式而不是单向讲解方式提供与患者看法相关的解释，明确患者对所给信息的想法和感受。

①将解释与患者的患病框架联系起来：与先前了解到的患者的想法、担忧和期望联系起来进行针对性讲解。

②提供机会并鼓励患者参与：医生发问，要求患者回答、澄清，或患者表达疑问后医生再适当回应。

③提取语言和非语言的线索并做出回应。

④根据患者用词引出患者的信仰、反应和感受，给出接受、共情或支持等反应。

如何达成与患者的共同理解？如果患者能够记住医生所说的话，却并不理解其含义怎么办？患者是否同意医生的主要观点？这些观点是否与患者自己的解释模式相冲突？很多医生对患者的理论、假设或理解不感兴趣，医生几乎从不把自己的解释与患者的观点联系起来，不仅不要求患者详细阐述意见，而且常常回避它们、打断患者陈述或者故意阻止患者的表达，这导致患者的医学认知盲区较大。而当患者现场提问时，医生会予以解答，患者就会得到详细的解释，所以患者如果想获得更多信息，明智的做法就是公开提问。

患者可能害怕医生对他们所提问题的反应，甚至被医生的负面反应吓住而不再发问。患者有时太匆忙或太紧张，以至于不能提出连贯一致的问题，所以患者常说"在家想了好多问题要问医生，一见到医生就怎么都想不起来了"。但有时，患者提问多会增加医生的焦虑或不被信任感。大多数患者都使用暗示或含糊提问的方式而不是公开提问的方式，但若医生在提取暗示或隐晦信息方面的能力不足，或者不鼓励甚至阻碍患者表达其意见，或者患者仍然是被动接受信息以展现对权威的尊重和顺从，在这种情况下，迫于时间压力，医生会运用更多的限制沟通策略，如看表、使用术语、低声咕哝、打断患者的话、忽视患者的评论、表现出不友好、呼叫下一位患者等，这会导致患者更没有机会提问，很难达成医患共同理解。

医生往往会忽视检查患者对澄清的理解，也常难以发现患者真正的意见和信念。如果患者自己的解释模型与医生的一致，即使医生的解释既不清晰也不充分，患者也会形成良好的理解。但是，如果医生和患者的解释模型不相符，那么患者就很难形成良好的理解。因为吸收那些不熟悉的、意料之外的，甚至具有威胁性的信息非常困难。如果医生与患者观点不同，患者可能在双方都意识不到的情况下，将医生表达的内容理解成完全不同的版本。由于医生既没有发现患者的观点，没有清楚地表达与患者观点不同的意见，也没有在给予信息之后检查、确认患者的理解，患者很可能曲解医生的信息，甚至误以为医生同意他们的观点。

那些记住并理解了信息的患者大多数（75%）会认可医生的观点。如果医生压制或规避患者的意见，则容易导致较低的依从性。不先确定患者的真实想法，无法针对患者观点进行解释，双方就不可能交换意见，患者的依从性也就不可能提高。临床上有不少患者表达出疑问或者要求医生进一步解释原理，但医生的解释并未使其信服的情况，此时，患者在谈话结束后极有可能不遵从医生的意见。医生要有意去探寻医患之间的观点分歧，并与患者协商出一个双方能共同理解的解释模式，可以用"三阶段"法去实现：确认、接受、解释。

在医生向患儿父母首次提供患儿"急性淋巴细胞白血病"的诊断的"告知坏消息"的场景里，如果医生没有探知家属的既有认知及其对病情的感受就告诉他们这个坏消息，患儿父母很可能直接拒绝认同这个诊断，"不可能，孩子上个月还好好的，怎么就变成这样了，肯定是搞错了"。如果医生先探知了家属的理解情况，进行了铺垫，就可能运用患儿父母能够接受的方法告知其这个诊断信息。可以用互动方式传达难度大的信息，医生应先将自己与患者"结盟"，因为一旦医生传达的信息遭到患者或其家属强烈的拒绝或否认，那再进行补救会很困难。

医生："孩子发热有 2 周了吧？"

家属："是呢，以前感冒几天就好了，这次反反复复的，是流感吗？"

医生："可能不是普通的感冒。"

家属："是支原体感染吗？"

医生语气郑重："刚才的血常规显示白细胞异常，实验室做了手工分类，情况不太好。"

家属："严重吗？"

医生："有一些异常的细胞，估计不是感染导致的，刚才实验室特意过来和我确认了。"

　　家属："什么意思？"

　　医生："这些细胞不应该出现在正常的血液中，现在孩子血液里的白细胞有一半是异常的，所以孩子容易感染、发热。"

　　家属："严重吗？"

　　医生："估计是比较严重的血液病。"

　　家属："是那个，白吗？"（家属含泪难以说出）

　　医生："唉，看起来像，图上这些细胞是原始淋巴细胞。"

　　家属："那怎么办？会死吗？"（眼神空洞、濒临崩溃）

　　医生："咱们先平静一会儿，然后再慢慢商量。"

　　引出患者的期望可以促使医生考虑与患者处境相关的问题，得出患者支持或反对的证据，即要发现患者对整个疾病的期望，结合他们的观点来解释医生所给的信息，并且达成一个双方都能接受的协商计划。如果医生的解释没有提及患者的个人意见、期望和担忧，那么患者的记忆、理解、依从性都可能受到影响。医生要把解释工作与所发现的患病框架联系起来。

　　医生："您刚才提到您左侧腹部胀痛，担心可能有胰腺癌，我明白您为什么这么想，但实际上我认为这更像胆结石导致的对侧不适，我帮您分析一下。"

　　要给患者提问的机会，以便他们寻求解释或表达疑惑。有些患者欲言又止，向医生提问时也犹豫不决，除非医生积极地邀请他们讲述自己的问题，否则患者就会带着没有得到解答的问题、一知半解地离开诊室，然后有折扣地遵从诊疗计划。医生可以主动询问患者："您还有什么要问我的吗？还有什么事情我没有谈到吗？" 对于患者的提问，要及时确认，这样能鼓励患者表达自己的想法，"是的，这是一个重要问题，我很高兴您能提出这个问题。是这样的……"。

　　因为大部分患者会间接含蓄地表达他们的疑问，而非直接提问，所以医生必须寻找那些比较细微的线索，弄明白患者希望医生提供什么样的信息或患者提什么样的问题，或者患者是不是因信息过多而不知所措，或者患者是否正为疾病而苦恼。

　　"您看起来面色凝重，是因为要做手术吗？"尽量提取患者的语言和非语言线索，帮助患者表达他们的想法和感受，了解患者对已经讨论过的内容是什么反应和感受。

诊室案例1：

医生："近期需要住院治疗，您有什么顾虑吗？"

患者："我下个月想回趟老家看看我爸，还能去吗？"

医生："那能不能这几天先回家，晚几天再住院，等你回来再开始治疗也不耽误。"

患者："那也行，等回来再踏实住院。"

诊室案例2：

医生："这个状况确实让人心理压力很大。你最担心的是什么？"

患者："哎，我孩子还小，家里父母也得我照顾，我两晚上都没睡着觉了。"

另外，医生要注意在追求高度互动性的同时，不要丢弃"推铅球法"的根本要求，也就是要把握沟通的方向和节奏，别过于随意散乱，以免偏离了核心目的。

4. 医患共同决策

提高患者对决策过程的理解，使患者的决策参与度达到他们所期望的水平，提高患者对既定计划的遵从程度。

①医生向患者适当分享自己的想法：包括医生的主张、思维过程和困境。

②让患者参与决策：给患者提供建议和选择而不是指令，鼓励患者贡献他们的想法、建议。

③探讨治疗选择。

④明确患者希望参与制订决策的程度。

⑤协商一个医患双方都能接受的计划：在可供选择的方案中，标出医生的权衡或优先选择，确定患者的优先选择。

⑥与患者进行核实：患者是否接受该计划，患者的担忧是否已经得到了解释。

在讨论过"解释"之后，我们接着讨论"共同决策"。医患关系主要有四种模式：家长式、消费式、疏于职责式和相互依存式，相应的制订决策的方式也有所不同。

家长式医患关系，就是医生高度控制、患者低度控制。医生制订出自认为对患者最有利的决策，患者合作的方式就是接受医生建议、按医生所说的做，就像家长管孩子，这就是"医生家长主义"决策模式。在特定情况下，这种医患关系模式受到患者青睐——例如患者病情严重、容易被劝说，以及无法与医生保持更平等的关系时。这种模式也为某些特定患者所偏爱，特别是年纪较大且文化水平不高的患者。在"医生家长主义"决策模式下，如果会谈时患者不表露出疑惑或分歧，但在离开后，未解决的疑问一直萦绕心头，则会影响其对计划的遵从程度。即使医生和患者看上去是一致同意的，但其中显然存在问题，在家长式医患关系里，不太可能发生关于决策立场不同的讨论。医生相当于患者的全权代理，但即使在这样的关系里，医生仍然可能发现患者的优先选择，并将其纳入决策制订过程，医生可尽力做出患者自己也会做出的决定，但医生仍然支配了整个决策过程，二者在制订计划时并非伙伴关系。因此现在有学者建议，医生的部分职责应当是教育和鼓励患者参与到与医生的"成人对成人"的关系中来。

消费式医患关系是另一个极端，是患者高度控制、医生低度控制。一个年轻且受过更好教育的患者可能发挥主导作用，而医生只是以同意患者请求的方式与患者简单合作，如开检查或开药。这种模式也会产生诸多问题，例如，患者的要求超出了医疗常规，或者患者的要求并不符合患者的最佳利益，或者患者的要求是在浪费医疗资源，那医生应该如何应对？在现行医疗体系里，患者可以更换医生，直至找到一个能满足他们要求的人。而且医生的收入取决于吸引多少患者、完成多少诊疗任务，所以医疗实践有时会沦为消费主义和利益刺激的牺牲品。在这一模式中，医生和患者之间的信任受到侵蚀，医生的专业技术被弱化，就像在家长式医患关系中患者被弱化了一样。

疏于职责式或放任式医患关系，描述的是一种无人负责的医患关系模式，其中医生和患者的控制都很弱，双方对于医患关系既没有设定目标也没有获得效果。医生不重视，患者自己也不上心，有些情况下仍然可以见到这种状况。

相互依存式医患关系，其中存在着高度的医生控制和患者控制。医生主动探知患者的倾向性意见并与自己的想法进行对比，结合患者的意见来解释医生的推理和判断，双方开诚布公地完成思想交汇，协商制订出双方认可的合作计划。患者能够坦率地说出自己倾向的选择，或者解释为什么不能遵从某个特定医疗计划。同样，医生也可以公开讨论医疗的两难选择，解释为什么患者的选择不具优势，以及为什么医生觉得难以实现患者的既定目标。医患双方的观点经常略加调整就能相互适应，双方的分歧可以当场解决。

制订决策的模式中，有一种是"患者先知情后做出选择"。医生的作用是先行一步，只需传达给患者充足的信息，为患者提供所有有关治疗选项的信息，说明各种治疗的益处和风险，以便患者做出知情后的选择。然后再轮到患者，此时患者已经掌握了必要的信息，自己深思熟虑之后做出了选择，医生不应表达任何支持或建议去影响患者，以免有支配之嫌。然而，这里有一个潜在问题：患者面对一个困难选择，需要独自抉择而得不到医生的支持时，可能倍感焦虑，甚至有一种被抛弃的感觉。另外，这种方式不允许医生在决策过程中有任何输入，医生可能不赞成患者的最终抉择，或者患者最终的抉择让医生难以接受甚至不符合社会常理，所以，虽然患者被赋予了全部权利，但医患双方可能都面临付出重大代价的风险。

"共同制订决策"的模式受到广泛支持，也就是相互依存式医患关系中，医生和患者共同参与决策制订。所有信息经一个见多识广的医生被传递给了一个能力强且独立的患者，这在很多医疗会谈中是无法充分实现的。医生的沟通方法，患者的情感因素、理解水平，都会妨碍患者的决策。共同制订决策模式的关键是双向的信息交换，包括医患双方各自带入会谈中的技术信息以及患者的意见、担忧和期望等。医患双方各自展示他们关于治疗的倾向性意见或优先选择，都赞同将要执行的医疗决策，二者达成了一个关于对抗疾病的共识。在患者知情选择的方法中，完全的信息共享至关重要，但现在要讨论的是如何达成共同决策，这需要多种不同的技巧。

在共同制订决策模式里，只要医生明确表示患者处于和医生一样重要的地位，需要名副其实地共同参与决策制订，患者就完全可以表达自己的倾向性意见或优先选择。但是，医生可能陷入一种"困境"，例如对可以选择的几种治疗选项确实没有倾向性意见。无论医生有没有自己的优先选择，医生都不应该"不赞成"患者的最终决定，最为重要的是二者的讨论。共同制订决策的很多的同义词也在广泛使用，如基于证据的患者选择、知情的共同决策、一体化决策制订，其本质内容是相似的。但是医生们会常规性使用这些方法吗？研究显示，很多医疗实践并没有采纳共同参与决策制订这一理念。虽然实行了很多鼓励患者参与意见的策略方法，但这些方法往往都集中在患者而不是医生身上，例如要求患者在面谈之前准备好需要讨论的问题清单、为患者提供备忘录、告诉患者怎样才能达到最佳就医效果等。

与共同制订决策紧密联系的一个概念是"协商"，当医患关系对应的是一个协商过程，而患者对所建议治疗的理解不断增强并认同时，患者遵从治疗方案的程度就会提高，其健康状况就能得到改善。但有时医生并不知道患者没有遵从医嘱，或者并不在意具体某个患者是否遵从医嘱。虽然通常人们认为医学是理性的，患者不遵医嘱就是非理性的，但患者不遵医嘱的原因能否被探知、被解决，这对于患者能否良好地执行原计划也是关键。患者根据他们的信念、经验和当时可以获得的信息来做出决定。患者有自己的理性探讨，与较狭隘的医学理性观点不同，前者的含义更宽泛。不同医生的治疗方案不一定是一致的，医生们之间也会存在分歧，而且技术条件不同、专家经验不同，以及许多额外来自医疗和利益的其他压力，都会影响医生给出的治疗策略。

为什么说医患合作的方法能改善患者的治疗结果呢？先来看个示例：一位 72 岁女性结肠癌患者在家属陪同下来到诊室。

> 患者："医生，我有结肠癌，做完手术又化疗了 2 次了，但我太难受，不想继续化疗了，您帮我看看。"

> 患者家属："我妈刚复查完，报告都给您带来了。"

> 医生："咱们先看看您复查的情况。术后化疗 2 周期复查时肝没有问题，停化疗 3 个月了，现在肝上有可疑病灶了。这并不是一线化疗不管用，而是停药以后出现的。当时是怎么个难受法？"

> 患者："第一次还行，第二次太难受了，寒战，冷得直哆嗦，输了好几天消炎药，一点儿劲都没有，出院还带了几支升白针，让在家打针。不化疗挺好的，哪儿都不难受，一上化疗就不行。我现

在也没有啥感觉，没有啥不舒服。"

医生："明白了，您确实受了很多苦。"

患者："是，所以不想再化疗了，行吧？"

医生："做与不做，您来定，您说了算。嗯，您想不想知道以后的情况？"

患者："我想知道，医生你直接告诉我吧。"

医生："啊，直说吗？"（眼神看家属）

患者："医生，您直说就行。"

患者家属："医生，您说吧，我妈真想知道。"

医生："好，您本人有权知道，您等都了解后再做决定。不进行抗肿瘤专科治疗的话，50%的患者，就是100个人里有50个人，生存期不到10个月，如果这些病灶能控制住或能去除，生存期一般是35个月。（停顿，观察患者表情，患者情绪比较稳定）我说的不是您个人啊，是50%的患者。"

医生："比这个预期长很久的当然也有。曾有患者没怎么化疗也活得很好，但那都是个案，是偶然发生的，咱们不能把希望放在偶然事件上，还是得看大多数情况。治疗会带来一定的不舒服，您想，这病不是好病，咱要想去退它，肯定要努力和付出一定的代价，这和打仗一样，战场就在您身上，那肯定难受啊。但您不是一个人在战斗，我们会给您很多支持，帮您扛过去，这几个月的治疗可能带来2年、3年的获益。"（语速较缓慢，观察患者眼神，判断其在思考，说明她能听进去、能接受，继续说）

患者频频点头。

医生："就像小孩子一样，如果觉得学习太苦，不想去上学了，那大人就同意辍学啦？"

患者笑、点头。

医生："我学医学了10年，我不觉得苦吗？跟诊的这个学生，得学8年，他不苦吗？"

患者看向学生。

医生："都是为了长远目标，如果目标不清晰，那这苦是吃不下去的。咱不就是为了争取能有多点儿时间跟孩子在一起吗？"

患者眼神有触动。

医生："有的医生可不花这么长时间劝你，患者不想手术、不想化疗，那就不手术、不化疗呗，或者是立刻就给您开一些昂贵的疗法，您理解这意思吗？"

患者："明白，明白。"

医生："您用的方案，卡培他滨加奥沙利铂，我们给 84 岁的老人都用过，您 72 岁，体格还不错，肯定能承受。您考虑一下，想不想在这儿住院再治治，完善检查看看后续什么方案更合适？"

患者家属："妈，听医生的吧。"

患者："医生，那听您的！"

医生："咱们商量着来，最终得您定，还有什么想问我的吗？"

患者："能陪床吗？"

倡导"共同决策"模式是很有必要的，了解了患者对诊疗的独特看法，医生和患者才能一起做出恰当的知情选择。上述案例中的患者因惧怕化疗反应想停止化疗，但患者未充分认识到化疗的远期获益及疾病的危害，如果在开始前就和患者讨论清楚，大多数患者可以遵从既定方案。在决策过程中如果患者有较高程度的参与，依从性会更强，对疾病的控制意识更强，更换医院 / 医生的频率会更低。患者能主动做出选择时，会较少感到焦虑，但可能不是患者的决策权减少了患者的焦虑，而是一个受关怀、受尊重、有授权的环境让患者能在支持和安慰下做出重要决定。有学者回顾医患沟通证据时发现，一些有关治疗计划的沟通会显著影响患者的健康转归，包括患者被鼓励提问或提供清楚的信息、医生愿意与患者共同决策、医生和患者就问题和计划达成一致意见。医生在与患者协商治疗方案时公开说明治疗效果的不确定性反而能提高患者的理解度和满意度。共同决策的广泛推广也反映了医患关系正从家长模式转向相互依存模式。

Degner 等在 1997 年研究了 1012 名因被确诊为乳腺癌而在肿瘤门诊就诊的女性患者。22% 的患者想要自行选择治疗方案，44% 的患者想与医生合作来选择治疗方案，而 34% 的患者希望由医生代为决定。只有 42% 的患者认为她们达到了自己期望的决策控制水平。若患者希望参与决策的程度显著高于实际获得的程度，这提醒医生应当更认真地审视沟通环节。

2001 年的一项研究发现癌症患者在决策中的实际角色与他们所期望的相去甚远，这增强了患者的焦虑。无论患者在会谈前的倾向性意见是什么，那些认为自己共同参与了制订决策的患者，对会谈的满意度、从会谈中获得的信息量和受到的情感支持都明显更高。这就支持了一种理念，除了尊重患者在倾向性选择方面的个体差异，医生的职责还应包括鼓励患者参与共同决策。

患者可能不理解表达自己倾向性意见的好处，医生们也不一定擅长引出患者的倾向性意见，那如何发现每位患者的个人愿望，而不是凭空假设呢？有些患者不愿主动参与，更偏向于由医生决定，如年长一些的患者、受教育水平低的患者以及那些病情较严重的患者，但他们其中很多人还是愿意选择被告知和参与决策的，所以医生的任务是明确每一位患者对参与决策的偏好，并相应地调整与患者沟通的方式，而不是凭空猜测或迫使所有患者都采取合作的态度。在疾病的不同发展阶段，患者的态度可能发生变化，医生可与患者再次沟通调整。

四、共同制订决策阶段的特殊技巧

1. 医生适当分享自己的意见、思维过程和所面临的困境

对医生来说，一种能让患者更配合的制订计划的特别技巧，是适当地与患者分享自己的思维过程、想法和所面临的困境。这一技巧对医生和患者都有好处。

可以降低不确定性，建立相互理解的共同基础。患者能理解医生所提建议的依据，明白特定情况下医生所面临的困境，而不用独自猜想为什么医生会这样建议。

有助于患者表达自己的意见。患者能感受到医生分享自己的观点是一个信号，医生讲清楚自己所面临的困境后，患者往往会跟着表达他们的想法，或者提供有助于医生决策的进一步的信息，使沟通更开放。

迫使医生在提供信息时条理分明、清楚有序。医生经常跳过诊断、病因和预后等问题，而直接探讨治疗安排，所以医生分享自己的思维过程，有助于防止遗漏必要的步骤，避免遗漏提供有利于患者参与决策的必要信息。

医生："您爱人是乳腺癌多发转移，目前头痛已经 2 周，有两种可能的原因——脑转移或者脑血管病，头颅增强 MRI 没有发现明显的颅内占位和脑血管病，但脑膜有点儿强化，所以我怀疑可能是脑膜转移。"

2. 让患者参与

向患者提供建议和选择而不是指令。为了让患者参与决策过程，医生需要列举出自己认为患者可以得到的治疗选项，先不要建议患者采用某一特定方案。

医生："根据您的症状和检查结果，我想咱们有三种选择，第一种是先观察 2 个月，看看局部是不是进一步增大，其他部位有没有变化，第二种是局部穿刺取病理，看看病理有没有转变，第三种是局部放疗。"

鼓励患者提出他们的意见和建议。患者心中可能已经有了其他选择而医生没有考虑到，要注意许多患者不愿意直接向医生表达他们的看法，需要医生帮助他们克服犹豫。如果医生明确表示愿意听听患者的意见，患者就会更有信心回应。

与患者一起探讨治疗方案。

医生："您可能也想了很多，现在看到的这些选择跟您想的一样吗？您自己的想法是什么呢？"

患者："我觉得就是复发了，也怕转化，我想再取一遍病理。您觉得我是不是得用二代药？"

对医生来说，接下来重要的事情是跟患者一起更深层次地探讨各种现有的治疗选择，并提供有关每一种选择的风险和益处的信息。

"再取一次病理很好，可以明确到底是进展还是转化。万一是转化，那得重新规划治疗方案。如果病理还跟以前一样，也有两条路可以选，一个是局部放疗，放疗后暂时不用其他治疗，看疾病随时间变化的情况再决定，另一个是全身治疗，包括考虑应用二代药物。那就等病理出来，咱们再有针对性地分析每种治疗的风险、获益和花费，到时再决定，您觉得怎样？"

在与患者一起探讨治疗选择时，有两个极其重要的问题一直是过去十年大量研究关注的重点。一是用一种真正客观的方式解释治疗风险，以便患者理解并将其应用于他们的决策。二是使用书面信息和决策辅助方法来帮助患者了解他们可获得的治疗方案，并从中选择。

在与患者进行有关治疗风险的沟通时，若要使用绝对风险和相对风险的统计数字、使用不同方法表示逻辑上意义相同的信息，需要非常谨慎，这有很大可能导致向患者提供的信息有偏差，虽然这些偏差可能是无意的或有意的，但在进行共同决策时特别重要。统计数字虽然真实，但很容易被引用来夸大个体采用某一特别治疗方案的益处，并将风险估计最小化，相对风险常被用于夸大治疗效果，而绝对风险则被用于低估治疗效果。例如，"手术有98%的存活率"常被理解为"手术有2%的死亡率"。风险沟通要求医生提供的是没有偏差的信息，否则医生所提供的信息会过多地影响患者的决策。

决策辅助所关注的是如何通过提供额外的书面材料或其他格式材料补充既有的医患沟通内容，以提高患者决策的质量。有些决策辅助被设计成一个讨论平台，供患者自己在进一步咨询中使用，有些决策辅助则被设计为在咨询中使用，有助于患者在已知的利害之间找到平衡点。决策辅助能促进患者了解自己的疾病、治疗选项以及治疗转归，减少不知所措的患者的人数，使患者对治疗结果的期望更现实，减少抉择冲突，使患者在决策中更积极但又不增加其焦虑。

有的医生会将疾病的治疗方案认真地做成PPT讲给患者和家属听，并反复叮嘱患者治疗前后的注意事项。正如有的医生所说："临床医生必须学会把专业的医学知识转化为老百姓听得懂的语言，这样患者才能信任他，真正为患者解决实际困难的医生才称得上一名好医生。"

3. 明晰患者愿意参与决策的程度

咨询阶段的关键目标之一是让患者在他们所希望的水平上参与决策制订。将近70%的患者希望参与决策，另有约30%的患者更愿意将决策权留给医生。

因此，对医生而言，重要的是明确患者个人参与决策制订的意愿，而不是不加验证就直接假设患者愿意或者不愿意，而且患者的这种意愿可能随时间而变化。

当存在真正的治疗选择时（经常如此），医生可以委婉地鼓励患者参与其中："有这几种方案我们可以选择，每一种都各有其利弊。您有优先考虑的吗？"

患者可能回答："我也不知道，医生您推荐哪一种？我听您的。"

此时患者可能不直接表达他们是否愿意参与决策，医生可以更直接地询问患者愿意做出选择的方式。医生："您的诊断是慢性淋巴细胞白血病，治疗上是想用短时间的 FCR 方案还是长期用 BTK 抑制剂？是想在咱们医院治疗、随访还是想回当地医院治疗？一些患者愿意参与这些决定，我也欢迎你们这样做。也有些患者偏爱让医生做主。此刻您希望怎样呢？"

患者："我想听您讲讲具体情况，然后再考虑选择哪一种。"

4. 协商一个双方共同接受的计划

接下来医生和患者需要做出一个双方都同意的决定。医生要标出平衡点或自己的选择。在共同制订决策模式中，医生既要提供意见、建议以供患者参考，又要仔细地倾听患者的意见和反应。也有可能医生处于一种"平衡"位置，即对几种选项没有明显的倾向。同时，医生需要了解治疗费用是否是患者非常担心的问题，了解患者能承受的预算，治疗费用往往也是造成患者情绪与压力的一大原因。

医生面对一位骨髓瘤患者时说："在这种情况下，如果纯粹从疗效出发，我个人更支持第一种方案。但是，您是一位画家，有糖尿病，本来就有一点儿脚尖发麻，第一种方案容易产生较强的周围神经毒性，可能导致您很不舒服，也可能影响您绘画。我们需要考虑您的意愿，就是风险和获益的平衡。"或者采用另一种方式："总之，这两种方案我觉得都行，选哪一个都可以，我没有特别推荐的。请您结合住院时间、家里情况、经济情况等综合权衡一下，然后告诉我您的优先选择是什么。"

《当呼吸化为空气》一书中，作者记录了主诊医生艾玛和他沟通制订治疗方案的过程，较为经典。

　　"艾玛说，有两条路可选。传统的方法就是化疗，主要是针对快速分裂的细胞：首当其冲的自然是癌细胞，但也会影响骨髓、毛囊和肠道等多处的细胞。艾玛回顾了各种数据和不同的方案，以及更新的治疗方法，专门针对癌症本身的分子缺陷。……

　　"'你的大部分检查结果都拿到了，'艾玛说，'你的 PI3K 有突变，不过现在还说不准这到底意味着什么。你这样的患者最常见的就是 EGFR 突变，但检查结果还没拿到。我猜你应该是有突变的，要是真的如我所说，那就不用化疗，可以吃一种靶向药特罗凯。明天星期五，结果应该就出来了。但是你病得这么重，我预先帮你安排了下周一开始化疗，免得检查结果出来是阴性的。'

　　"我立刻对她产生了一种亲近感。我做神经外科手术也是如此，随时都有方案 A、B、C，以防万一。

　　"'如果化疗，那我们主要需要决定用卡铂还是用顺铂。针对个体的研究来看，硬碰硬的话，卡铂的耐受性是比较好的。顺铂的治疗效果可能更好，但毒性要高很多，特别是对神经的损伤很大。不过这方面的各种数据都有点儿旧了，没法直接和我们的现代化疗法对比。你有什么想法吗？'

　　"'我不太在意以后还能不能做手术。'我说，'我一辈子还能做很多事情。如果双手不行了，我可以找其他工作，或者就不工作，诸如此类。'

　　"她稍稍犹豫了一下：'那我问你，做手术对你来说重要吗？是你想做的事情吗？'

　　"'嗯，是啊。我人生有三分之一的时间都在为这个做准备。'

　　"'好。那我建议还是用卡铂。我想它不大会改变生存的概率，但是会很大程度上改变你的生活质量。你还有什么问题吗？'她似乎很清楚前进的方向，我也乐于追随。我开始说服自己，也许，再次拿起手术刀是有可能的。我感觉自己轻松了些。"

　　书中所述医患共同制订决策的沟通很顺畅，医患之间没有明显分歧。但在实际工作中，决策时医患双方有分歧是经常遇到的，如何解决分歧并协商出一个双方共同接受的计划呢？

医生："我对您选择的处理方式有些保留意见。我再向您解释一下？或许我们可以找出一个解决办法。"

有时，对于自己认同的观念患者会敞开心胸去接纳，而对于不认同的观念患者则可能与其逐渐远离甚至一听到就拒绝，变得偏颇、言辞激烈。如果患者处在"狭窄"的资讯环境里，则很难做出理智的、有利于自己的决策。有时患者的决策会严重影响他们的健康转归，而他们却拒绝听取医生的建议，怎么办呢？有分歧的情况并不少见，一般来讲医患分歧的性质并不是利益分歧，因为医患的目标是统一的，医生的目标应是"以患者为中心，使患者获益"。但医患分歧如果触碰到了患者的价值观基础，或涉及与其信仰或情感相关的一些重要经历，此时请把沟通过程暂停，此时患者需要的不是讲道理，而是要医生听一听患者这种观点背后的故事，医生也可以通过讲解几个具体案例帮患者展现真实的世界。

医生怎样才能挑战一个根深蒂固的信念又不贬低患者呢？与患者正面辩驳通常是徒劳的，而且还可能让患者感到愤怒和不被支持。例如，曾有一位胃癌患者上消化道大出血，需要立即输血，但患者家属果断拒绝输血，医生了解到患者之所以拒绝输血是因为其朋友之前因输血感染了疾病。医生对家属讲解："输血是有感染某些传染病的风险（先表示自己理解患者的观点，让其卸下防备），但现在的血制品检测已经比多年前更精细，而且患者刻下已生命垂危，先要考虑如何渡过此刻的难关，而不输血很可能谈不到后续问题（清除障碍），输血有可能传染疾病但是其概率很小，患者被感染的风险明显低于此刻低血容量休克带来的风险，而输血的获益是明确的。"（逐层推进）家属最终理解，签字同意输血。探知了患者的动机或初心，才能知道如何解决问题或有无解决方法。

5. 如何讨论检查及其程序

在医学会谈中，医生经常需要给予患者有关进一步检查及其程序的信息。医生应就有关程序提供清楚的信息，包括患者可能经历的事情以及如何获得报告；将程序与治疗计划联系起来，讲清检查的价值和目的；鼓励患者提出问题并讨论患者潜在的疑虑或负面结果。这一步对医生而言似乎只是一个常规流程，若处理不当则可能引起患者焦虑。一项简单的血液的实验室检查可能让患者很忧心，患者："大夫，看到有一项显示阳性，我腿都软了。"对一个担心患乳腺癌的患者来说，等待乳腺增强 MRI 报告或者穿刺病理报告的几天像一辈子那么长。肿瘤定期复查的患者也常常在等报告的那几天忐忑不安，有的医生会劝导患者："就在检查的那一天和取报告的那一天害怕，平时咱不想，到那天再想。"

曾有一位 60 岁的出租车司机，很注意自己的身体，只要他感觉自己的身体不对劲，就会变得异常紧张，经常因为一些小问题去看医生，他的妻子常开玩笑地说他太焦虑了。在一次年度身体检查中，他被检查出前列腺特异性抗原（prostate-specific antigen，PSA）水平偏高，但影像学检查没有显示任何患癌症的迹象，因此泌尿外科医生建议他"等待与观察"，每 3 个月做一次 PSA 检查。然而这种"等待"引发了患者的高度焦虑，尤其在每次检查之前他都会非常紧张。这种肿瘤标志物水平升高导致的焦虑在临床上很常见，在那些以前就有焦虑倾向的患者中会表现得更加明显。患者感觉大部分时间里焦虑还是可以忍受的，但每到 PSA 检查前的 1 周，焦虑就会带给他地狱般的煎熬，他会整夜睡不着觉，而且在白天总是因为担忧而分心，已经影响了他开车的工作。后来，患者进行了心理咨询，经与心理科医生共同分析讨论达成一致意见，即在 PSA 检查前 1 周，患者在睡觉前吃有助睡眠的药以保证足够的休息，在白天则服用低剂量的抗焦虑药物以减轻他的担忧。通过这样的调整，他的症状有所改善，在做 PSA 检查前能正常工作了。每次完成检查以后，拿到明确的结果后，他的焦虑程度会降低，他会停药 2 个月，直到下一次 PSA 检查前 1 周，他会再次按心理科医生要求开始服药。

最后，与患者进行核对。在制订计划阶段的末尾进行最后的核对是一种好的习惯，可确定患者对已做出的治疗决策是否满意、是否接受当前的治疗计划以及患者的担忧医生是否已考虑到。

"现在，我们再核对一下这个治疗方案，您对这个方案很认同吗？"

"这是重大的医疗决策，不急着现在就决定，您可以再问问别的专家，听听家人、朋友和病友的意见，或者自己主动去查找相关信息，了解其中涉及的治疗手段的利弊之后，再来找我做决定。"

在为患者提供病情分析和医疗选择时，如果是专业组的讨论结果或多科会诊的意见，应尽量告诉患者参加讨论的专家的姓名和意见，讲解这些医疗意见的基本原理，解释因果关系、严重程度、预期结果、短期或长期后果。患者往往更关注"我为什么会得这种病、是否很严重、能活多久、会不会很遭罪"，而医生重视的是"怎么治疗"，此时医生应注意解释患者所关心的问题；引导出患者的意愿、反应、担忧（例如，医生的意见是否符合患者的想法、接受能力、感受）。

协商一个共同认可的计划时，应先讨论选项，如要做什么检查，想进行药物治疗、手术治疗还是非药物治疗（理疗、行走辅助、水疗康复、心理辅导），有什么预防措施；提供有关行动或治疗的信息，包括方案名称、治疗步骤、益处和优势、可能的副作用；知晓患者是如何看待需要开展的治疗方案、有哪些益处、有哪些障碍、出于何种动机来考量；接受患者的观点，必要时提出其他看法；引导患者说出他对治疗计划的接受程度和顾虑；充分考虑患者的生活方式、宗教信仰、文化背景和自身能力；鼓励患者参与计划的实施，积极主动承担责任；询问患者的支持系统，探讨其他可能的支持。

在讨论临床检查及其程序时，应提供关于流程的清楚信息，如患者可能经历什么，患者将如何得知结果；把程序与治疗计划联系起来，讲清检查的价值及目的；鼓励患者讲出潜在的疑虑并进行讨论。

总体来讲，第一，应提供下一步行动和治疗的选择。这是让患者选择的前提，如果不先向患者清楚地解释可能的选项，患者怎么做选择呢？第二，提供行动或治疗相关的信息。向患者提供建议处理或治疗计划的信息是一个高度考验技巧性的任务，不仅仅需要向患者解释治疗方案的内容及如何起效，还要让患者能听明白、满足其信息需求，同时告知患者其中的风险以及治疗可能出现的副作用、考虑患者的担忧。第三，探知患者对治疗方案的看法，了解患者是否认识到有哪些获益、风险或阻碍因素。患者的知识、态度、价值观、倾向性以及信仰，有时会影响其对医生提供信息的理解。要想实现共同决策，必须弄清楚患者确实已经知道有哪些获益、有哪些阻碍因素，以及患者的自身动机。医生需要核对、验证患者的理解程度，缩小医患双方的认知盲区。

第 5 节　结束会谈

会谈的结束阶段，并不意味着一句简单的"再见"。为减少医患双方在病情认知和未来期待方面的不确定性，应在确定患者充分理解先前沟通内容的基础上，完整地结束会谈，以进一步夯实双方理解的共同基础，这也是本书始终倡导的医患间分享、合作及建立伙伴关系的收尾过程。在会谈结束阶段常用的方法包括简要总结、约定下次会面安排、安全指导支持等，这些方法都有助于患者对医患双方认同的诊疗方案感到满意，患者也会清楚下一步将会发生什么，并且更有信心地向前走，也能够使医生更加有效地完成咨询接诊，以便集中精力接诊下一位患者。

会谈结束阶段也有一些特定的沟通方法，例如总结和厘清医患双方已经制订好的诊疗计划以及双方接下来的执行步骤，告诉患者如果事情没能按该计划进行时他应该做什么，核对患者对下一次的随诊时间是否清楚，这些都有助于提高患者的依从性和改善患者的健康转归。具体包括以下 6 点。

（1）简要总结，确定已经建立的医疗方案。简要地对会谈内容进行总结并确认诊疗计划，能使医患双方有机会确认他们的商议内容，此时也是患者提问和修正医生认识的机会，要给患者留足够的时间。而且对会谈内容进行总结可以提高患者记忆治疗方案的准确性，也有助于患者遵从医嘱。

医生："我概括一下，肠癌术后 3 年肿瘤标志物 CEA 再次升高，但 PET-CT、胃肠镜均未发现可疑病灶，你对 CEA 的升高感到非常担忧，希望看看用中药能不能把指标数值降下来，咱们先用 1 个月中药，1 个月后复查肿瘤标志物含量，看看情况再说下一步怎么办，是这样吧？"

患者："是的，主任。我 1 年前也曾有过一次 CEA 升高，是找您用了 2 个月中药降下来的，您当时说这指标上升不一定代表真有问题了，让我先别吃补品，所以这次我就直接过来了。"

（2）验证患者是否已经同意并愿意遵从医嘱、是否还需要做什么改动、患者还有何疑问，可使医生和患者都清楚接下来的步骤。

（3）与患者约定下一次和医生见面的时间安排。"我给您约了2周后的门诊号，下次来时记得带以前的出院小结。"

（4）适当的安全指导支持。建立发生意外状况时的处理预案，告知患者可能发生的意外情况及如何处理；告诉患者如果计划不能如期奏效应该做什么，什么情况下应来院寻求帮助及如何寻求帮助。例如，患者化疗后出院，告诉患者3天后复查血常规、血细胞低于何种程度时应去急诊、通常会如何处理。首诊医生嘱咐一位肝癌合并食管胃底静脉曲张的患者：避免吃粗硬食物，一旦出现呕血、黑便要立即到急诊就诊。结果患者就诊当晚因呕血于附近医院就诊。如果该首诊医生没有在结束就诊时进行安全指导、对可能的病情变化进行预测并建立处理预案，患者很难对该医生有较高的信任度。

（5）保证患者安全、提供安全支持体系。如果本次会谈对患者打击较大，尽量联系其亲属来医院接；说明可能出现的意外结果、如果治疗计划不起效该怎么办、何种情况下应就医或去急诊、如何联系医生或医院。

（6）继续鼓励患者积极参与诊疗过程，使其感受到自己是合作性诊疗过程的一部分，便于延续良好的医患关系。

在会谈末尾遇到的沟通问题，往往是与时间有关的问题。在医生认为已经圆满地完成了诊疗会谈，正要画上句号的时候，患者可能会提出另一个重要议题。例如，当医生要安排下一次随诊时，患者提出了一个问题，表明了他对医生之前的解释全然没有听懂。再如，医生想结束此次会谈，转入下一个预约患者时，患者却似乎热衷于再次打开话题。这些议程安排上的不匹配很容易导致医患冲突和患者的挫折感。

有学者用"隐藏的议程"这一概念来描述只在会谈结束的时刻浮现的问题。这些问题往往是情绪上的或是心理社会方面的问题，这么晚才提出这些问题很可能与医生在会谈早期没能鼓励患者透露更多的情况有关。例如，已故日本演员树木希林的访谈录中记载了这样一段故事。2018年3月22日，树木女士到访了位于日本东京的朝日新闻出版社，接受《朝日新闻》连载的"叙述人生的礼物"节目的采访。进行了大约3个小时的愉快采访，差不多该结束时，树木女士从包里拿出两张照片摆在记者面前："接下来，我要说一说我今天最想谈的事。我在 2004 年得了癌症。这张照片是 2016 年 11 月，我在医院拍摄的 PET-CT 图像。现在是 2018 年，对吧？从 2016 年 11 月算起，我有一年多没去医院了。这张是这个月 5 号，我隔了很长一段时间后做的 PET-CT 扫描的图像，几乎整张图像都是黑色，与 2016 年的图像已不可同日而语，说明肿瘤病灶已经遍布全身了。癌症已经有了非常严重的骨转移。医生看到图像时说：天啊，怎么会变成这样！放射治疗科的医生说已经不能再做精确治疗了，只能做化疗。但我不会接受化疗，我决定不做改变。"记者太震惊了，当时直接吓得说不出话了。本书在第 5 章第 4 节进一步介绍了树木希林女士如何与医生讨论治疗安排以及临终事宜。树木女士直到访谈最后才说起她当天最想谈的事，与此相似，有些患者也是一直等待在"最恰当的时间"提出他们"真正的"问题，如果在早些时候患者没能从容不迫地提出问题，那么可能会谈的最后就是他们认为的他们能抓住的"最恰当的时间"。

医生的语言和提问很容易在无意中引导患者偏离他们所需讲述的就诊的真正原因。医生的过早打断，以及在会谈早期不能成功地筛选问题，都可能导致后期患者的主诉增多。造成难以结束会谈这种局面的沟通问题，其实在接诊初期就已经潜藏下来。在接诊初期的什么行为能够防止患者在会谈结束阶段产生新问题？

在开始阶段，医生应注意专心倾听患者讲述、对患者问题进行筛选、安排谈话议程；在信息采集阶段，医生应用语言提示标志、探求患者的想法和担忧、提及患者的感受和情绪、讨论患者社会心理方面的问题；在解释与共同制订决策阶段应注意适时适量给予信息、让患者参与病情的解释和计划的制订、检查核对患者的理解、询问患者还有无疑问。医生做上述过程中的所有行为，都是希望患者在结束时说"我没有别的问题了"，然而，还是有患者会将他们最感窘迫或最为焦虑的问题放在最后，因为直到最后患者才能鼓起勇气说出这些问题，所以医生绝不可以因为时间紧迫而简单地把他们堵回去。另外，鉴于接诊咨询过程的复杂性，无论是医生还是患者都有可能无意间忘记一些事情，直到就诊结束时才想起来，大约 23% 的会谈在结束阶段会涌现出新问题。医生应该注意，如果太晚询问患者"您还有其他问题吗"，就别指望患者说"没有了"，应该早点儿询问患者有什么担忧，而不是临结束时再问，这样最后的问题才能得到有意义的解答。

下面几个方法有助于减低在会谈结束阶段遇到新问题的概率。

- 医生使用的语言提示标志应该贯穿整个诊疗过程，例如，"现在我要给您查体，然后我们会有时间讨论病情。""我们的会谈快要结束了，您还有没有其他的问题？"。
- 医生为患者提供更多的关于治疗方案的信息。
- 让患者多谈一些有关治疗的问题。
- 接诊的开始阶段进展得好坏决定了结束阶段患者是否会有很多问题。医生在接诊的前半程就应关注患者的想法，对患者有更多回应。

需要注意的是，一场接诊会谈结束了，并非沟通就结束了，医生与患者之间的关系正在建立中，肿瘤患者往往需要长期随诊，每一次沟通过程都是建立、加深医患关系的过程。而且，一位患者如果认为这位医生值得信任，可能介绍很多患者来求医问药，有时在患者去世多年后家属仍然会感恩这位大夫。患者如果听不懂医生说的话又对医生不太信任，那他大概率会转到另一位医生甚至另一家医院就诊。这里不提专业技术只说沟通本身，对患者而言，这段记忆可能不太愉快，看似一次问诊沟通结束了，但其影响深远：他通常不会推荐其他患者来就诊。所以建立关系贯穿于接诊会谈的全程，且在本次问诊结束后还会持续。

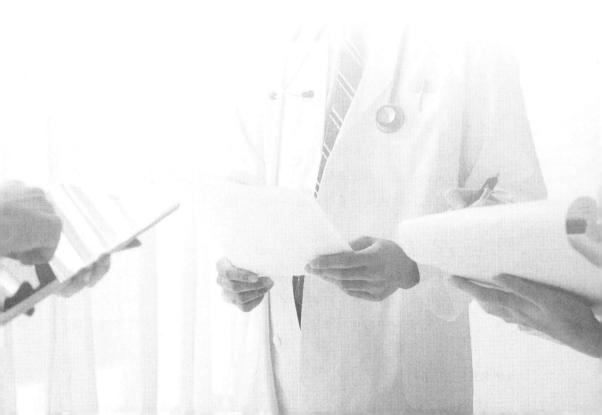

第 5 章 ≫

肿瘤科常见的
沟通场景

　　临床肿瘤医生经常面对众多充满挑战的沟通场景。各专业科室沟通的内容与情境虽然不同，但过程技巧是基本相同的。本章针对肿瘤科几个常见的特定主题，提供了核心策略和建议，以便临床医生在肿瘤医疗照护中与患者及其家属沟通。学习目的：以建立良好的医患关系、给患者提供高质量的医疗照护为目标导向，结合具体情况运用沟通方法，形成自己熟练的沟通技巧。

本章大纲

- 肿瘤科核心沟通策略。沟通前有哪些准备工作？哪些行为有助于增加患者对医生的信任感、促进患者积极配合？医生如何调整所提供信息的内容？如何应对患者的情绪？

- 传达坏消息。为何告知患者本人坏消息的理念已经被民众逐步认同？传达给患者有关诊治的坏消息，其目的是什么？医生应事先做哪些准备？沟通如何开场？如何传达信息？如何展示出对患者的重视、共情与支持？怎样结束会谈？传达给患者坏消息包括哪五个步骤？

- 讨论治疗目标和预后。如何不加误导地提供给患者治疗目标及预后信息？当患者的医疗需求或治疗策略出现重要变化时如何重新讨论？传递信息时措辞为何要尽量简单、直接？当患者执着于有关生存率的数据时如何进行开解？

- 讨论治疗方案。为何要帮助患者参与治疗方案讨论？在与患者讨论具体的治疗方案选择之前要做哪些准备？什么是理念预设？与患者共同评估治疗选项时如何提供完整信息并确认患者的理解与想法？为何鼓励患者去听不同的治疗意见？如何能让患者主动参与讨论治疗方案？为何应该让患者了解所有治疗选项？

- 如何促使家属参与护理。为何应尽早建议家属参与讨论？如何在医疗重要节点组织家属集体讨论？怎样为家属提供支持？

- 讨论安宁疗护及临终关怀。疾病与疾痛有何区别？引导患者与家属进行临终关怀的沟通时有哪些重要步骤？对于无法治愈的肿瘤，为何建议在较早时间就开始涉及安宁疗护及临终关怀的讨论？哪些因素影响患者的决策？

- 支持患者和家属。如何识别并回应患者及家属的悲痛和损失？如何帮助患者通过理性思考来管理负面情绪？通过肯定患者来进行支持的三个步骤是什么？患者过渡到临终关怀阶段时，医生能做哪些支持？

- 不要勉强患者乐观。为何勉强患者乐观反而是给患者增加负担？为何要提供空间让患者表达内心的真实感受？

- 避免责怪癌症患者。为什么追究过去可能没有意义？为何沟通中尽量少说反问句？

- 善用病友支持。为何鼓励患者从病友的理解和支持中获得力量？如何通过分层进行患者教育来改善医患沟通不足的状况？

在肿瘤学（包括肿瘤内科、肿瘤外科、放疗科、肿瘤生物免疫治疗科等）的沟通实践中有诸多挑战，很多谈话涉及特殊沟通问题，医生与患者彼此都要面对大量沟通难题，临床肿瘤医生需要接受有效沟通的指导，以更好地应对众多充满挑战的场景。本书前面章节所讲述的适用于所有医学访谈的核心沟通方法，同样适用于处理肿瘤科特殊沟通问题和挑战。教授和学习各种沟通问题非常重要，但并不是说每种特殊情况都需要用到不同的技巧。必须铭记一点，在每个高度个性化的情景下，沟通的内容和互动的前后情境虽然不同，但是沟通过程的技巧本身仍然是基本相同的。

医生在准备告诉患者肺癌诊断时，所说的话肯定与要告诉他们只是肺炎时的不一样，而且前后情境也会发生改变。医生情绪的变化以及所说的话对患者及家属的影响从本质上改变了互动的前后情境，如需要特别巧妙和有意地运用沉默和其他非语言行为，以及认可反应等技巧。特殊内容和特定场景下，需要医生有目的、有意识地强化运用一些沟通方法，这就要求医生熟练掌握前面章节学过的那些沟通方法，并且能够熟练使用其中的某些方法。本章提供了一些核心策略和建议，以便临床医生在肿瘤医疗照护环境中更好地与患者及其家属沟通；分别讲述了几个常见的特定主题，如传达坏消息、讨论诊疗的目标和预后、讨论治疗方案、如何促使家属参与护理、讨论安宁疗护及临终关怀、支持患者和家属等，各主题环节有其所侧重的沟通方法。

第1节　肿瘤科核心沟通策略

癌症是令人恐惧的一类疾病，患者对诊断和治疗相关信息可能表现出恐惧、悲痛、拒绝、愤怒等情绪，医生也像跋涉在科学、情感和精神的"荆棘丛"中。患者某些强烈情绪的表达可能使医生觉得不适，但医生必须学会支持和帮助他们，并在有限的接诊时间内高效地建立融洽的医患关系、传递充足的信息、解决患者及家属的忧虑。癌症是一类复杂的疾病，往往需要复杂的治疗，大多数患者缺少相关医疗知识来理解疾病的诊断和治疗，而许多临床医生也缺少用患者可以了解并理解的方式来传递复杂医疗信息的能力，日常人际交流技巧并不能替代医疗沟通技巧，例如，复杂的介入治疗和手术都要求完整细致的规划和执行，要运用最完善的策略去促成更理想的沟通。

美国临床肿瘤学会（American Society of Clinical Oncology，ASCO）颁布了医患沟通指南，为肿瘤科医生提高医患沟通水平提供了大框架。虽然我国与西方国家存在文化差异，也会面对很多不同的实际问题，但医患沟通的目标是一致的，都是为了建立良好的医患关系、给患者提供高质量的医疗照护，所以，医生应以目标为导向，结合具体情况运用适当的沟通方法，形成自己熟练的沟通技巧。首先来看在恶性肿瘤的整个连续诊疗过程中，每次沟通都会用到的核心策略。

一、沟通前的准备工作

在每次与肿瘤患者及家属谈话之前，临床医生都应重新回顾翻阅患者的重点医疗信息，确定谈话目标，预估患者和家属反应及需求并做出预案。

策略：

- 为谈话安排适当的地点（安静、不被打扰、相对独立的办公室），并预留有不间断的、足够的时间去提供信息和回答患者问题。

- 掌握进行有效谈话所需的所有信息。
- 安排合适的人参与谈话。
- 对于谈话，构建 1 ~ 3 个沟通目标以及应急预案。
- 预估患者及家属的情绪反应。
- 询问是否有重要亲属无法到达现场，并确认他们是否需要被告知谈话内容，必要时连线沟通。
- 确认患者的保险覆盖范围和经济承受能力。恶性肿瘤的检测费用和治疗费用比较昂贵，而且保险可能无法全部覆盖。医生和患者需要权衡是否值得自费去接受某项治疗方案。（有学者对我国 776 名因罹患癌症去世的患者的家属进行的问卷调查显示，1/3 的患者靠借钱缴纳住院费。）

二、谈话开始时

医生应该去探知患者对疾病的理解程度。绝大多数的患者及家属只知道癌症是个很严重的疾病，文化程度、接受能力、自己查询资讯的能力都会影响其对疾病的理解程度。询问患者及家属的治疗需求及解释临床医生对治疗的意见后，与患者协商制订日程。通过前几次谈话，医生已明确了患者的想法，患者也清楚了医生的思路，医患双方认知盲区缩小了，形成了初步共识，有助于医患共同制订大致的诊疗方案。

策略：

参考患者以往的资料，提前准备干预措施和问题提示列表。多使用开放式问题来鼓励患者分享他们认为重要的事情。

三、谈话过程中

在谈话过程中，医生应多进行有助于增加患者信任度、促进患者积极配合的行为。

- 自我介绍，并介绍自己在医疗团队里承担的角色。
- 坐下来。
- 态度友好，但不要过于随便。
- 进行反应性聆听。
- 注意进行目光交流。
- 保持沉着。
- 从整体上了解患者，了解他们在诊断癌症之前的生活情况，以及癌症是如何改变他们生活的。
- 询问患者及其家属是如何应对癌症的以及有何感受。
- 诚实、真诚、尊重。
- 查房时，医生要严格注意自己行为举止，展示出自己对医患合作充满信心，让患者建立对医生的信任感。

四、信息的提供

临床医生应该及时为患者提供信息，并根据患者关心的问题和患者偏好的诊疗选择来相应调整所提供信息的内容。医生提供信息后，应该确认患者已经理解信息内容，将重要的讨论形成"谈话记录"写在医学文书中。

- 避免不必要的延迟提供疾病信息。
- 先与上级医师和其他参与患者医疗服务的医护人员沟通，使患者得到一致的建议和信息。沟通期间医患的意见可能不统一，但医生应该尊重患者的不同意见，并且应该帮助患者处理和理解医生的不同建议。
- 考虑信息是否适合通过电话、短信提供，是否需要当面提供。
- 如果有必要，先询问患者，以确保他们知道要讨论什么和为什么（例如，

"昨天 CT 的结果出来了，看您什么时候方便，我想和您讨论一下检查结果。"）。

■ 确认自己理解患者的认识和顾虑：询问患者他们知道什么和他们想知道什么（例如，"请告诉我目前您都了解哪些或者您知道哪些？""您之前就诊的医院诊断的是什么疾病？""今天您想咨询讨论什么事情？"）。

■ 使用便于患者理解的简单语言。患者可能受过良好教育，但仍然缺乏医学知识。

■ 避免使用医学术语（如"反应率""微小残留""脑白质"），如需要使用医学术语，应用通俗的语言解释清楚。

■ 提供患者想要知道的与目标有关的信息。

■ 通过提供小段信息、频繁的互动、随时确认患者的理解程度来避免信息过载。

■ 用"复述"或"重新讨论"的方法来确认患者已经理解，使用如"您能说说，这对您意味着什么"，或者"您准备告诉您的家人我们今天讨论了什么呢"之类的话语来确认。

■ 明确告诉患者，如果还有不明白的，可以再过来问。

五、对患者情绪的反应

当患者表现出语言的情绪或非语言的情绪时，临床肿瘤医生应该根据经验做出及时回应。

策略：

■ 理解患者的情绪（例如，"你今天看起来情绪不高。""我们刚谈了一些，能和我说说你的感受吗？""这几个月对你来说非常艰难吧！""我知道化疗时你经历了很痛苦的事情，所以你现在在担心下一疗程的开始。""这些检查给你造成了压力，你会担心万一结果不太好怎么办。"）。

- 使用合作伙伴关系和支持性陈述（例如，"我们肯定会尽最大努力来让你获得最好的疗效。""这是一段艰难的时光，我会尽我所能帮你顺利渡过难关。""看到你这么痛苦我也觉得难过，咱们一起努力争取能够舒服一些。"）。
- 在患者情绪激动时提供信息要谨慎。患者处于强烈情绪状态时，会难以理解和处理信息。
- 询问患者最关心的事情，并确认患者强烈情绪背后的含义（例如，"请告诉我你担心的是什么。""这一切对你来说最难的是什么？""看得出来你很不好受，我的理解是你希望我这么做……不知道我的理解对吗？"）。

第 2 节　传达坏消息

　　坏消息，是与患者所期望的目前状况或未来状况不同或有悖的不好的消息，如确诊癌症、癌症分期晚、疗效差、复发、有转移、被迫终止治疗都是坏消息。在我国，几十年前，不告诉患者癌症的诊断以免患者受到伤害是一种普遍做法，医生拦截了让患者可能难以应对的信息，对于疾病诊断、病情进展的告知也是尽量避重就轻，很多患者不是从医生那里得知疾病诊断的，而是从他们的家人和朋友的行为变化中揣测出来的。这些观念目前已经发生了很大改变，当前的医疗实践更加突出患者的知情权，医生要提供机会向患者告知有关他们疾病的信息，但世界各国依然存在着重大的文化差异。我国民众也在逐步认同告知患者本人坏消息这一做法，这主要涉及治疗意见是患者能够自己决定还是家属做主、患者想如何安排此后的生活及工作等事宜。

　　从我国现状来看，患者确诊癌症以后，第一个得知消息的往往不是患者自己，而是其家属。家属在震惊、伤心、痛苦之后，必须面对的第一个难题就是"该不该告诉患者实情"。很多时候，家属会选择隐瞒，如把胃癌说成胃溃疡、把肠癌说成肠息肉、肺癌说成肺炎等，然后避开患者单独找医生商量治疗方案，替患者做出关系患者生命的重大决定。很多人觉得这是善意的谎言，是为了患者好，是怕他们心理承受不住，想不开，做出错误的选择。那么隐瞒真的好吗？

对这个问题，有人做了两次调查问卷。第一份问卷的内容是："如果你的亲人被查出得了绝症，你会告诉他真相吗？"第二份问卷的内容是："如果你自己被查出得了绝症，你希望知道真相吗？"调查的结果令人吃惊。第一份问卷里，只有 26% 的人选择将真实病情告诉自己的亲人，74% 的人会选择向亲人隐瞒部分或者全部病情。这结果和我们平时遇到的差不多。而第二份问卷，换成了自己得绝症时，却有将近 85% 的人希望自己能够知道所有信息，然后自己做决策。也就是说，即使是在 74% 选择对家人隐瞒病情的人里，也至少有一半以上的人在同样的问题上是自相矛盾的。既然大多数人希望自己知道真相，那推己及人，是不是也应该用同样的心态考虑自己最亲的人的选择呢？患者真的会在了解了真相以后崩溃吗？为什么大家对自己的心理承受力有这么大的信心，却对自己亲人的承受力毫无信心呢？患者在得知病情后，一时的情绪失控是不可避免的，但这并不代表患者在接下来的治疗中也无法理性面对。

日本在 20 世纪 90 年代以前，也同样存在医生和家属联手对患者隐瞒病情的传统。到了 20 世纪 90 年代以后，日本社会开始反思，并投入大量资金做科学研究，而相应研究发现，不管患者的个人背景和病重程度怎样，都有将近 90% 的患者希望知道自己病情的真相。更重要的是，研究表明告诉患者实情不会增大患者出现精神疾病的概率，短时间的情绪失控是正常的，也是必需的，但不会因此出现精神疾病。总体来讲，绝大多数患者希望知道实情，然后去完成自己未了的心愿，以及安排此后的各项事宜。

隐瞒病情可能造成患者无法接受正规治疗或者过度接受医疗这两种极端后果，家属可能有长期的负罪感，患者去世以后，家属很可能纠结于代替患者做的决定是不是合理、治疗过程让患者很痛苦、患者没有完成心愿等。一位家属说道："82 岁高龄的老父亲被查出直肠癌，在大医院做了微创手术，按道理接下来是做放化疗，但由于家人一直对他瞒着癌症的诊断，而我哥又在当地医院询问了一些医生，得出的结论是不要放化疗了，白受罪，所以没有接着进行放化疗，当时刚术后出院的父亲一度精神特别好，但是，10个月之后癌细胞扩散到肝脏了，最终父亲在术后一年的时候去世。对于当时到底该不该给父亲做放化疗这件事，我和我姐的内心至今都在矛盾纠结中，这成为我们心头永远抹不去的阴影。"从医生角度分析，家属纠结的其实不应该是当时是否该给父亲做放化疗，而是应不应该如实告诉老父亲患癌的实情，让老父亲自己决定，如果当初这些重大决定是由家属代替患者做的，家属当然会承受非常大的压力。

传达给患者有关诊断与治疗方面的坏消息，是为了患者更好地面对疾病、真正参与制订治疗方案、更好地安排后续的工作与生活，正如一位癌症患者对《众病之王：癌症传》的作者肿瘤科医生悉达多·穆克吉所说的，"我愿意继续治疗，但是，我必须知道我在对抗的敌人是什么"。蒙在鼓里只会加剧患者的不安，而不安则会进一步增加不确定感，这无益于治疗。每个成年人都是自己生命健康的第一负责人，尤其是有生活阅历的人，心理承受力并没有家属以为的那么弱，绝大多数患者在知晓诊断、经历2周左右的情绪剧烈波动后，会接受患癌的事实，而且这往往会激发其生存的欲望。得知癌症诊断会让很多患者重新审视自己，决定患癌后的生活方式与工作方式，当然，转变是渐进式的，中间的关键在于修养或者修炼。

所以，比起要不要告知，更重要的是如何告知。告知的时候，要给患者希望，让患者意识到他可以信赖你、依靠你。患者往往情绪在先，理性在后。任何人遇到突发状况、看到恶性疾病的诊断、听到噩耗或者遭受重大打击时，首先表现的一定是情绪反应，往往需要3次情绪发泄后才会做理性的思考。但是，二者的先后关系并不等于主从关系。情绪是直接的，理性思考是间接的。直接、间接并不代表哪一个为主。青少年跟中老年人对情绪和理性思考的反应有比较明显的不同。一般来说，青少年比较容易受情绪的干扰，而中老年人比较习惯理性思考。由有经验的医生正式谈话告知患者癌症诊断，患者通常能够接受，极少出现意外状况，而从其他处无意中突兀地获知癌症诊断则对患者的打击非常大，甚至会导致极端事件出现。

有一次在肿瘤医院外科诊室，患者儿子先进来诊室："大夫，还是先别告诉我爸这情况，他身体差，承受不了手术。"等在诊室门外的患者推门而进："大夫，您直接和我说就行，需要做手术就抓紧安排。"3周后，患者做完手术顺利出院。

从身体不适演变为确诊癌症，这对大多数患者来说都很突然。当患者走进医生办公室时，他的希望集中在收到好消息的可能性上（尽管可能微乎其微），而医生却不得不逐渐将患者的注意力转移到令人担忧、必须现在就开始沟通的事实上。当医生和患者的看法存在分歧时，"如何给予信息"的关键就是沟通的方法与技巧。告知患者癌症诊断、癌症进展、治疗无效、癌症复发、病情危重等信息，是绝大多数医生都能意识到的很困难、很有挑战性的沟通议题。如果医生以一种生硬、唐突的方式宣布坏消息且医生自己缺乏对患者情绪的良好感知力，其对患者心理所造成的影响可能是具有破坏性的，并且会持续很长时间。尽管这一问题已经得到广泛关注，但低年资医师、住院医师以及医学生们，在向患者及家属传达坏消息时仍然感到困难重重。

关于培训临床医生如何告知患者坏消息，国际上有两个常用模型。第一个是由美国 Walter Baile 医生发明的 SPIKES 模型，适于告知患者本人，由 6 部分内容组成：①设置；②患者对疾病的认识；③患者对信息的需求；④如何提供医疗知识给患者；⑤用共情对患者的情绪反应做出回应；⑥对以上内容进行总结。第二个模型是由日本的 Fujimori 等医生提出的 SHARE 模型，适于告知坏消息时有患者家属参与的情形，由 4 部分内容组成：①选择支持性环境；②如何传递坏消息；③一些附加的信息；④给患者适当的安慰和情感支持。这两个模型的相同点是告知坏消息时都要有适当的环境、培训如何传递坏消息、与患者共情或为患者提供情感支持。

告知坏消息时，临床医生需要额外处理患者的反馈和需求，其重点是关注如何减轻患者痛苦。临床医生向患者及家属告知坏消息时强调四个重要目的：收集患者信息、传递医疗信息、提供帮助给患者、赢得患者对治疗的理解与支持。策略要点如下。

（1）准备。

■ 尽快安排一次约见。

■ 安排足够的时间，谈话过程尽量不被打扰。

■ 选择一个舒适的、患者熟悉的、相对安静独立的环境。

■ 适当鼓励患者邀请配偶、其他亲属或朋友陪同就诊（尊重患者的决定，多数患者认为两个人听医生给的信息比一个人听效果更好，因为有时患者漏掉的信息，家属却记下来了，而且家属能够和患者一起做出一些决定）。

■ 充分准备好有关患者的临床情况、病历记录以及个人背景的资料。

■ 尽可能将医生自己的"包袱"和个人感受放在一边。

（2）开始会谈 / 设置场景。

■ 总结事情的进展情况；与患者进行检查核对。

■ 询问上次就诊后发生的情况。

■ 推测、核对患者的想法或感受。

■ 协商议程。

（3）分享信息。

■ 首先评估患者的理解情况——患者已经知道什么、正在想什么或已经被告知什么。使用开放式提问的方式来判断患者对自己的医疗处境的认知程度，例如，"到目前为止，您对自己的病情有什么了解？"或"您认为咱们做 MRI 的目的是什么？"这有助于医生了解患者的心理动态。

■ 评估患者希望了解多少（刻意规避病情信息更容易引起患者的不安与焦虑，不妨在安排患者做检查前，初步探知患者是否想知道检查结果，例如，"您想知道检查后的所有信息吗？到时愿意和我讨论下一步的治疗方案吗？"。如果患者不想知道详情，就应该将病情充分告知其亲属及朋友）。

■ 表达与患者的立场是一致的（例如，"我真希望我有更好的消息"）。

■ 先预告坏消息即将来临（例如，"事情看起来可能比预计的严重……""估计我们还得再进一步检查"）。

■ 简洁、如实地给出基本信息，并重复要点（例如，"肿瘤已经转移到了肺部"）。

■ 在给患者传达坏消息后，谈话暂停一段时间以使患者理解这些信息（支持性沉默）。

■ 等到患者回答之后再继续谈话。如果患者没有反应，医生可以正向叙述自己读取到的患者的情绪（例如，"你一定很担心""你看起来很不好受"）。

- 对患者的情绪做出合理的反应，让患者感觉到情绪被接纳、被理解，以提供情感支持。
- 不要通过隐瞒部分坏消息或改变谈话主题来减轻患者的痛苦。
- 根据患者情绪来选择要提供的信息量，不要过早给患者太多的信息。
- 鼓励患者提出问题（例如，"你有什么想问我的"），并为患者创造空间来表达他们的担忧。
- 把医生的解释与患者的看法联系起来。
- 要"一小段一小段"地给予信息，并对信息进行分类。
- 注意节奏；在进程中反复确认患者的理解和感受。
- 谨慎地使用语言，要根据患者的智力情况、反应和情绪给予相应的信息，尽量避免使用行话、术语。
- 医生自始至终都要注意自己的非语言行为。

（4）展示出对患者反馈的重视。

- 解读患者的非语言线索（面部表情/肢体语言、沉默、流泪）并做出回应。如果患者有人陪伴，那么还要解读和回应陪伴人的语言线索和非语言线索，可以停顿以便其提问，但要记住"患者才是医生的首要关注对象"。
- 允许"戛然而止"（当患者岔开话题或停止倾听时），给予患者时间和空间，允许患者做出否认。
- 不断地刻意停顿，给患者创造提问的机会。
- 在谈话的进程中要评估患者对信息的需求量，根据需求量提供足够的信息（例如，听患者表述自己的愿望。因为个体差别很大，而且同一个人不同时间点的信息需求量也会不同）。
- 鼓励患者尽早表达他们的感受（例如，"您一定不好受，想说说您的感受吗？""我很遗憾，这件事对您而言可能非常难接受。""看起来这个消息让您心烦意乱。"）。
- 通过接受观点、共情和关心，回应患者的感受和困境，与患者做肢体交流（例如，患者痛苦时，拍拍患者的肩膀、紧握患者双手、触碰患者手臂、进行目光交流等）。

■ 检查患者在刚被给予信息方面的既有认知。

■ 尤其注意，要引出患者所有的担忧。

■ 检查患者对所给信息的理解程度（例如，"您愿意谈谈您将要告诉您的妻子什么吗？"）。

■ 注意那些非共享问题的含义（例如，癌症对医生而言与对患者而言意义不同）。

■ 不要害怕流露情感，如悲痛。

（5）计划与支持。

■ 确认患者所有特别担忧的问题，包括可控制的及不可控制的，并排出优先次序；将可确定的事情与不可确定的事情区分开，以提供针对性帮助。

■ 确定下一步的诊疗计划。

■ 为今后可能发生的事情提供一个宽泛的时间框架。

■ 给予切合实际的希望（"从最好处着眼，从最坏处着手"）。

■ 与患者建立同盟，强调与患者的伙伴关系（例如，"我们可以一起来解决这个问题""我们全力合作"）。

■ 强调患者的生活质量。

■ 提供医生的联系方式。

（6）随访与结束。

■ 总结并检查、确认患者的理解情况以及有无其他问题。

■ 分析此次谈话的意义和后续步骤。

■ 不要仓促为患者安排治疗。

■ 尽早为患者安排下一次预约，提供自己的联系方式等。

■ 再次表明会支持患者（例如，"我会尽力帮助您获得最好的医疗照护"）。

■ 确定支持系统，帮助患者找到其他支持来源，让患者的亲属和朋友参与其中（如患者家属及朋友、公益团体或社会工作者）。

■ 会见／告诉患者的配偶或其他相关人员。

■ 提供书面材料。

很多患者是从一些看似普通的身体症状（如肿块、咳嗽、疼痛不断加重、血尿、大便带血等）而被诊出癌症的，从这时起，癌症的"不确定感"就开始在患者的心里产生了，这种"不确定感"表现在患者不断地问自己"这些症状是癌症的表现吗？是还是不是？"在医生还没有对这个疑似患者进行诊断或还没有做任何检查时，这位患者的心理状态已经从健康状态变成了一种焦虑状态或对将来的"不确定"状态。患者会感觉得了癌症的可能性非常大，接下来的情况会越来越糟。前期有这种预感的患者，与从未意识到自己可能罹患肿瘤而只是体检发现的患者相比，前者在心理上已经有所铺垫。

等待确诊的那段时间对患者来说是最难熬的一段时间，因为要等待一种不知道是好还是坏的消息，且被告知可能患有癌症的场景刻骨铭心并会反复回放。医生可能已经见过千百次这样的情况，但这对患者来说是第一次。

一位卵巢癌患者回忆：我的医生不带任何感情色彩地说，"你的肿瘤是恶性的，我们要做怎样怎样的治疗，在这个过程中可能发生这样或那样的问题"，可是在医生说话的整个过程中，我根本没听进去几个词，只是不断地在想"天啊，我得了癌症，我会死的"。

同样，癌症复发也是每位患者都担心的坏消息。一旦癌症复发，患者都会在心理上产生强烈的挫败感，特别是有了第一次与癌症搏斗的经历，难免会对新一轮的治疗产生畏难情绪。一位肺癌患者说："在肺癌复发后，我就像坐上了过山车。第一天我疯狂采购，疯狂买新衣服，计划要做很多事情。但第二天，我又感到非常恐惧，我收拾壁柜，把好多东西丢掉了。"患者对于癌症复发的情绪反应与在第一次得知癌症诊断结果时的感受是相似的：震惊（"这可能是真的"），混乱（"我无法面对这些"），接受（"医生告诉我现阶段有一些治疗的方法，我最好接受它们"）。不同的是，得知癌症复发时，患者在混乱和接受阶段有了更多的悲伤体验，如必须再次面对治疗的焦虑以及对于治疗结果不确定性的恐惧，尤其是后者，会带给患者更多的精神负担。

所以，对宣布坏消息这个环节，医生需要格外用心，宣布坏消息所需的沟通技巧在强度、目的性和意识方面都会有变化。以下按照接诊步骤，对这些技巧进行阐述。

（1）开始阶段。

与其他任何会谈一样，将地点安排在相对安静的办公室很重要。

（2）准备工作。

如何安排预约见面：通知患者癌症诊断，或者癌症进展、复发、治疗效果不好，或者病情危重等时，需要提供的信息很复杂，准备时就需要特别思考和计划。事前思考：应该在什么时间、什么地点约见患者？谁应该在场？作为医生，在情绪上和事实上是否准备充分？

会谈时往往不止患者一人在场，很多患者往往会带亲属或朋友一起来见医生，因此医生很可能遇到不止一个人在场，各人有不同的想法、担忧和期望以及不同的问题的情况。此时聚焦于"主体对象"的患者非常重要，但也要考虑陪同的朋友或亲属的想法等。按照我国实际情况，如果时间允许，可以先和直系家属谈话以了解患者情况，再与患者及其亲属一起谈话，这样做经常很有帮助。

对于儿童癌症患者，他们的父母也是沟通中的关键人物，医生不得不同时既与患儿的父母沟通又与患儿进行沟通。这特别具有挑战性，因为各方肯定都需要关注，稍大一些的儿童常常有他们自己的需求，交谈能提高患儿对治疗的依从性。孩子的癌症诊断对所有父母来说都是压倒性的，医生要适时地承认父母的担忧和期望。

告知癌症诊断时，患者通常会询问以下问题：得的是什么类型的癌症？目前癌症处于哪一阶段？现在是否出现了转移？是否还需要做其他检查来进一步诊断和确定治疗方法？目前癌症情况有多严重？有多大可能性被治愈？预后如何？医生要针对这些具体问题提前做好专业预案，比如如何应对患者可能的情绪、如何推进谈话、整体沟通控制在多长时间。

（3）评估患者的认知起始点。

发现患者已经知道什么、害怕什么和希望什么，这很困难但至关重要，特别是当患者受到惊吓的时候。如果沟通时有患者的亲属或朋友在场，情况可能更加复杂，但这种情形可以让医生在与患者沟通预后或治疗选择之前可以了解患者和其家属的认知情况，从而为建立良好的医患关系打下基础。

（4）评估患者的个体信息需求。

发现患者想知道什么也很关键。绝大多数患者想知道自己到底是不是得了癌症，包括老年患者。评估患者希望知道多少，特别具有技巧性。理解患者所在地潜在的文化影响会有所帮助，但最重要的是确定患者本人或其重要亲属的需求。有学者建议用直接的初级问题，如"如果情况有些严重，您属于想知道到底在发生什么的人吗？"。也有学者建议通过分层方法委婉地宣布坏消息，每一步后都留一会儿停顿以获知患者的反应。还有学者建议，医生在发出预告之后，应直接给予患者消息，并在进程中评估应如何推进沟通，其理由是，不肯承认坏消息的患者仍然能够屏蔽他们不想听到的消息。

（5）运用明确的分类或提示标志。

发出预告信号是对即将告知的信息进行明确分类或标记的一种方法，是为了提醒患者注意，情况可能非其所愿。在会谈开始不久就给一个预告信号往往很有用，特别是对于复诊患者。医生可以按患者的情况结合自己的个人风格来进行提示。对罹患晚期癌症的患者，医生可以说："恐怕这消息不如我们所希望的那样好"，同时伴随恰当的非语言行为，此时可以停顿一下，让患者做好心理准备，尽量避免信息过于突兀而使患者难以接受。也可以帮助患者集中注意力，预示接下来的信息很重要，例如，"有两件重要的事情你要记住，第一……，第二……"。

（6）解释与共同制订决策。

宣布坏消息是解释与共同制订决策的一种特殊情况，所以这种困难的情况需要特别巧妙地应用与前文讲述的"解释与共同制订决策"阶段有关的绝大多数技巧。以小段的形式传递信息并检查、核对患者理解的情况，是此处的关键技巧，这使医生能够在这一小段进程中评估、确认患者是否理解。

（7）讨论选择和意见。

当患者准备好听取医生的建议时，医生需要再次提出治疗选择，一定要使患者明白他们将参与治疗决策。如果患者想讨论未来的生存时间，要避免给出过于确定的时间范围。不过，给患者一个宽泛的时间范围，可能对那些希望提前规划生活和工作的患者有所帮助。

（8）将解释与患者的看法联系起来。

给予患者切合实际的希望。如果患者真的有望康复或改善，此类沟通对医生而言比较容易，而要给一个治疗失败的患者以希望则困难得多。对医生而言，在这种情况下重要的是了解患者本人的应对策略，发现患者是倾向乐观还是悲观。医生不是先知，也经常在评估疾病的预后中犯错，而患者都需要希望，给予其希望的关键是要真正基于患者的实际情况和他们对疾病的感受给出切合实际的希望。若让患者不切合实际的盲目乐观，往往下一秒患者要面临的就是排山倒海的绝望。

（9）提取线索，与患者共情。

提取非语言的线索有助于医生找出患者想要提问的出发点或者准确把握患者的情绪状态，然后换位思考，表达对患者处境的理解。此时医生可以进一步询问患者关心的问题，并回应他们的感受。"看得出来你特别沮丧，检查结果证实了你最坏的担忧，我很遗憾。"（停顿）"你提到过你女儿因病不能工作，你还有什么担忧想和我说说吗？"提取线索的一个特例与"戛然而止"相关——患者（或其重要亲友）在听到坏消息时一下子呆愣在那儿，似乎被困住了，好像无法听到医生在说什么。发现患者不想再听任何话时，医生需要在进程中将给予的信息分成更小的段，并确认患者的理解情况，特别要注意患者的语言暗示（如突然转换话题），或者更普遍的非语言暗示（如哭泣、沉默，或看上去不舒服、气愤）。

通过共情来稳定患者情绪。患者在得知坏消息时，反应往往是震惊、无助、悲伤、哭泣、否认及愤怒。这种情况下，医生可以通过共情反应来支持和团结患者。共情反应由四部分组成：观察患者的任何一种细微的情绪变化或反应，包括哭泣、悲伤、沉默、震惊等；确认患者表现出的任何一种情绪变化或反应产生的原因，例如患者保持沉默，此时可使用开放性问题询问患者在想什么来确认，虽然这往往跟坏消息有关，但是为了以防万一，应再次确认；给患者留一定的时间宣泄情绪，宣泄期间要让患者感受到医生的同理心。

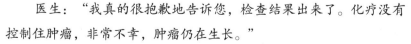

医生："我真的很抱歉地告诉您，检查结果出来了。化疗没有控制住肿瘤，非常不幸，肿瘤仍在生长。"

患者："我最害怕就是出现这种结果了！"（哭泣）

医生：（靠近患者，紧握住患者的手臂）"我深知这不是咱们想要的结果，我也希望结果更好一些。"

（10）提供支持。

为患者提供支持非常关键，医生要公开表达，例如，"我们会一起来解决这个问题。""我会帮你预约外科专家"或"我们会帮你一起应对这件事……现在我们继续进行如何？"等。这些都能帮到患者，因此需要予以强调。老年癌症患者及其亲属需要的可能不仅是大量情感上的支持，还需要医生实际行为上的支持。尝试去了解患者所处的困境有助于医生理解那些看起来不同寻常的行为举止。

（11）表现出恰当的非语言行为。

医生无须完全隐藏自己的沮丧神情。医生不应该害怕情感流露，如果医生在宣布坏消息时无动于衷，反而会使患者感到不安，但是，医生的沮丧神情能外露出来多少，这依据医生的性格及特定的情况而定，因为此刻，缓解医生的沮丧不是患者的任务。另外，医生在进行这一复杂的任务时很难不表现得焦虑，而此时患者却可能由此提取到医生的非语言线索，患者可能更加没有信心。注意，使患者保持信心、继续与患者建立良好医患关系是沟通的目标。

（12）安全支持。

将告知患者及亲属的内容记录在医疗文书中，这非常有帮助，特别是在转诊时。整个会谈过程中，持续不断地与患者及其在场的重要亲属建立信任关系非常重要。如果医生对患者或其重要关系人不是很了解，那么在会谈的最开始就需要有意识地为建立信任关系奠定基础。如果预感到患者可能难以承受、心烦意乱，应提前联系患者家属或朋友陪同就诊并护送患者回家，以避免发生意外。身体虚弱、听力受损或视力减退的患者，以及老年患者，通常有亲属或其他看护者陪同就诊，因此医生需要谨慎地与各方构建和谐、融洽关系。对老年癌症患者的问题分出优先主次顺序尤其重要，并不是所有的问题都是当前应回答的问题，有些癌症对老年患者的危害可能不如某些基础病的危害大，所以不是所有的问题都应列入患者刻下的沟通议程。在接诊老年患者时，应尽早并贯穿始终地对患者的情绪状态进行评估，这一点非常重要，在老年患者中，焦虑和抑郁情况非常普遍，但有些患者可能表现得并不明显。

（13）结束。

这个阶段常会有意外收获，医生能与患者就下一步该如何处理进行归纳总结，并给予患者一些控制权。在这个阶段，医生应为下一次约见设定最早的日期、提供正确的联系方式、开始计划接下来的步骤，这些对患者而言其实都是支持和安慰。如果患者表示想把有关诊断或预后的信息告知他人，那与患者选择的重要关系人联系、沟通常常有所帮助，这样可以让患者有时间消化坏消息，并决定他们需要多长时间来考虑治疗选择。

传达坏消息在很多场景中是相通的，例如这个例子中，一位医生妈妈运用医学知识与沟通的技巧，按照自己学过的告知患者坏消息的"五部曲"，将自己患乳腺癌的消息告诉了11岁和8岁的孩子。整个过程也给了我们莫大的启示。以下为这位医生妈妈的记录。

我在料理台边做着晚餐，故作轻松地说："家长会开得很顺利。"萨姆11岁，刚上五年级，看到他正在写家庭作业"细胞"，我转向萨姆："你对细胞了解多少？"萨姆说："嗯，细胞是构成人体的基础。我们每个人都是由细胞组成的。"说实话，萨姆的回答让我很意外，接着我问："那你对癌症了解多少呢？"这是告知的第一步：了解对方知道多少。萨姆说："癌症就是细胞失控了，仿佛控制了你的身体来自我繁殖。"这回答很恰如其分。"好吧，接着这个话题，妈妈可能有些事情要告诉你们。"这是第二步：打预防针（适度铺垫）。"我的乳腺中发现了一个肿块，医生做了活检，确认是癌症。"我停下来，努力咽了口口水。我尽量不去兜圈子，直接说明情况，但又好像矫枉过正了。孩子们当时脸上的表情，深深地刻在了我的脑海中：萨姆沉默着，长长的金色睫毛下，两只蓝眼睛瞪得大大的——他呆呆地盯着我，整个人好像僵住了。8岁的妹妹淡褐色的眼睛则马上变红了，盈满泪水。我接着说："我知道这听起来很可怕，但我很幸运，发现得早。"我告诉他们，会在医院找最好的医生团队给我做手术，然后吃药控制病情，我的身体现在感觉也不错。这便是告知的第三步：共享信息。萨姆问："能治愈吗？"如果不是得病的是我，我简直要感叹儿子太聪明了！我回答他可能治愈。"那会复发吗？"这个问题也相当好。我告诉他，理论上癌症有可能可以复发，但吃药有助于预防复发。妹妹仍然哭着，问我的身体会不会因为癌症变得虚弱。我告诉她不会，我仍然在坚持跑步，我仍然能陪她骑自行车。萨姆说："至少你还能继续做喜欢的事情。"我们紧紧相拥，分享着彼此的感受。我告诉他们，悲伤和害怕是完全正常的反应，我也会有这些感觉，但我完全信任医生的治疗。这便是第四步：回应对方的感受。晚餐做好了，我们没有食不知味，而是坐下来一起吃饭。我说如果他们愿意，可以与朋友、老师分享这个消息，如果需要，我也会出面去说明病情。这是告知的最后一步：计划下一步行动。

两个孩子对消息的反应截然不同。萨姆几天都闭口不提，也没有告诉老师、朋友；而妹妹把消息告诉了两个朋友、现任老师，以及从前的二年级老师，她和同学一起设计了一张色彩缤纷的祝福卡送给我。后来，我发现萨姆虽然沉默，却在查阅相关期刊，抄写下了许多关于癌症的知识。两个孩子应对的方式是如此不同，让我觉得有趣又温暖。两种方式没有好坏之分，只是不同罢了。更有意思的是，妹妹变得像个小护士，每天都要询问我的感受，有没有疼痛？吃了多少东西？有没有锻炼？新的检验报告什么时候出来……她甚至要求"触诊"，摸一摸我的肿块。活检之后，病灶处有些肿胀，她马上就摸了出来。她表现出一幅厌恶的表情，皱起眉毛。我完全赞同她："这确实很糟糕，好在我们就要摆脱它了。"

手术很顺利，我当天晚上便见到了孩子们。妹妹继续充当护士的角色，帮忙检查伤口、协助换药、检查引流液量。有天晚上，我给妹妹读动物童话时，她突然问我："如果我得了乳腺癌怎么办？如果发现时不是Ⅰ期，而是Ⅳ期怎么办？"难以置信，一个8岁的孩子，正在跟我讨论癌症分期！我深吸一口气，解释说："那你要及早开始做X线筛查，比我年轻时就要开始。"术后12个月，萨姆给我看了手术日那天他的日记："今天没上英语课……而且妈妈治好了癌症，今天真棒！"的确，那天真棒。看着儿子简单而深刻的文字，我想起了一句诗：希望永远潜藏在人们心中。希望，同样也潜藏在幼小的孩子心中。我会记住这一点，未来在向患者和家属传达坏消息时，也要记得，最黑暗的绝症背后，也有希望。如今，从我发现那个肿块开始，已经两年过去了，我又回到了临床上。最近有一个老病号的情绪明显不太对劲，询问之下他告诉我，他妻子刚被诊断出转移性肺癌，尽管她一辈子都没吸过一口烟。患者突然问我："我要怎么告诉孩子们？"我停下来，咽了口口水，想起了和萨姆与妹妹的对话。"我们该分享多少信息？"经历告诉我，年幼的孩子们拥有我们难以想象的直觉与心理弹性，及早与他们对话，甚至患者都能从他们的身上汲取到力量。

以上是患乳腺癌的医生妈妈把自己患癌的消息告诉孩子们的过程。癌症在人类诞生之前就已经存在了，科学家在一亿五千万年前侏罗纪时期的恐龙化石中发现了肿瘤的痕迹。而人类对癌症最原始、最淳朴的认识，可以从"cancer"这个英文单词中有所了解。这个词起源于古希腊语中的"螃蟹"一词，这是因为恶性肿瘤像树根一样向周围生长的方式，以及肿瘤周围肿胀蔓延的血管，都很容易让人想起螃蟹张牙舞爪的样子。"肿瘤学"这个词也起源于古希腊语，它来自"负担"这个词。在古希腊的戏剧舞台上，"负担"这个词被用来指代一种悲剧角色的面具，这个面具就象征着角色内心所承载的沉重负担。癌症是人类历史上最古老的疾病之一，殷周时代的甲骨文上已经记载有"瘤"的病名，西周时期的《周礼》记录了肿瘤类疾病的专科医生"疡医"，大约在4600年前古埃及伟大医生印何阗的文稿里提到了一个胸部肿块的病例，关于治疗，印何阗无奈地写了短短的一句话："无法治疗"。癌症会给人造成极其沉重的负担。

时至今日，癌症对患者及其家庭来说仍然有着很多共同的含义，仍然是一个"毁灭性"诊断。患者往往会想"为什么偏偏是我？"很快又会想"天啊，我会死于这种疾病""我可是家里的顶梁柱啊"，瞬间涌出对死亡、疼痛、丧失功能的恐惧及对家庭和未来的担心。所以当医生给出坏消息时，要在短期内减轻患者痛苦并不容易实现，这导致有时患者并不想知道真相，此时通常需要医生特别处理患者的反馈和需求。患者出现方寸大乱、不知所措等短暂的混乱表现是正常的，已有很多研究显示临床医生与患者的共情反应可以减轻患者的痛苦，帮助患者进入理性思考阶段——意识到下一步更重要的是拿起武器与癌症展开斗争。

《当呼吸化为空气》记载了作者自己作为神经外科医生告知一位恶性胶质瘤患者其诊断信息的过程。

　　李太太快满六十了，眼睛是淡绿色的，两天前转到我这里。原来住的医院在她家附近，离这儿有一百六十多公里。她丈夫穿着格子衬衫，衬衫的下摆整齐地塞进洗得干净挺括的牛仔裤里。他站在她床边，不安地摆弄着手上的结婚戒指。自我介绍以后，我坐下来，她给我讲了自己的事：过去几天来，她一直觉得右手在麻麻地刺痛，然后就有点儿不听使唤了，后来发展到连衬衫扣子都扣不好。她去了当地的急诊，害怕是脑卒中。在那里做了个磁共振，就被送到这儿来了。

　　"有人给你解释磁共振的结果吗？"我问。

　　"没有。"烫手山芋被扔给我了，这种难以启齿的事情总是这样。一般来说，我们都要和肿瘤科医生吵一架，让他负责把这种消息转达给患者。这事儿我都干了多少回了？嗯，我想，到此为止吧。

　　"好，"我说，"我们要好好谈谈了。要是你不介意的话，能不能跟我说说你现在的想法？听患者聊聊对我总是很有帮助的，免得我待会儿说不清楚。"

　　"嗯，我以为是脑卒中了。但我猜……不是？"

　　"猜得对。你没有脑卒中。"我略有迟疑。我能看到她上周的生活和即将来临的生活之间那巨大的鸿沟。她和她丈夫看上去都没做好迎接脑瘤的准备。到底又有谁准备好过呢？于是我放缓速度，稍微说得含蓄了些："从磁共振看，你脑部有包块，所以才有那样的症状。"

　　沉默。

　　"你想看看磁共振图像吗？"

　　"想。"

　　我从病床边的电脑上调出那些图像，指出她的鼻子、眼睛、耳朵，教她看。接着我向上滚动到肿瘤的位置，黑色的坏死核周围包裹着边缘起伏的白色圆环。

"那个是什么？"她问。

我仍然想回避这个问题，好让他们暂时不那么忧心忡忡，心理负担稍微轻一些。

"做完手术才知道，"我开口，"但很像脑肿瘤。"

"是癌症吗？"

"要取下来交给病理科医生，做了活检才知道。但是，如果让我来猜测，我可能会说是。"

从扫描结果来看，我心里早就确定了是恶性胶质瘤，很有侵略性的脑癌，最糟糕的那种。但我说得很委婉轻柔，随时察言观色，看李太太和她丈夫的反应行事。我刚才已经说了有脑癌的可能，估计其他话他们也记不得多少了。如果是一大碗悲剧，最好一勺一勺慢慢地喂。很少有患者要求一口气吃完，大多数都需要时间去消化。他们没有问手术预后的情况。……我详细地说了接下来几天可能要面对的情况：围绕着手术要干些什么；我们只会剃掉她的一点点头发，这样稍微修饰一下还是美美的；手术之后她的手臂可能有点儿虚弱无力，但后面会恢复的；如果一切顺利，三天后她就能出院了；……也不用刻意去记我刚才说的任何东西，反正我们都会再过一遍的。

手术以后，我们又谈了话，这次我们聊了化疗、放疗和预后。……首先，具体的数据是研究室里用的，在病房里没必要说。标准数据，也就是卡普兰－迈耶曲线，对部分存活了一段时间的患者进行了跟踪检测。我们就是用这个曲线来衡量治疗的进展，来判断病情的严重程度。恶性胶质瘤的曲线下降得特别快，手术两年之后只有5%的患者还活着。其次，话要说得准确，这非常重要，但还是必须留下希望的空间。我不会说"存活期是十一个月"或者"你有95%的机会在两年内死亡"，而是说"大多数患者都活了好几个月到好几年"。在我看来，这可能是更诚实的说法。问题在于，我不能跟患者准确地说她到底位于曲线的什么位置：是六个月以后死亡呢，还是六十个月以后？当不能准确判断的时候，说出具体时间是不负责任的行为。

上述示例很具有代表性，可以从中体会到作者的专业水准和人文底色。坏消息如何告知，也彰显了传达者的智慧和领导力。下面看另一个例子。有一位13岁女学生，患重病在医院里等待手术。有一天医生将她的父亲叫到病房外，说了两个坏消息。第一，他女儿的病情已经非常严重，原计划一星期之后的手术必须提前到今天晚上。第二，医院出现了一个状况，没法给孩子提供麻醉，手术只能在没有麻醉的情况下进行。没有哪个父亲受得了这样的消息……但是父亲回到病房，带给女儿的，却是两个好消息："第一，医生说今天就可以做手术了，不用再等一星期，这意味着三天之后你就能出院回家了！第二，医生们一直在观察你，他们认为你是最勇敢的少年，所以手术甚至不需要麻醉！"很多年以后，女孩才知道这番话背后的真相。她早就忘了自己当年是如何经历那场手术的，但是她永远都记得父亲给她的两个好消息。这个故事体现了传达消息者的领导力，广义上的领导力并不是指挥谁、调动多少资源、安排什么事情或权谋，领导力是你能不能、你敢不敢让人和事情产生积极的改变。正如作家余华所说，要相信自己的力量，"剧本已经无法把握，那就说好台词，因为有时候台词会改变剧情"。

　　也有些肿瘤科医生认为，对原位癌患者而言，通过手术已经解决了问题，不涉及后续长期治疗手段，患者能够配合定期复查即可，如果家属认为患者心理承受力不足，不告知患者诊断实情也无大碍。而对于需要长期治疗或综合治疗、需要患者自行口服药物、影响患者生存的癌症，应尽量让患者知晓具体情况，而传达给患者坏消息不是最终目的，最终目的应是真正实现"以患者为中心"，让患者对后续生活和工作更好地做出抉择、安排，包括治疗事宜的决定、生活工作的调整。

　　传达坏消息的环节确实考验医生的能力，医生需要先掌握相应的沟通流程及原理，再根据每位患者的具体情况来临场应对。传达坏消息大致可分为五个步骤：了解患者知道多少信息；打预防针；共享信息（疾病、治疗、预后等）；回应对方的感受；计划下一步行动。本节很多建议都与建立共同认知基础、承认并敏锐地回应患者的看法（思想和感受）、表达医生关切的语言和非语言行为等有关。在宣布坏消息时，无论你与患者是素不相识还是熟识多年，都可以用相同的方法来构筑并维系治疗关系。在得知罹患癌症后，大多数患者会说"诊断完全改变了我的生活"，甚至不仅是改变人生，而是将人生打得粉碎，患者对未来的向往、对生活的期待就像肥皂泡一样破灭了。最初得知诊断时的一幕，已经在患者心底留下了深深的烙印。学会在充满"不确定感"的心理状态下生活，是众多癌症患者的心理底线，也会长期影响他们的心理变化。

第3节　讨论治疗目标和预后

在知晓肿瘤的准确诊断和分期后，要先帮助患者确定治疗目标、分析疾病预后，从而根据目标再来制订治疗方案。

一、建议一：临床肿瘤科医生应该按患者需要提供治疗目标和预后信息，不加误导地给予患者信心和安慰

策略：

- 讨论患者的病情和治疗史，评估患者对自己的病情和预后的认知，到目前为止的治疗效果，患者选择医疗的标准，预期治疗目标是否与生存目标、日常活动和生活质量相适应。

- 了解患者是否对相关信息提前做了功课。对于存在矛盾选项的患者，讨论目前情况的利弊。

- 对于不想过多知道疾病情况的患者，可选择与其家属进行讨论（经患者许可）。

- 确定家属是否参与讨论，支持患者邀请重要亲属参加讨论。

- 增强患者信心，明确向患者表示自己作为他的主治医生将尽自己所能帮助他获得最佳结果。

不少人因为对自己身体的关注度不足、经济情况制约，有意无意地忽视了早期症状，实在扛不住才到医院就诊，所以，可能初诊时就已经是癌症晚期。癌症晚期时很难逆转疾病进程，更难获得治愈。有一位就诊时已经是结肠癌晚期的患者，已有肝脏多发转移、侵及腹壁，此时结肠如果没有梗阻、出血或穿孔，

并不主张手术切除原发灶，但是患者结肠的病灶已经破溃并形成了经久不愈的脓肿，侵及腹壁引起了持续的疼痛不适。为减轻患者病痛，同时希望切除了局部病灶后，患者的全身情况得以改善，为后续抗癌治疗创造条件，外科医生为患者施行了手术，切除了结肠肿瘤，清除了腹腔脓肿，修补了大面积的腹壁缺损。家属理解手术的目的，接受了医生最中肯的建议。术后恢复顺利，患者有机会接受了系统的抗肿瘤治疗。

　　医生不断提高自己的技能和水平，用更新的知识、更好的技术武装自己，希望面对复杂情况时处理地游刃有余，遇到困境时能所向披靡，但晚期癌症很多时候让医生有心无力，医生有时会把医疗窘境与困难转嫁到患者身上，徒增患者的痛苦。有位患者流泪讲述了自己的故事：他是一位 38 岁的年轻患者，除了有时便中带血，一直没有任何其他症状，以为是普通的痔疮。几个月后，他得到了令人震惊的消息，肠癌肝转移。他的孩子还很小，家中有哥哥和年迈的老父亲。几年前，他的母亲就因为肠癌去世。他的癌症发展到已经无法手术的阶段，从病情的打击中清醒过来后，这位年轻患者问为他做出诊断的医生："作为男人和男人之间的对话，请告诉我，我还有多长时间？" 医生冷冷地回答："3 到 6 个月。"随后医生走出诊室，留下年轻患者独自面对他刚刚听到的"恐怖"消息。那一刻他感到自己完全没有希望了。对于年轻的癌症晚期患者，可能医生真是不知道说什么好。后来这位年轻患者去咨询了另一位肝癌外科专家，那是一位 60 多岁的男大夫，他和患者一起回顾了所有信息，然后坐下来，伸出手握住患者的手说："孩子，你知道这是一个多么坏的消息？"虽然说的都是肠癌晚期这件事儿，但这位老大夫却以一种同情和关心的方式表达出来，尊重患者并理解他，没有在一开始就进行不确切也无意义的生存预测。年轻患者决定在老外科大夫那里接受治疗，并做了放疗和化疗，不再放弃希望。他后来一直感觉很好，能够与妻子和孩子一起享受生活，从得到诊断结果到现在已经两年了，这大大超出了曾给他预测的 3 至 6 个月的生命期限。之所以不建议医生跟患者过多谈论具体的预后状况，不仅仅是因为医生本身不能准确预测。当然，如果一个患者的期望实在太不切合实际，如有些人觉得自己能活到 130 岁，有的觉得皮肤上长了几个微不足道的斑点就是将死的征兆，那么，医生应该引导他们，让他们的想法变得合理一些。患者寻求的不是医生没说出口的科学数据，而是通过自身的努力能够把握的真实感、掌控感。医生过于深入地谈论数据，就像给干渴的人喂太咸的水，根本无法解决问题。面对死亡时的那种焦虑，远不是数据上的"概率"可以缓解的。

有些疾病比癌症更难治疗。英国物理学家斯蒂芬·霍金大家都听过。1963年，刚21岁的霍金已经很难自己系鞋带了，说话也开始不清楚，去医院检查时他才得知自己患上了肌萎缩侧索硬化，俗称渐冻症。该病的大多数患者会在患病两三年后，因肺炎或窒息而死。医生告诉霍金，他的生命可能只剩两年了。霍金一度极其沮丧，丧失了活下去的目标，两年时间甚至连读完博士都不够，那他的努力还有什么意义吗？有意义，这是他在痛苦中给自己找到的答案。乐观是霍金天生的性格底色，虽然自己的病很可怕，但霍金突然意识到，自己的状态很像一个被判了死刑但又获得了缓刑的人。既然一个人无论如何都要死，那还不如先做点儿有意义的好事。经过了这种思想斗争，霍金终于拾起勇气，重新开始了自己的生活。有时，他甚至会觉得自己幸运，因为渐冻症虽然会让身体瘫痪，但不会影响大脑，他从事的理论物理学研究是少有的几个受渐冻症严重影响的研究方向。幸运的是，霍金病情的恶化速度明显比预期慢，疾病毁掉了他的身体，却成就了他伟大的精神。2018年，霍金安静地离开了这个世界，享年76岁。他的生命没有定格在确诊渐冻症之后的两年，而是顽强地与疾病斗争了50多个春秋。他带给无数人以生命的激励，究其根本，或许就是他那坚定的信念："无论生活看起来多么艰难，你总有自己的方式发光。"

二、建议二：当患者的医疗需求出现重要变化，或者医生要对患者的治疗策略进行较大调整时，需要对患者的治疗目标、优先选择、愿望需求等进行重新评估

策略：

■ 在新诊断、疾病复发或进展、更换治疗方法、医疗照护的目标改变时，或者患者和家属的要求转变时，都需要和患者重新讨论治疗目标及预后。

- 为了明确谈话的起点，应该确认患者对自身疾病的认知情况，包括疾病状况和治疗计划。
- 在向患者提供检查结果后，询问他们是否想要谈论相关信息。
- 对晚期患者，避免使用类似"我们也无能为力"的语句，医生所传达的信息不要与患者想获得一定的生活质量的愿望相违背，因为仍然可以通过姑息治疗减轻患者的癌痛、缓解相关症状。

一位乳腺癌术后的患者说："我每次去医院进行检查时的感受是怎样的呢？就像被恐惧包裹，时刻担心可能又有什么事发生。现在确实发生了——癌症回来了，这一次是在我的肝脏上。现在对我来说最困难的是不知道接下来会发生什么事情。我要接受一个新的治疗方法，却不知道是否会有效。我希望目前的治疗能够控制我的癌症，直到真正有效的治疗方法出现，因为新的治疗方法随时都有可能诞生。这种想法也许太天真了。但真正让人感到沮丧的是，我知道我不可能回到过去的生活了，我不得不忍受现状。"患者疾病出现复发、转移，她希望能坚持到新治疗手段出现，所以愿意承受目前治疗方案带来的痛苦，幸运的是她确实等到了乳腺癌的新药，病情控制良好。很多患者认为："也许现有的治疗能够控制癌细胞的生长，等到医疗技术有了真正的进展，新的治疗方法就会击败肿瘤，并且把我带回到原来的生活中去。"恐惧、悔恨和不确定感与对新疗法的希望交织在一起，而哪种感觉占上风则取决于最新的医疗信息以及患者自己身体的感觉。

一位 52 岁的男性晚期巨块型肝癌患者，AFP 高达 2656 ng/mL，肝部肿瘤病灶直径为 10 cm 左右，可见右肝静脉癌栓、门静脉右干及下腔静脉可疑癌栓。患者病情危急，肝癌病灶随时可能破裂出血，肝静脉癌栓随时可能转移至肺部导致肺栓塞，随时可能发生消化道大出血。患者在一家医院被告知预后极差，预计生存期只有 3 ~ 6 个月，没有很好的治疗方法。但患者有强烈的求生欲望，希望能有更长时间的生存体验。转诊至另一家医院肝胆外科，由于患者对病情完全理解，为控制病情愿意尝试新药，故该院应用肝癌免疫治疗药物 PD-1 联合靶向药物仑伐替尼治疗 6 周期后，患者 AFP 降至正常，肝癌病灶缩小至 5 cm 左右，一线治疗取得成功。患者询问医生："有没有可能治愈？如果有治愈的可能，再难我也想试一试。"外科专家表示如果尽快行转化后的手术切除及肝静脉癌栓清除，有可能获得彻底根治。患者同意进行肝癌降期切除术，接受了剖腹探查、右后叶肝癌切除、右肝静脉癌栓清除手术。术后病理显示癌症处于近乎完全缓解状态。随着治疗新技术的诞生、突破性免疫靶向治疗方法的开展，很多晚期癌症患者有了截然不同的预后。医生应提供给患者足够的信息，然后对患者的治疗目标、愿望需求等进行重新评估。

注意在某些特殊情况下应改变既定策略，例如家属已经签署放弃所有抢救措施的知情同意书，但需要维持至某家属到来时，或者家属面对真实场景改变想法时。

三、建议三：临床医生需要用简单、直接的措辞来传递信息

策略：

- 说明多种可能性（例如，治愈的可能、复发的可能，或最好、最差以及最有可能的结果）。
- 以多种方式（文字、数字、图）提供信息帮助患者理解。
- 一小段一小段地提供信息，及时确认患者的理解程度。
- 医生的个性不同，向患者表达信心的方式也不同。当患者询问生存期时，医生有多种回答方法。如果医生想表达清楚，可以用可能性或中位生存期来表达，如果想留有余地、模糊地表达，可以用年、季节来表达。如果不想表达预后，可以回答"不好说"。
- 向患者传达预后信息时，医生可以表达自己的希望和努力，例如，"这只是统计数据，我们可以一起努力超越它，你也要做好准备和努力"。
- 在传达预后信息之后，加一句"不管怎样我都会帮助你"。

患者："医生，如果这样化疗，我还能活多久？"

医生："嗯，大概有50%的患者在5年后和普通人一样生活。每年会有10%的患者复发，但不管怎样我都会帮助你。"

医学往往是在不确定性中寻求确定性，诊室中经常有这样的场景：患者问

"医生，我还能活多久？"医生可能直截了当地回答"大约 6 个月"。实际上到底是应该告知患者中位生存期还是应该告知患者 5 年生存率，这个问题不好回答。有研究显示，了解预后能让患者减少对未来预期的不确定性，提高患者对医疗照护的认可度，而且不会加重患者焦虑，也不会降低患者对医生的信任度。医生在告知患者预后信息时加上一句"不管怎样我都会帮助你"这样的保证，能增强以上所有做法的效果。

研究表明，无论是刚刚确诊的患者，还是经过标准治疗无效的癌症晚期患者，与医生讨论过治疗期望值的患者的生活质量要高于那些没有与医生讨论过的患者的。晚期癌症患者可能问：癌症晚期对我而言意味着什么？我还能活多久？我现在进行的这些检查可以帮我更好地了解我的病情吗？对于目前可以尝试的治疗选择，可以期待的最好结果是什么？这种治疗的治疗目标是什么？这些可选择的治疗方案，您推荐我使用哪一种？您为什么认为这种治疗方案对我最好？这种治疗方案只是为了减轻痛苦，还是为了减缓癌症的发展，还是两者兼而有之？治疗方案缺陷以及可能带来的副作用是什么？它们发生的概率有多大？是否有可能出现新的治疗方法？有没有适合我参加的临床试验？如果我决定不用药物治疗，我如何能保持生活质量？该如何处理我癌症晚期的各种症状和治疗的副作用？能给我推荐一个姑息治疗方面的专家吗？在准备和患者进行这个环节的沟通时，可以提前把上述问题的回复内容做好预案，把握好沟通的方向和节奏。

《当呼吸化为空气》一书中记录了大量医患讨论诊治的互动场景及作者自己患癌后的心路历程。下文是作者作为神经外科医生被确诊肺癌时，与其主诊医生关于预后的一段对话。

主诊医生："很多人一查出癌症就彻底辞职了，但有的人又更加全身心地投入工作。无论怎样都行。"

作者："我早就给自己做了四十年的职业规划，头二十年是外科医生兼研究人员，后面二十年去写东西。但是现在我基本上就在'后面二十年'了，也不知道该做什么了。"

主诊医生："嗯，这个我没法说。我只能说，如果你愿意的话，可以重返手术台，但你必须搞清楚，对你来说最重要的是什么。"

作者："如果我知道自己还剩多少时间，那就比较容易决定。如果我还有两年，那我就去写东西。如果还有十年，那我就回去做手术，做研究。"

主诊医生："你也知道，我没法跟你说到底还有多少年。"

作者后面写道：

"的确有 EGFR 突变，谢天谢地，不用去化疗了，我要开始服用特罗凯这种小小的白色药片了。我感觉自己一下子强壮了许多，而且突然有了一丝希望，虽然如今的我已经不太明白'希望'的真正含义。笼罩在我生命周围的迷雾又消散了一点点，露出一线蓝天。"

上述记录也反映了新的治疗手段可能颠覆传统化疗的预后，临床肿瘤科医生不一定有充足的数据预判患者的生存期。每个人看待时间和未来的方式都不同，而这一点也影响着患者应对癌症的方式和选择的治疗方案。癌症的确诊，让每位患者都产生了时间紧迫感——抓紧治疗，同时癌症还会让人产生一种不确定感——生死未卜。然而，如果一个人说"我只想过好今天"，他便能专注于那一天他所要做的事情，他的心情就会轻松很多。有些患者若因为担忧明天的事情而无法享受今天的时光，那他会更难面对疾病。医生可以经常提醒患者："你无法把握昨天或明天，只有今天掌握在你的手中，把医疗的事情托付给你信任的医院和医生，你就专注于今天，那应对癌症就会变得容易得多。"

有一位记者瑞安发表了他患前列腺癌后的日记："癌症的诊断改变了我的一切，癌症似乎完全占有了我，它时时刻刻地跟着我，从办公室到家中，又从会议室到宴会厅，无处不在。我被迫习惯它的存在，可以设想，不仅仅是我要习惯它，我的家人、朋友和我的工作也要习惯它。这一切立刻让我意识到，癌症如此快地将我从正常的工作和生活中隔离出来。奇怪的是，除了前列腺的部位有些轻微的疼痛，我的身体其实并没有感到任何不舒服，也没有发生什么戏剧性变化，但是诊断结果却完全改变了我的想法，我不停地在想，癌症真的在我身上存在吗？可能是那些检验人员弄错了我的病理切片吧？总之，我所能想到的都是些无价值的东西，在这样一种情绪状态下，我无法从思想和行动上做出任何正确的判断。我的思想总是在"怀疑"和"听天由命"之间不停地摇摆着。

我一会儿变得信心十足，认为一切都会好的，一会儿又变得极其伤感，感到自己已被判了死刑，再也不会好了。"

临床医生应该根据患者需要提供预后的信息，并且不加误导地给患者以信心和安慰。医生应提前做好准备工作及预案，注意探知患者的信息需求量和医疗需求，用简单直接的词来表达，帮助或引导患者逐步对自己的疾病预后有常规的了解。注意，每当患者的护理要求出现重要变化时，临床医生需要重新评估患者对治疗目标、优先选择以及医疗的需求有无变化。

那些与癌症生存率有关的数据和检查结果，对癌症康复者来说往往是沉重的包袱。当得知自己被确诊为癌症时，几乎每个人都会问："医生，我生存的概率有多大？"不管医生的具体回答是多少，只要是小于 100% 就会让他们产生恐惧：我是属于哪一部分呢？是活下来的 50%，还是死亡的 50%？《疾病的隐喻》的作者苏珊·桑塔格在书中讲述了她 24 年前患乳腺癌的经历，而正是这段经历成就了她的这部重要作品。当时她的病情很不乐观，但她还是坚持进行了一系列侵入式治疗，现在，她依然活着。患者期待的是一个确切的答案，对自己命运强烈的不确定感让患者感到非常无助和苦恼，但这些数据往往无法化解他们心中的不确定感，所以在告知患者相关数据后，更要嘱咐患者不要为那些平均生存时间感到悲伤、忧郁，不应该给自己不良暗示，一定要意识到这些数据仅仅是数字而已，它们只是平均值，可以告诉患者"你不是一个数据，你是你自己！"

第 4 节　讨论治疗方案

在解释与讨论的基础上，帮助患者理解医疗决策制订的过程，促使患者在他们所希望的水平上参与决策，与医生一起商议一个共同的行动计划，可以增强患者对所制订计划的执行力度。从传统角度来看，医生希望自己能够完全把握医疗的主动权、决策权，医生对医疗行为的这种控制欲很常见，因为医生的文化程度普遍较高，受过系统的医学教育和诊疗技能训练，尤其是有丰富临床经验的肿瘤科专家具有很强的专业性、权威性，在诊治疾病方面有明显的优势，而患者对自身情况及疾病知之甚少，所以医生的优越感和控制欲会在不经意间体现出来。但医疗有很大的局限性及不确定性，癌症的诊治往往是复杂的、长期的，如果医生将患者及家属的意愿排除在外，否定患者的个人意志，在遇到复杂情况、治疗不顺利或治疗失败时，医生更容易受到质疑，易造成医患关系紧张。

恶性疾病是典型的灾难性病伤，制订诊治计划和随访时都需要考虑其复杂性和不确定性，例如精准诊断、联合化疗、靶向治疗、生物治疗、干细胞移植等都需要完整细致的规划和执行，要运用最完善的策略去促成理想的沟通，将人文关怀与专业技术交融，促使患者成为诊疗中积极合作的伙伴，才能建立牢固、互信的医患关系。医生可事先告诉患者，治疗的每个环节将发生什么，就像是对重大事件的一次预演一样，这可以在很大程度上减轻患者由于误解和接受了不正确信息而产生的对治疗的恐惧，也就是说，这样的演练能够减低"治疗恐惧"。

每个人都是自己健康的第一责任人，在医疗决策过程中承担重要角色，医疗决策都应该在患者知情的前提下进行，患者和家属应该是决策的最后拍板人，尤其在医学给不出确定答案的情况下，患者的人生观、价值观或许是另一个决策的考量维度。很少有患者能够完全独立地做出重要的决定，患者在考虑治疗计划时，往往会征求家属的意见，如果家属对临床治疗持积极态度，患者有可能同意采取积极的临床治疗。当然，医生不能只把各种信息提供给患者，而让他们独自踏上和病魔抗争的道路，医生和患者本来就该是并肩作战的合作关系，只有这样医生才能帮助患者做出相对正确的选择。

有些患者认为："我是一个外行啊，我怎么能确定治疗方案呢？"其实在思考和决定很多问题时，其逻辑是相通的，正所谓"隔行不隔理"，如果患者真正理解了基础信息，是有能力按照逻辑分析出适合自己的最优选项的。临床医生可先使用基础术语来描述可用选项，根据患者的需求提供"私人定制"的信息，确认选项的不确定性并解释每个选项的优缺点，坚持患者在决策过程中承担重要角色，并且要意识到患者及家属的选择可能随着时间而改变。对患者的心理、亲属及家庭状况有所了解，才能对其当前背景下的选择及困境有深刻的认知。

与患者谈论进一步治疗时，医生需要先将患者的病史、既往交流时的状况进行回顾，如果医生掌握的信息不充分，那突发状况会令医生措手不及。首先，许多患者基本已经意识到自己有严重的疾病或目前可用的治疗有限，但是都害怕知道结果。在先前开具检查单时先试探出患者对疾病的认知、预期及希望，有助于医生明确检查结果出来后应以怎样的方式开始沟通。当患者有不现实的预期时，例如寄希望于出现奇迹，医生可以要求患者描述病史，这能表达出他的恐惧、焦虑和担忧，并且让他认识到自己疾病的严重性。如果患者在沟通时情绪化严重，就需要前面所讲的共情策略。其次，在治疗过程中，了解患者的具体治疗目标，例如是想控制症状、选择最好的治疗方案还是注重治疗的可延续性，有助于最大限度地满足患者的愿望，进一步使患者得到安慰。思考需要一定的空间，不紧急的情况下可让患者带着问题度过一晚上，第二天再沟通，这样可能会有不一样的结果。

- 适时表明医生的想法：医生思考的过程、目前的意见、治疗选择进退两难的困境。
- 让患者参与进来。医生提供的是建议和选择而不是指令，应鼓励患者说出他们自己的想法、建议。
- 探讨治疗的选择。
- 确定患者在做出决定时所希望参与的水平。
- 商议双方都接受的诊疗计划。表明医生对可选诊疗方案的有或无优先推荐，确定患者的优选方案。
- 与患者进一步确认，患者是否接受计划、是否将所有担忧都表述过了。
- 讨论所有可选方案，且一定要包括替代方案，替代方案包括不采取任何行动、进一步检查、药物治疗或手术治疗、非药物治疗（如理疗、使用助行器、水疗康复、咨询等）、预防措施等。
- 提供患者能采取的行动或治疗方面的信息，如所涉及的步骤的名称以及治疗的有效率、起效时间、优点和益处、可能带来的副作用。
- 明确患者对所要采取的行动的看法，包括认识到的益处、障碍、动机。
- 接受患者的观点，必要时推荐其他观点。
- 充分探索患者对计划和治疗的反应和担忧，包括接受度。

- 将患者的生活方式、信仰、文化背景和能力纳入考量。
- 询问患者的支持系统情况，如家庭、单位，讨论其他可行的支持来源。
- 鼓励患者参与计划的实施，担负起自己的责任并努力完成计划。

告知，不是讲课，医生不能滔滔不绝、口若悬河地一次性把话讲完，而应在患者理解并提问后，以解答的方式把自己的想法继续表达下去。至于患者可能问什么问题，其实需要医生在讲述时刻意引导他们提问。这样，患者感觉到的是医生友好地传递给他们的信息，而不是医生强加给他们的信息，而且患者的问题也得到了充分的解答。不要试图一次讲很多内容，一次只讲一个主题即可，而且要注意讲话的方式，任何傲慢的讲话方式都会让有价值的内容变成"废品"。

医生应永远用患者能理解的事情和概念去解释和形容新的事情，不要用术语去解释患者不懂的概念，因为肿瘤科知识专业性太强，绝大多数人不懂。这也是为什么有些专家的讲座连其他科室的医生都听不懂、听不进去了，更何况没有医学背景的普通大众。即便患者家属同是医务工作者，也别认定对方一定能明白，有时对方真的不懂，避免说"你也是医生你肯定知道"或"你是学医的你肯定明白"等。

一、建议一：在与患者讨论具体的治疗选择方案之前，临床医生应该阐明治疗目标（治愈、延长生存期还是改善生存质量），以便患者了解可能的生存结果，并将治疗目标与其医疗照护目标联系起来

让患者了解该癌症能否治愈，如果不能治愈，能否通过治疗减缓病情进展、避免相关症状出现，分别需要哪些医疗举措。

策略：

- 回顾既往沟通中患者的医疗服务目标和治疗选择。
- 询问患者的想法和决定是否发生了改变，现在倾向于哪种选择（例如，"您曾表达过继续进行抗癌治疗的意愿，但是我看到上一轮治疗对你

来说困难重重，我想知道你现在对下一步治疗的想法如何？"）。

- 对于需要长期治疗的或者晚期的患者，要注意识别什么情况下需要再次进行讨论。

- 沟通时尽可能有患者的重要家属及医疗团队的其他人员在场。在确定治疗决策时，尽量让患者的伴侣及其他亲人参与进来。患者的治疗往往是关乎其整个家庭的大事，家庭成员的参与至关重要，大多数患者希望和家人一起听医生的讲解。医疗团队的其他人员尽量也同时参加，以便及时掌握所管患者的医疗动态。

一位 39 岁的女记者，她每年都会例行做一次乳腺钼靶检查，今年的钼靶检查结果有异常，乳腺科医生说："我看了你的钼靶检查结果，需要做穿刺活检。"该患者很快进行了穿刺，然后她带着病理报告再一次来到乳腺外科诊室，这一次是她的丈夫陪她一起就诊的，她已经变得十分焦虑、紧张，无法像她从前那样清晰地思考。

医生让他俩坐下来："穿刺结果证实了我的判断。你可能也记得钼靶检查图像上发现的那个肿块，那是早期乳腺癌的影像，我知道你一定很震惊，但是好在发现及时，而且这种类型的乳腺癌治愈率很高。我们首先要做的就是将肿块切除。然后对乳腺进行放疗，接着需要做一些化疗。"

患者开始哭泣："我可怎么办呀？我的孩子和我生病的母亲还需要我的照顾。你对我的诊断确切吗？"医生告诉她，诊断是确定的，并表示可以理解她的心理痛苦。

医生建议："现在你们最需要做的事就是回家，花一些时间好好想想这一切，一周后我们再见面，来讨论出一个治疗方案。"

在几天的担心和失眠之后，患者及家属再次来到门诊，患者的情绪已有所好转，也做了一些功课，她问医生："手术是保乳还是需要大范围切除呢？怎样能知道切除了所有的肿瘤？还需要做放疗和化疗吗？"医生很全面地回答了她的问题，她感到治疗有了保障。

患者手术前的心理反应最常见的是焦虑、恐惧和睡眠障碍，原因主要是对手术的安全性缺乏了解，担心手术效果，害怕疼痛，渴望在手术前与主刀医生见面多聊一聊，担心治疗费用，担心术后的生活、工作受到影响。女性患者、文化程度高的患者想法及顾虑较多，性格内向、不善言语表达、情绪不稳定以及既往有心理创伤的患者容易出现焦虑情绪。

外科手术相关的风险、疗效、并发症等极易使患者产生心理压力，通过及时、重点介绍术前注意事项、手术方法与经过、术中配合、术中可能出现的并发症及预防措施，有利于增强患者对手术的信心，减轻患者紧张情绪。医生与患者对风险高低的判断标准不同，医生眼中手术有 10% 的风险就是风险很大，而患者可能以为医生所说的"风险大"指的是多半儿下不来手术台，手术风险被放大了。手术的目的，选择根治性手术还是姑息性手术、腔镜手术还是开放手术，手术的风险、麻醉的风险、术后并发症，手术前是否需要辅助放化疗等都需要讲解。如胃癌患者的手术常常需要切除胃的3/4或全部，并以空肠代胃，此时需要让患者知道这样的手术对他生存的意义、术后可能出现的问题、术后如何饮食等。

有时患者认为只有手术才能根除癌症，不手术就意味着不能治愈，但鼻咽癌治疗时经常首选放疗，淋巴瘤的核心治疗手段也不是手术，所以有的患者会直接询问是不是自己丧失手术机会了，但有的患者只是暗自担心却始终把顾虑放在心里。所以临床肿瘤科医生在与患者讨论具体的可选治疗方案之前，应该先阐明治疗目标（治愈、延长生存期还是改善生存质量），使患者了解可能的生存结果，再把治疗目标与预计可达到的医疗照护目标联系起来，扩大医患双方的共知区域，减小患者的认知盲区，避免不必要的担心。

医生事先清楚地告诉患者在治疗的每个环节将发生什么，就像对重大事件的一次预演，可以很大程度上减轻由于误解和接受了不正确信息而产生的对治疗的恐惧，这样的演练能够减轻"治疗恐惧"。麻醉师在术前跟患者谈话时，应该告诉患者什么时候、用什么方式、在什么地方患者会被唤醒。在知道"作战计划"后，患者的紧张情绪就会缓解。临床研究表明，麻醉师在谈话时让患者知道在手术室和后来的恢复室究竟要做些什么、是否需要在 ICU 观察，对患者来说是非常有益的，知道将会发生什么的患者其止痛药的用量少于什么都不知道的患者的用量，并且在恢复室里待的时间也更短。通过了解流程、做好心理准备，就像前面提到的在大事件发生前"预演"一番，有助于减轻患者恐惧。

不少患者说："从医生告诉我诊断结果到几个星期后开始的治疗，这整个过程就像一场噩梦，我变得没了主意、没了想法、没了感觉，也不知道该说什么、该做什么，我完全迷糊了。"所以，多数情况下，患者在被告知诊断消息、进行检查、讨论治疗方案以及进行治疗等过程中有家属陪同是非常重要的。

有时患者本人希望积极治疗，而家属则顾虑重重。一位 58 岁的女性患者，急性髓系白血病 M2 型，半年前她就知道自己患有急性白血病，但为给独生子筹备婚礼、收拾婚房，一直拖了 6 个月才来住院治疗。此次住院患者本人已经做好了化疗准备，于是医生约来患者的丈夫和儿子交代病情、协商化疗方案。家属对病情理解，但尽管医生已经明确告知化疗与不化疗的生存结局差异巨大，不化疗生存期可能是 3 个月，化疗的生存期可能达到 3 年，但儿子坚持认为化疗太受罪了，不能化疗，丈夫支持儿子的意见。沟通结果出乎医生预料，医生只能让家属回去再考虑一下，次日上午再来医院商议。家属离院后，医生查房，患者孤独地坐在病床上，茫然又绝望，垂着眼帘不看医生，医生默默无语转身离去。学生问："老师，可不可以让患者自己签字同意化疗呢？"医生回复学生："等看看明天的情况吧，还是要尽量获得家属的支持。"第二天，家属再次来院会谈，家属沉默不语，医生对患者儿子说："我们有很多情况和你妈妈情况类似的白血病患者，有百分之六七十的患者治疗效果很好，咱们给你妈妈一次机会，试一下化疗，就先用一次看看，如果效果不好以后咱就不用了，药都是医保可以报销的，就给她一次机会，走一步看一步，以后回想起来咱也不后悔、不遗憾。"家属同意化疗。医生如释重负，立刻拿出化疗同意书请家属签字。随后医生再进病房看患者，虽然她依旧是一个人坐在床边，但看向医生的眼中透着喜悦，这也是该医生第一次见到要上化疗了反而轻松高兴的患者，医生微微一笑："下午就用药，咱们必须顺顺利利的。"患者重重地点头，说："谢谢大夫。"

当时医生的内心独白是，患者作为母亲已经给孩子做了一切，急性白血病拖延了半年才来求治，这儿子肯定是"娶了媳妇忘了娘"，但在后续长期接触中才逐渐意识到这是对家属的误解，家属当时存在"理念预设"或是情感影响理性的情况，确实是担心患者撑不过化疗，幸亏在医生坦诚、逐层推进的劝说下，家属最终做出慎重的决定。患者一个疗程化疗后完全缓解，后续治疗期间，家属非常支持，医患合作顺畅，所以医生确实应该过滤掉自己内心的偏见，消除对陌生人本能的不信任感。这位患者治疗非常顺利，8 周期后结束治疗，享受了 3 年的幸福时光，不幸的是，3 年半后白血病复发，再次治疗 1 年后离世。

理念预设在临床很常见，理念预设是指一个事情在开始之前，人们头脑中就已经对它形成了固定的看法，这种看法可能左右人们之后的行为。理念预设过头了就会形成偏见，反而影响人们对世界的认知。例如，有些人一提起化疗就说是"白受罪"，这就是过度的理念预设，不仅对治疗疾病没有帮助，反而还可能带来危害。

强烈的理念预设能让医生找到一种安全感。19 世纪末，纽约医疗界的青年才俊霍尔斯特德开创了一种切除范围极其广泛的"根治性乳腺切除术"。在这种手术中，患者的整个乳腺、乳腺下方的胸肌、腋窝的淋巴结、锁骨、锁骨下方的淋巴结甚至一部分胸骨都要被切掉。做完这种手术之后，患者的肩膀会向内塌陷，手臂再也无法伸展，还会非常肿胀，需要几年才能恢复元气。而这种手术完全是在一种还没有得到验证的假设下施行的。从 1900 年到 1985 年，全世界有将近 50 万乳腺癌患者被实施了这种根治性乳腺切除术，但切除之后的复发率仍然相当高。但请注意，癌症产生的"微观原因"的发现是在 20 世纪的五六十年代，这个时候距离 20 世纪早期已经过去了半个世纪左右，为什么直到 1985 年还有这么多靠切除整个患病组织来治疗癌症的病例呢？这就是过度的理念预设、思维固化。虽然医学水平发展了，医生也知道癌症是结果而不是原因，但因为理念的"惯性"仍沿用之前的治疗方法。尽管很多时候，对于一些局部的恶性肿瘤如乳腺癌，只切除乳腺和腋窝淋巴结与把"整个组织"都切掉效果并没有差别，但人们首先想到的就是后者，这种强烈的理念预设能让医生找到一种安全感。同理，有些患者及家属也存在过度的理念预设，如前文提到的白血病患者的家属。

患者有权期望医生有足够的专业知识和技能，也有权期望医生富有同情心和爱心。肿瘤科专家往往非常忙，但如果医生和患者交谈的时间很少，不做解释，也没有时间去了解患者，此时患者可能觉得自己像是在分不清方向的海洋中。如果每次的期待和希望都得不到满足，患者不了解自己的具体病况，就会紧张不安，对医生的信任感也会开始打折。

注意询问患者之前的想法和决定是否发生了改变，现在倾向于哪种选择。曾有一位男性急性白血病患者，抗白血病治疗后出现严重骨髓抑制、严重感染、出血，治疗异常艰难，患者住院卧床近 40 天，虽然获得了缓解，但患者非常痛苦，在出院前对医生说"不想再化疗了，太痛苦了"。患者出院回家 1 个月后，电话联系医生询问再次住院的时间，主管医生回答"你们不是不想再化疗了吗，不要再给我打电话了"就切断了电话。家属向其他医生哭诉："我们还是想治疗的啊，没有说就不治疗了啊。"不同时期患者的治疗意愿可能发生改变，尤其是患者在承受治疗磨砺后有畏难情绪时，注意应另寻时机与患者再次沟通以确认其治疗意愿，即便患者选择姑息治疗或安宁疗法，也可帮助举荐相应医疗机构而不应直接放弃患者。

重病的癌症患者来到医院之后，可能辗转于多个科室之间就诊，此时多学科诊疗（multidisciplinary team，MDT）模式能提供连续性的高质量诊疗照护，提升患者的就医体验。在 MDT 模式下，医生也是受益的一方，因为有不同学科共同参与，医生可以学习到其他专业的最新知识，并通过讨论达成共识，从而为患者提供最优的治疗方案，这也是医疗创新的源泉和动力所在。例如，一位年轻患者胸腔内有一个体积巨大的恶性肿瘤，导致他呼吸非常困难，走不了几步就要蹲下休息。肿瘤还在进行性生长，如果不及时切除最终会导致他呼吸衰竭，严重威胁患者生命。患者就诊后，多个科室的专家共同为他制订诊疗方案。首先在介入血管外科的导管室做主动脉支架，再由骨科、麻醉科、心脏外科、胸外科、整形外科等共同实施肿瘤彻底切除手术，术后患者在康复医学科进行了相当长时间的康复治疗，最终住院 5 个月后恢复良好出院。这期间主诊医生和医疗团队多次与患者及家属沟通患者病情、医疗目标及医疗举措，医患互相信任，齐心协力才能"接住患者伸出的手"。

二、建议二：临床医生与患者一起评估治疗选择时，应该提供所有治疗选项的获益度、风险、负担等的完整信息，确认患者已理解并了解患者对治疗的获益度和负担的想法、反应

早期癌症患者只需要比较少的治疗，而晚期癌症患者则需要制订复杂的治

疗计划。每个人的衡量标准是不同的，有的患者会选择副作用比较小但癌症复发风险略高的治疗方案，或者选择用放疗、微创手术治疗等来替代传统手术治疗，这些都需要详细列出分析。提醒患者减少非理性思维，第一是典型性偏差，就是过度关注典型事件，忽略背后的概率，例如受到病友应用某项治疗的过度影响；第二是光环效应，即先入为主地接受了某项信息而影响了整体判断，例如听说有新的靶向药物就觉得新方案肯定好。在网络上关于癌症治疗的信息触手可及，有些是权威的，但有些则是带有功利色彩的。患者在探索有关癌症的信息的过程中，难免会得到一些癌症方面的错误信息，很多信息是没有经过科学论证和审查的，而这些错误信息会增加每个人的负担。医生所掌握的专业知识远比患者获取的知识碎片更有实质性内涵，医生对学科逻辑有更深层次的理解，能把很多观点联系起来以应对具体患者的复杂情况。医生需要提供正确、可靠的信息，为患者提供最佳的帮助和心理支持，使患者少走弯路并减轻患者在癌症旅途中的负担。

很多情况下患者缺乏做出相应判断所需的能力，也无法真正理解医疗选项。癌症治疗决策往往很复杂，患者难以在有限的时间内理解或做出决定，可以推荐患者申请会诊以寻求第二诊疗意见，邀请患者心目中可信度更高的医生来帮助做决策，建议患者认真聆听医生们的分析，并在深思熟虑后做出抉择。

少数患者及家属在低层次认知上形成了逻辑闭环，头脑封闭难以同时持有两种想法，且拒绝新信息的输入，难以随着情况变化而成长，也不喜欢自己的固有观念被挑战，不好奇医生为何与自己的看法不同，只是依靠执念、直觉或者道听途说就做出重大决定。此时可提醒患者如果医生们都不认同他的选择，请他冷静客观地想一想是不是他自己的想法失之偏颇了。

当手术对身体产生实质性的影响时，患者对手术的恐惧会更加显著。肿瘤长在颅内、面部、口腔或喉咙里，若肿瘤或肿瘤的治疗改变了患者的相貌或声音，则会给患者带来很大的负担。或者骨肉瘤可能需要进行截肢手术，还有常见的结肠造口术、膀胱切除术等，患者在重要的身体器官和功能缺失后，要想继续保持自信和身体形象需要很长一段时间的适应过程。一位刚接受了结肠造口术的肠癌患者表示："我讨厌这个袋子，尽管我知道离开它我将无法活下去。我知道其他患者已经适应了这种治疗方式，但我觉得我可能永远适应不了。"患者必须适应在腹部带着一个袋子，必须应付难闻的气味、难看的样子，甚至会觉得自己不被家人接受。

外科医生也常在给患者保命还是保住完整人格及器官功能之间备受煎熬，例如神经外科医生每次和拟行脑瘤手术的患者谈话时，都会直面这个现实。神经外科手术是对患者人生产生重要影响的大事，如此紧要的关头，问题不仅仅局限于生存和死亡，还有到底怎样的人生才值得一活，这可能是哲学中的终极问题。患者愿意用失去说话的能力来交换多几个月的生命，默默无声地度过余生吗（也许有人要替自己的亲属做这个决定）？患者愿意冒着丧失视力的风险来排除致命脑出血的一点点可能吗？患者愿意用右手的活动能力丧失来换取停止抽搐吗？到底要让孩子的神经承受多少痛苦，父母才会更倾向选择死亡呢？大脑控制着人们对世界的感知和记忆，任何神经上的问题都迫使患者及其家属去思考到底是什么赋予生命以意义，从而让人们觉得值得一活？当然，理想的状况是，有医生指引他们。

有心理准备、镇定的患者能更主动地参与治疗决策的制订。树木希林女士回忆：在十四年前，我右胸长了一个肿块，我在 2004 年 10 月左右去了医院。我说："医生，这是癌症吧？"医生说："不，只是一个肿块。"但我坚持说："哎呀，肯定是癌症。"医生说："那就检查一下吧。"我接受了检查。医生感叹道："果然是癌症。你怎么知道的？"事情就是这样，获得癌症告知并不是一件富有戏剧性的事。我想，那时候医生还会犹豫要不要将得癌症的消息告知本人，但因为我自己说了"这是癌症"，所以对方也就说了"哎呀，真的是癌症"。在我这儿，就连获知癌症病情的过程都显得有点儿搞笑。我问医生用不用切掉，医生说："要不然先用化疗把病灶变小，再做手术……"然后我问："在那之后要怎么治疗呢？"医生说了一大堆，当时的治疗方法就是切除、化疗，还有放疗。我想，还是切掉最好，于是说："那就切除吧。"十年前发现癌症转移，已经没有其他办法了，所以我找到了一家可以进行精准放疗的医院。多亏了精准放疗，我的生活质量完全没有下降。为了治疗我需要每年从东京去一次鹿儿岛接受精准放疗。治疗一点儿也不疼，每天只需要大概 10 分钟。不过，因为剂量非常小，副作用很小，所以需要连续做 3 天，比较花时间。起初我按照医生的吩咐，在那里待了一个月。放射线是缓慢施加的。第二次治疗时我问：

"医生，能在一个星期内完成吗？放射剂量可以高一点儿，就算有点儿灼伤也没问题，我想在一星期内回东京。"医生说："明白了。"以癌症确诊为契机，我决定放弃电视剧方面的工作，后续只拍电影。因为电视剧的制作周期很短，很累人。演员要不停说台词，没时间去好好表演。这样的工作我已经做了很多，我想，是时候结束了，我准备慢慢去做自己喜欢的事，那些不喜欢的事我决定不做了。如果能一边工作一边治疗就好了，但必须去鹿儿岛，我觉得有点儿烦。后来我的想法越来越松懈，之前我每年都去一次，可是这一年半我想的是"够了，不去了"。现在看来，我的决定草率了（广泛转移了）。不过生病也有好处，比如拿到表演类奖项时，别人不会嫉妒你。得了癌症，我受益的地方还不少，我觉得其他人都对我手下留情了，我自己也没有力气再和人争执，我的态度也变得很谦逊。

有一位 50 岁的男性工程师患有结肠癌，必须接受一个大面积的切除手术，还要接受结肠造口术。患者很犹豫地在手术同意书上签了字，但当得知手术后他身上要一直带着一个袋子时，他反悔了，拒绝接受手术。他变得很消沉，拒绝了解关于那个小袋子的任何信息。他一想到如果接受手术，以后和妻子性生活时就得"隔着那个袋子"就觉得很耻辱。一位也接受过结肠造口术的护士帮助了他，为他排解了忧虑和担心，以她自己的亲身经历鼓励他。最终，这位患者接受了手术，适应了"小袋子"，并在术后恢复了正常性生活。后来这个患者成为一名活跃的志愿者，不断帮助对这种手术感到恐惧、焦虑、担心的人。鼓励患者不要因为对自己的外形或声音的改变感到难为情而不敢见人，让患者与那些不会对自己的改变感到吃惊的好友保持联系，这样患者就能逐渐恢复信心，重新回到工作中，恢复社会活动。

策略：

（1）讨论门诊及住院治疗的频率、优缺点。

癌症患者往往需要一定的治疗周期，例如有些化疗方案是每 3 周为 1 个周期，共应用 6 个周期，医生要将每周期需要哪几种药物、分别用药几天、需要住院几天、是否是日间病房、回家是否需要继续口服药物，为患者讲清写明。要善于应用数据对比来讲解各种治疗方案的疗效如何、大概费用如何、对患者的工作或生活影响的程度，以方便患者选择。

　　有研究机构发现，很多癌症患者在接受住院化疗的时候通常很配合，虽然联合化疗最痛苦，但患者通常能熬过这个阶段，而进入下一个没有那么痛苦的阶段后，比如只需要在家里按时服药、定期检查、配合治疗的阶段。这个阶段虽然与上一阶段相比痛苦小了很多，但有些患者就是不按时服药，最后导致癌细胞扩散，前面的化疗也功亏一篑。既然擅自减少服药剂量会导致复发率显著增大，为什么还有那么多患者会犯这种低级错误呢？研究机构做了很多研究后发现，患者不按时吃药不是知识方面的问题，而是情感方面的问题。接受完化疗后，一般患者都对癌症特别害怕和讨厌，想要赶快摆脱这种生病的状态，而每次吃药其实都是在提醒患者"自己是个不健康的人"，所以患者会发自内心地抵触药物。根本原因就是患者虽然知道不按量服药后果很严重，但是感觉不到问题的严重性。

　　那怎么引起患者的重视呢？有研究机构做了一款游戏，把药物对抗癌细胞的过程用画面表现出来。在游戏里面玩家可以扮演一个小机器人，专门消灭身体里的癌细胞，每按时吃一次药，这个小机器人的战斗力就增加一些，药物就是它的弹药，游戏里面还隐含了各种小知识。玩家如果能通关，基本上对癌症的错误认知都会消失。这款游戏产生的效果就是，只要玩过这款游戏的患者，基本能保持按时吃药的习惯，哪怕不通关，只是看到里面的场景，也能对他们的行为产生巨大的影响。让患者有体验，才能引起患者重视，所以，医生和家属要注意营造一种让错误行为不容易发生、让正确行为更容易坚持的环境。

　　有些癌症发展得非常缓慢，从明确诊断至进展到需要采取治疗可能需几年的时间，一般而言，甲状腺癌、肺原位癌、早期前列腺癌、惰性淋巴瘤、慢性淋巴细胞白血病等发展相对缓慢，因此在发现后可能一段时间内患者没有治疗指征，有时医生会建议患者先随访观察。表面上，这些建议听起来让患者比较放心，有的患者会说："太好了，暂时躲过一劫，现在不需要治疗。"然而，从大多数患者的心理角度来讲，最困难的事情可能就是让问题摆在那里而什么也不做，发现癌症而又不进行治疗很可能让患者感到担忧和不安，产生强烈的不确定感。例如面对一些虽然考虑是肺原位癌但暂时不需要手术的患者时，有的医生这样回答患者："如果你觉得肺里这病灶导致你寝食难安甚至活不下去了，可以考虑安排手术；如果你觉得心理上能承受，那就先随访观察。"之所以暂时不治疗，是因为目前疾病状态对患者没有危害或者危害很小，而治疗措施的获益不大或者不良反应超过获益，但在等待与观察过程中有些人会变得很焦虑，这种情况下医生应和患者认真地讨论"为什么在这种情况下不治疗是更安全的"，这对患者来说很有必要。

一些学习能力较强的患者更能积极地参与治疗决策的制订，通过学习患者角度的诊疗日历或抗癌记录，更能理解患者的需求。一位 27 岁的女性肠癌患者记述如下。

2021 年 1 月，因腹痛行肠镜检查时发现结肠癌，住院拟行手术，术前问外科主任手术怎么做，想了解点儿细节，外科主任说："我说了你也不懂，你不用了解那么多，听我的就行了，做手术给你把瘤子切下来，你就好了。"手术顺利，主任查房时说："病理报告出来了，中期结肠癌，术后 1 个月回来化疗。"患者问："什么化疗方案，会掉头发吗？"主任："不用问那么细，不会掉头发。"术后 1 个月患者返院化疗。回家后，患者请教其他医生和病友，弄明白了她的肠癌属于 III 期，病理报告显示 dMMR，为微卫星高度不稳定，应用免疫治疗的效果好，属于林奇综合征。患者立刻去肿瘤内科就诊，内科主任看了患者的情况后说："小姑娘懂得不少啊，要再补充一个基因检测。不过 dMMR 的患者我们也没怎么见过，辅助治疗要不要用 PD-1，我们没实际操作过。复查没问题的话，咱们还是按照标准的奥沙利铂加卡培他滨化疗。"患者松了一口气，心想"终于找到了好沟通的医生"。检查了 PET-CT 发现：腹膜不均匀增厚，代谢增高，膈上淋巴结代谢增高，转移瘤可能性大。内科主任坦言："这样的病例我们没有处理过，可以去听听这方面经验丰富的专家的看法。" 患者买机票连夜赶到广州，向诊治遗传性结直肠癌、对于微卫星高度不稳定经验丰富的教授咨询。教授温文尔雅，一边仔细地看着患者的病理报告、影像图片、基因检测结果等资料，一边听患者讲病程，还不时赞许地点点头："你整理得非常清楚，看得出做过充分的准备。虽然不幸复发了，但是我们争取治好，让你回归正常生活。建议你使用 PD-1 治疗，不需要化疗，PD-1 的不良反应总体上比较小，而且效果非常好，根据我们的经验，你这种微卫星高度不稳定的患者，有 60% ~ 70% 的概率可以把肿瘤直接打没，后续都不用做手术。"患者问："那我需要在广州治疗么？"教授："药物和剂量全国都一样，也不需要辅助药，你在哪里用药都一样。但我院检查水平比较高，你可以在我院做全套检查，用药一段时间后再来检查，对比一下，可以更准确地评估效果。"患者问："PD-1有很多个品牌，我用哪种比较好呢？"教授："不管进口的还是国产的，效果都没问题，根据自己的经济条件选就可以了。"经过教授略带潮汕口音的问诊，患者有种拨云见日的感觉，教授温柔而笃定的力量让患者飘忽不定的命运有了一点儿确定性。做完全套检查，又加做了一次全基因检测，再次确认了MSI-H的状态，患者回当地医院应用PD-1。3个月后（2021年9月），患者再次去广州复查，影像报告显示：腹膜转移灶已消失，教授祝贺患者取得胜利，患者不敢相信，激动地与医生反复确认。有时医生不能完全体会患者在治疗后得知肿瘤缩小的那一刻的狂喜，在医生看来药物对大部分人都有效，并没有什么特别之处。但在患者看来，确诊癌症那一刻自己就陷入了人生的谷底，被扔进一个全新的领域，每天要听一堆不知所谓的专业名词，似懂非懂地跟医生交流，做了一堆不知道干啥还很贵的检查，然后还得忍受治疗的种种不适。那一切自己完全无法控制，只能随波逐流。而治疗起效那一刻，患者终于找回了久违的确定性，重新掌控了自己的生活。患者回到本地医院，内科主任对治疗效果感到非常震惊，也很高兴自己见证了这个年轻人做出了正确的选择，及时让治疗回到正轨。不同医院在治疗理念和实际问题的处理经验方面存在很大差距，患者学习再多也无法超越所在医院的治疗水平。但患者对疾病、对治疗有所了解，才能跟医生有沟通对话的能力，增强对自身命运的把控能力。

（2）告知治疗方案的不良反应。

随着科技的发展，治疗手段及其疗效比之前几十年都有了很大进步。目前肿瘤科常用的治疗手段包括手术、化疗、放疗、介入治疗、靶向治疗、生物免疫治疗等，需要患者为了远期获益而暂时忍受近期的痛苦，当然也有不少患者承受了痛苦却未能获益。手术逐渐微创化，靶向药物越来越丰富，免疫治疗异军突起，所有这些共同提升了患者的整体获益，也让癌症渐渐朝着慢性病的方向发展，但治疗过程中仍会有或多或少的不良反应及并发症，需要医生提前告诉患者。

20世纪70年代，美国国家癌症研究所进行了大量规模巨大的化疗药品临床试验，种类繁多的大剂量化疗药给患者带来了各种可怕的副作用。当时曾有记载，当年一个 11 岁的小女孩化疗以后精神狂乱，在医院的走廊里游荡，尖声嚎叫。对一心求生的患者来说，这些化疗药即使真的能救命，也会先置人于死地；而对一心求胜的医生来说，为了治愈癌症，治疗过程中患者的病痛体验可能被低估。

基础研究的积累和进步为人类找到一种特异性抗癌药提供了可能性。1988 年，美国加利福尼亚大学的肿瘤学家斯拉蒙及同伴研制出了一种针对 *Her2* 基因的抗体，这种抗体能特异性地杀伤 *Her2* 基因突变的乳腺癌细胞。1990 年，一位 48 岁的美国妇女得了乳腺癌，癌细胞已经扩散到了淋巴结。她切除了乳腺，又接受了 7 个月的化疗，但过了几个月，她的乳腺癌发生了广泛转移，她拒绝了医生继续化疗的建议，"我已经日暮途穷，我接受这无法逃避的命运。"1992 年，她勉强加入了 *Her2* 抗体的临床试验，在完成了 18 周的治疗之后获得满意疗效，所以她说斯拉蒙是她的英雄。患者的需求就是医疗前进的动力。治疗 *Her2* 基因突变型乳腺癌的这种靶向药物就是如今大名鼎鼎的曲妥珠单抗。30 多年里，针对白血病、淋巴瘤、骨髓瘤、肺癌、结直肠癌、间质瘤、肾癌、黑色素瘤等癌症的靶向药物越来越多地被开发出来，其毒性明显低于化疗，有些甚至可以取代化疗，手术术式也有了开放、腔镜、机器人微创等不同选择，放疗又有调强放疗和质子治疗等不同类型。医生在讲解治疗方案时，应把其不良反应和并发症的数据提供给患者，以便患者进行治疗方案抉择时参考。

手术可能彻底颠覆患者对自己身体的感知，从麻醉和心电监护中醒来的那一刻，患者要面临的第一个巨大的考验就是接受自己的身体发生了明显的变化，可能是插了七八种管子，例如胃管、引流管、静脉通路、颈静脉插管和尿管等，如果出现手术并发症，不适的时间会更长。那些习以为常的生活方式基本上短期内都会被颠覆，有些手术会导致患者的某些功能发生永久改变，如最基本的说话、排泄等自然行为。这一系列不适感都意味着，以前健康状态下感觉不到的某些身体器官在患病或手术后突然被感知到了。例如食管癌术后患者要重新练习咳嗽，例如平素感觉不到的胃，患胃癌后"胃痛、胃胀一直提醒自己这里有个胃存在"，例如卵巢癌的患者手术后"输尿管放了支架，走路时感觉疼痛才会察觉到输尿管的存在"。患者需要重新摸索和熟悉新的身体状况。患者如果对所要经历的事情有清楚的了解，就可以在心理上对每个环节都有所准备，就不会那么害怕，并对治疗更有自信。有的患者要通过管道进食，过上了自己从未想过的生活。

有一些医生为了保护自己会用大量篇幅介绍诊疗中可能出现的不良后果，却很少谈及诊疗可能产生的好处，也很少对不同诊疗方案的利弊进行清楚的比较，但医患沟通办公室的数据表明，这样做并不能保护医生，而且会导致很多患者产生不必要的紧张和恐惧情绪，甚至拒绝诊疗。

曾有乳腺癌患者说："切除一侧乳腺确实很残酷，但是我得到了很多支持，最终战胜了疾病。虽然我觉得自己又回到了以前的生活轨道上，但我总是担心我的女儿和孙女也会患上这种病，会遭受我所经历过的那种病痛。这种想法让我夜夜失眠。" 如果患者因为自己患了乳腺癌而担心自己的女儿或孙女有患此病的风险，那么建议她带上自己的女儿或孙女去做一个关于乳腺癌的基因检测。如果患者知道自己的女儿或孙女已经对乳腺癌这种病有了心理准备，并采取了一些预防措施，焦虑感也会随之减轻。男士患上乳腺癌的病例比较罕见，如果一位男士患了乳腺癌，那他很可能遭遇别人异样的目光，人们会觉得不可思议：男人怎么会患上这种"妇女疾病"，而患者本人也可能产生耻辱感。目前为男性乳腺癌患者提供的帮助和支持非常少，所以他们非常希望得到单独的咨询帮助。

一位食管癌患者在术前已经得知自己的病灶靠近食管上段，吻合口狭窄的概率较大，出现吻合口狭窄时需要进食软烂的食物，可以通过内镜下吻合口扩张方法解决饮食问题。所以术后再次出现无法下咽的情况时，患者会先想到医生在术前曾讲过这种情况可能是吻合口狭窄了，并不是手术做得不好或者复发了，从而避免了不必要的紧张和恐惧，接受下一步治疗也会变得顺理成章。

医生应提前告知患者常见的不良反应，叮嘱其有不适感要及时报告，如疲劳是很多癌症患者抱怨的主要症状，它影响着 3/4 的癌症患者，从比较轻的缺乏活力，到极度疲倦以至于不能下床、不能自己去卫生间，有患者描述自己"就算是抬一抬手指也要费好大的力气"。疲劳、乏力会持续几天到几个月，可能是由癌症本身、贫血、治疗（尤其是化疗和放疗）、止痛类药物或者抑郁症引起的。医生要区分引起这些症状的不同原因，由贫血引起的疲劳是可以治疗的，由抑郁症引起的疲劳也是可以改善的，很多中药都有不错的效果。大型手术、长期住院以及困难重重的治疗过程会让患者身心疲惫，即使是较轻的症状如反复低热、手脚指尖麻木也同样难熬。当治疗的不良反应比较严重时，想要放弃的可怕念头就会悄悄出现，患者会反复问自己："治疗过程中有这么多困难，这样坚持下去到底值不值。"医生要明确鼓励患者、提醒患者，为了重获健康和新生而忍受这些痛苦是非常值得的。

（3）根据患者的治疗目标和优先选择来构建治疗选项。

患者的治疗目标决定了治疗方案的选项范围，是以治愈为目标、以延长生存期为目标，还是以减轻痛苦为目标，它们所对应的治疗选项明显不同。举例来讲，异基因造血干细胞移植是成人急性淋巴细胞白血病重要的治疗手段，如果患者以治愈为目标，适合并决定移植，那么医生会为围绕完成移植目标提供治疗选项，应用可以桥接移植、提高缓解率和移植率的前期方案；如果患者为老年且比较脆弱的患者，不适合移植，无法耐受高强度化疗，以延长生存期为目的，则可能优先考虑高效低毒的靶向治疗和免疫治疗。有些患者将优先选择定义为疗效最佳，有些患者优先考虑耐受性好，有些患者优先考虑治疗周期短，有些患者优先考虑经济承受能力，要根据患者的优先选择来构建治疗选项。例如多发性骨髓瘤患者，如果打算进行自体造血干细胞移植，前期治疗方案要保证患者能动员出足够的造血干细胞，采集干细胞之前的治疗选项中不能包含严重毁损干细胞的药物。治疗选项总体围绕着患者的治疗目标和优先选择。注意不但应包括患者倾向的治疗目标，也应该单独列出关注安宁疗护、安宁疗护的选项。

（4）鼓励患者去听不同的意见——第二诊疗意见。

在确诊癌症后，患者可能认为需要尽快决定治疗方案并马上开始治疗，但在很多情况下，患者是有充足时间来考虑的，可能是几周或者几个月。医生应提醒患者，在做决定前必须确保自己已经掌握了所有该知道的情况，并且做出的决定能够让自己和家人满意。如果患者想进一步向其他医生咨询，获取第二诊疗意见，要鼓励患者去咨询，并且告知患者如果在向其他医生咨询后改变了主意，也不要因为觉得尴尬而不敢退出最初的方案。医生的决定被其他同行支持时，患者会信心大增。

　　生活在现在这样一个信息爆炸的时代，癌症诊治的信息极易从网络上获取到，患者常能搜索到非常多的治疗信息，虽然患者也知道不能偏听偏信，不能照单全收，但往往识别不出到底哪些信息是可信的、哪些是适合自己的，而且有些数据可能具有欺骗性（样本可能代表性不足、样本量过少），有时患者会拿着自己学习到的各种治疗方案的数据结果和医生讨论。患者主动学习当然是好事，但也要提醒患者，在临床工作中，实践具有非常重要的地位。必要时医生应帮助患者简洁地判断。医生所掌握的专业知识远比那些来源于网络宣传的知识碎片更有实质性内涵，其中包含了医生对学科逻辑更深层次的理解，医生能将很多观点与临床实际联系起来，所以才能应对具体患者的复杂情况，发现不同情况的细微差别。如果医生所在医院类似经验不足，要建议患者去有相应治疗经验的医院进一步咨询。

　　在《思考，快与慢》一书中，丹尼尔·卡尼曼把人的思考模式分成了快思考和慢思考。快思考依赖经验和直觉，往往不消耗什么精力，能够帮助我们快速地做出决断，但容易出现各种偏见和失误；慢思考则需要专注而理性地进行分析。对于重大决策，通常需要叮嘱患者细细考虑以规避思维陷阱。有时肿瘤外科医生对于肿瘤内科的治疗前沿进展可能并不熟悉，肿瘤内科医生对于肿瘤外科的治疗理念和技术进展也不是很了解。所以，术业有专攻，医生的门诊可能是一个"无定见区"，应经充分讨论甚至多学科会诊，与患者共同慎重思考后再共同制订治疗方案。

　　比如曾位列福布斯全球亿万富豪榜第 88 位的瑞·达利欧，他根据自身决策原则撰写的《原则》一书被追求理性决策的人们追捧，书中他讲述了他63 岁时看病的亲身经历，包括当时他的决策是如何产生的。这位华尔街大亨拥有普通人难以企及的高水平医疗资源，可是当他找 5 位医生看病时，5 位医生居然给出了 3 种截然不同的治疗方案。2013 年 6 月，瑞·达利欧去著名的约翰·霍普金斯医院做年度体检，医生诊断出他患有巴雷特食管，这是食管癌的前驱症状，演变成食管癌的可能性相对较大，每年的发病率约为 15%。如果不治疗，他很可能在 3 ~ 5 年里就会患上癌症并死去。常规治疗方案是切除食管。但棘手的是，他并不适合做切除手术，医院给出的方案是观望病情发展。达利欧不喜欢简单听从别人的意见，他喜欢和可信的人一起审视各种意见。于是达利欧让他的私人医生安排他与其他 4 位研究这种食管癌的专家会面。

第一位是大型癌症医院的胸外科主任，她说病情正在快速恶化，而和第一位医生的说法不同的是，有一种手术可以治愈：切除食管和胃，然后把肠子接到仅剩的一段食管上，手术死亡概率为 10%，导致终身残疾的概率是 70%，但这样继续活着的概率更大。她的建议显然值得认真考虑。这与约翰·霍普金斯医院的医生建议的随诊观察方案截然不同，于是达利欧安排这两位医生进行了电话沟通，以了解他们如何看待彼此的观点，两位主任出于职业礼貌在通话时尽量缩小分歧，虽然他们的观点仍有明显的分歧，但听他们通话也让达利欧加深了对问题的理解。

次日达利欧去见了第二位医生，这位医生是世界知名专家，他给出的方案是每 3 个月去做一次内镜检查，目前的症状不会带来任何问题，只要坚持观察，新的病变组织一生长就切除，不让它转移到血液循环中就没事，按这种方法随诊观察的患者和切除食管的患者，最终的结果是一样的，简而言之就是不会因为患上癌症而死亡，生活会保持正常，只是需要定期检查和诊断。达利欧觉得在 48 小时里先是好像被判了死刑，然后出现了治疗的希望，一种是相当于把内脏掏出来，然后又出现了一种简单的、只是稍微有些不方便的疗法，即观察有没有发生变异并在其导致损害之前切除。到底应选择哪一种治疗方式呢？

达利欧和私人医生又去见了第三位和第四位医生，他们都是世界级的专家，他们都表示采用检查监控病情的方法不会有任何问题。于是达利欧决定采取密切观察、规律复查这种做法。在后来的随诊中，达利欧进行了内镜检查，医生取下一些食管组织标本进行了病理学检查，结果令所有人震惊：根本没有任何食管组织生长异常。假如达利欧没有努力征求其他意见，他的生活就会与现在的截然不同。患者以开放的心态与可信任的医生们一起审视问题，将大幅提升做出正确决策的概率。

（5）询问患者的工作计划，有时患者需要继续工作来维持费用开销，这种情况下可能需要医生调整治疗计划。例如，患者有一天休假时间，医生可能选择在中午之前为其完成治疗，让患者下午有充足的时间休息。

（6）对于有基础疾病的患者，注意衡量该患者所能接受的治疗强度有多大，可以与其他学科医生沟通制订一个患者能承受的方案，如化疗时可以将剂量和频率控制在虚弱患者可以接受的范围内，大多数时候可以找到一些辅助方法。

（7）注意治疗选项不但应包括患者倾向的治疗目标，也应该单独列出关注安宁疗护、安宁疗护的选项。

（8）临床医生应该了解患者是否担忧医疗费用问题。与患者就医疗费用进行沟通是高质量医疗服务的关键组成部分，对于关注医疗费用的患者，医生应该明确患者具体的关注点、经济承受能力和预算。《大医精诚》云："又不得以彼富贵，处以珍贵之药，令彼难求，自炫功能，谅非忠恕之道。"意思是说，医生不能因为患者有钱，就开很贵、很难找到的药，还炫耀其效果好，这不符合儒家忠恕之道。当今时代，治疗癌症的新药频出，有些价格高昂或者尚未获批准在国内上市，不是所有患者都负担得起或买得到的，勿大篇幅强调其疗效优势，徒增患者及家属的苦恼。

三、建议三：临床医生应以一种能让患者保持希望、促进患者主动参与、易于患者理解的方式来与患者讨论治疗方案

策略：

- 关注可以为患者做些什么。
- 明确表示不管患者选择何种治疗方案都不会放弃患者。
- 承认疗效的不确定性。
- 避免口气生硬（例如，不能说"不治就是等死呗"，否则会将患者置于一种非常绝望的境地）。
- 酌情建议患者去寻求癌症诊疗第二意见。

医生的职责，包括去了解患者最珍视的事，例如肿瘤内科的医生对一位患肺癌的神经外科医生说："很多人一查出癌症就辞职了，但有的人又更加全身心地投入工作。无论怎样都行。如果你愿意，可以重返手术台，但你必须搞清楚，对你来说最重要的是什么。"与一位患有肺癌的音乐家讨论治疗方案时，了解到患者对听力的灵敏性非常重视，所以医生列举的方案应尽量避免有耳毒

性的。与一位患有骨髓瘤的手工艺人讨论治疗方案时，医生谈及不良反应时患者会更关注周围神经病变的影响。患者只有看到了恢复正常生活和社会功能的希望，才会更主动地参与讨论治疗方案。

癌症是复杂而多变的疾病，其诊疗的过程中，多种治疗方案各有利弊、令人难以抉择，患者希望获得最优的治疗方案，经常需要寻求癌症诊疗第二意见。癌症诊疗第二意见指的是在主管医生以外，从其他专家处获得关于疾病治疗的更多建议。医学不断发展，治疗技术与药物也不断被开发出来，患者在面临多种选择时寻求癌症诊疗第二意见是有必要的。一般来说，以下情况的患者更适合寻求癌症诊疗第二意见：①患者的病情非常复杂或者并不常见。例如肿瘤病灶处在非常隐秘或者非常重要的位置，或者患者还存在其他多种慢性疾病或者在治疗过程中出现了严重的并发症。这种情况下寻求癌症诊疗第二意见，甚至是多学科会诊，有助于医患双方对疾病的更全面认识，治疗时会更加有保证。②患者的疾病难以确定诊断或者医生或患者对诊断结果存在疑虑。影响癌症治疗方案的不仅是癌症类型和癌症分期，更是癌症的细分亚型，例如淋巴瘤的亚型非常多，即便同是弥漫大 B 细胞淋巴瘤也还能细分出很多不同的亚型，此时通过寻求病理会诊或癌症诊疗第二意见，患者会对后续的治疗方案更认可。③下一步的治疗方案尚不明确或者有多种治疗方案可供选择的情况。④疾病已经处于晚期转移或者复发阶段。面临无药可医的局面时，通过癌症诊疗第二意见，医生可以从更多的角度听到更多的声音，便于和患者一起做出最优的选择和判断。

- 将信息分成小段来传达，并随时确认患者的理解程度。
- 与认知力差的患者进行沟通时需要抓住重点，使用更简单的语言、频繁确认患者是否理解。
- 应在恰当的时候，使用已商定的决策帮助患者做准备。
- 可能的情况下，请护士参与谈话。护士通常能提供宝贵的建议，并且对医生离开后患者出现的问题和情绪有所应对。护士是医疗队伍中重要的一部分，有时能够发现医生忽略的一些问题。肿瘤科护士可以帮助医生"查缺补漏"，也可以花更多的时间去倾听和理解患者心声。如果癌症患者不得不在专业技术与人文关怀之间做出选择，即在"妙手"和"好心"之间做决定，建议还是选择"妙手"，因为最重要的还是治疗效果。有一位 58 岁的卵巢癌患者在肿瘤内科就诊时说："我真没法说给我主刀那专家，说话能把人噎死，根本没有人情味，要不是听说他技术好，我才不会请他手术。手术做完了，我再也不想看见他了，后续治疗就在您这儿吧，您帮我安排就行了。"

- 酌情讲解治疗对性生活及生育的影响。（不要主观认为癌症已经减少了患者对性生活的兴趣，如果患者担心有关性生活的问题，医生要与其充分讨论，如手术是否影响性功能、多久后生育合适、是否需要冻存精子或卵子。很多治疗措施对胎儿有影响，提前告知可避免患者承受额外打击。）

- 将谈话内容记录在医疗文书中。

四、建议四：临床医生应该让患者知道所有治疗选项，包括临床试验和姑息治疗。应该在恰当的时候与患者讨论最佳支持治疗、安宁疗护方面的内容。如果有临床试验，且患者也感兴趣，那么临床医生应从提供标准治疗的试验开始，之后再讨论患者可能适用的临床试验

策略：

- 解释什么是临床试验以及为什么进行临床试验。
- 清楚地描述治疗选择，包括可用的标准治疗和临床研究治疗。
- 解释临床研究治疗已知的有关安全性和有效性的数据。
- 如果患者决定不参加临床试验，医生也必须确保患者的医疗服务不会受到影响。
- 让患者充分思考再给出答案。
- 指导如何调护以改善症状或提高生活质量，如安宁疗护或临终关怀，如果符合患者的目标或临床情况，可以将其与目前的治疗方案结合起来或者作为替代治疗方案。

癌症是复杂多变的疾病，很多情况下患者会有多种治疗方案可供选择，而

没有专业知识的患者往往难以抉择，医生有时也难以权衡、决定，一线方案往往有共识支撑，而一旦突破一线方案，进入二线及二线方案以后，最优选择与医生的认知、经验、能获得的药物或治疗手段有关，也与患者的体能现状、经济承受能力、患者追求的治疗目标息息相关，这时可以常规建议患者寻找癌症诊疗第二意见。在协商双方同意的诊疗方案时，要找出并回答患者关心的问题，也要告知患者需要知晓的信息，提前从专业角度做好预案，在沟通过程中根据实际情况逐步推进。有的医生会把患者所患疾病的治疗方案认真做成 PPT 讲给患者和家属听，把专业的医学知识转化为普通患者能听得懂的语言，以便患者理解，这样更容易获得患者的信任。

向患者讲解可以考虑入组临床试验时，应明确告诉患者，研究者不会去研究一种不如现有的标准疗法管用的新疗法，患者可能得到现有的最好的治疗，或者是可能更好的治疗。

在与患者协商治疗方案时，患者通常会问下列问题：我这种类型和分期的癌症有哪些治疗手段？每种治疗手段的利弊各有哪些？医生您建议使用哪种治疗方法，理由是什么？我什么时候开始治疗？每次治疗多长时间？有几个疗程？需要陪床吗？我必须住院吗？如果需要综合治疗，如手术、化疗、放疗、靶向治疗等，计划按照怎样的顺序进行，是医院来整体安排好，还是需要自己联系哪些科室？这种治疗有多大的临床治愈率或肿瘤控制率？如何判断或评估这种治疗方法对我是否有效？目前正在进行的一些新药／新疗法的临床试验（研究）有适合我的吗？我如何能找到适合我这种癌症类型和分期的临床试验呢？

准备进行手术的患者通常会问下列问题：医生您建议我做哪种手术？需要住院多久？手术切口有多大，我需要做哪些准备？手术后会进监护室吗？多久能见到家属？需要一直有人陪护照顾吗？术后会有什么反应？对平时躺卧、站立、走路会不会有影响？手术后会有哪些变化，如胃肠道、尿道等需不需要造瘘？如果我感到疼痛，要怎么控制？术后需要放引流管吗？术后多久能吃饭？能不能洗澡？

针对治疗的不良反应，患者通常会问下列问题：这种治疗方案可能出现的不良反应都有哪些？哪些不良反应最可能出现？当哪些不良反应出现时我应该马上向您求助？这项治疗是否有持续性影响？这项治疗会影响我要小孩吗？我应该怎么预防或治疗相应的不良反应？有哪些药物或者保健品会影响治疗效果？

谈论治疗方案时患者关注的上述问题，也是医生应该向患者传达的专业信息，根据患者具体情况，在与患者讨论之前充分做好预案。此时医生会彰显其影响力，也包括说服患者的能力，如果医生和患者关系友好，患者信任这位医生，那就容易接纳和认同这位医生所给的信息，会认为接受这位医生的信息是明智的，此时就容易顺利开始下一步行动。沟通的内容、沟通的过程、医生的认知能力，这三个要素是相互影响、平行存在的。构建沟通框架，完善相关认知，届时再根据患者需求及接受程度灵活调整沟通进程。

第5节　如何促使家属参与护理

　　家庭中的一位成员罹患癌症，一定会打乱这个家庭正常的运行轨迹。面对人力、物力、财力、精力上的困难与矛盾，全体家庭成员需要共同付出与努力，医生可以促使家属参与护理，以更好地实现医疗目标。癌症对患者家庭的影响非常复杂，护理患者的可能是患者的配偶，也可能是患者的孩子、父母、兄弟姐妹或远房亲属，也可能是亲密朋友。作为患者的家人，不仅要承担以往的家庭责任，还要肩负起自己并不熟悉的新的责任——担当护理者的角色。而且上述每一种关系都会引发独特的问题，例如，父母照顾自己生病的子女时，会非常害怕失去子女；如果是配偶来护理，那他（或她）不但要照顾患者，还需要同时承担大部分甚至是几乎所有家庭责任——家务、收入、子女照管和工作；如果是父母生病了，成年子女也许很难做到一边照顾好父母，一边将自己的生活处理得井井有条。医生应了解患者的家庭状况、家属的认知，依靠细致而敏锐的观察力处理好家属的情绪和顾虑，为家属提供相应的信息以助其更好地护理患者。

一、建议一：临床医生应尽早建议患者家属参与讨论，以获得其对医疗目标的支持

> **策略：**
> - 建立有助于协调家庭内部关系并能与医生沟通的渠道。
> - 如果患者缺乏决策能力，应指定一名家属作为被委托人。
> - 可以促进家属熟练召开家庭会议、协调护理任务。
> - 将医疗目标记录在医学文书中。

家人和朋友对患者的决定有着巨大的影响，医生应建议患者家属尽早参与讨论。家属或朋友陪同有助于避免患者漏掉或记错重要信息，家属或朋友也能帮患者多提出一些问题以获得充足的信息，而且家属或朋友更容易接收各类消息从而帮助患者做出重要的治疗决定，其对顺利实现医疗目标有很大的支持作用。很少有患者能够完全独立地做出重要的决定，患者在考虑治疗计划时往往会征求家属的意见，如果家属对临床治疗持积极态度，患者很有可能同意采取治疗。如果医生能记住患者家庭成员的名字或问及患者的孩子或其他家人，患者就会非常高兴，这本身也是建立良好医患关系的重要方法。

住院期间家属陪住对患者有很大的心理安慰作用，因为在医院这个陌生的环境中，家属的陪伴能为患者提供一种熟悉的感觉，可以减少其不安全感，也有助于患者顺利完成医疗诊治。出院意味着恢复过去的生活，这是患者最大的希望。但是对患者和家庭照护者来说，他们即将面临巨大考验，从一个医疗资源集中、有专业人员指导的环境，换到了一个没有任何医疗指导的环境。面对未知的生活和护理工作，他们不仅需要有和疾病长期共存的心态，还有可能面临新的冲击和挑战。首先，大多数患者的手术伤口还没有完全愈合，饮食是最需要关注的问题。有些患者从注射营养液过渡到喝水、吃流食再到正常饮食，这中间有无数的注意事项，很多患者会感到"一整天都在忙吃这一件事情"。

患者出院后仅通过出院指导及回院复诊的方式来获得与疾病相关的信息，并不足以应对康复的需求。患者的身体依旧有巨大的医疗需求，疾病的发展并不是一个由坏到好的线性过程，而是一个不断反复、不确定性极大的动态过程。有时上床休息或者下床上厕所已经不是一个自然而然的生理程序了，患者可能

要花费很大力气才能完成，甚至需要事前做好计划与准备，另外，患者还有很多主诉，所以，有时患者和家属会害怕出院回家。

下达出院通知的时间应略提前，不能太突然，并且在出院前应给予患者及家属一些培训，让他们清楚自己在家里应该怎么做。例如帮助患者列一张单子，写清患者要准备哪些东西（如手杖、助步器、特制的马桶座圈、垫在腿部的泡沫板或者止痛药等），以便患者回家后也住得舒服。家属在医院得到更好的教育，和医护人员有充分的沟通并且回家之后和他们一直保持联系，对患者有非常重要的意义。

对有些患者来说，回家休养是非常舒服的，不必被限制在医院那种紧张的环境中；但有些患者则会担心回家太早会不会给家里人增加负担，留在医院有医护人员照料会让他们感到更安全一些。对家属来说，在家里为患者提供护理也不是一件容易的事，如清洗伤口、更换纱布就可能让家属感到紧张，有些家属非常谨慎或胆小，担心自己护理不好或不敢做相关的护理。此时需要医生和护士给予指导，如回家后如何护理患者、如何换药、应以什么饮食为主、什么情况下应联系医生、下一次来医院的预定时间等。

有一位刚做完胃癌手术的 70 岁女士，她非常有观察力，是家里的主心骨，她的丈夫没有她成熟并且脾气很不好，这影响了他和患者以及孩子们的关系。虽然患者一直努力试图帮助丈夫和孩子们接受她可能死亡的现实，可是丈夫却始终不愿承认她的病很严重。他还是像以前那样对待她，就像什么事情都没有发生，也不愿意谈论这件事。在一次就诊中，医生与夫妻俩沟通时患者的丈夫终于表达了自己的担心，他说自己都不敢想象没有她的日子该怎么过！以后的几个星期里，他们之间表现出前所未有的亲密。患者开始帮助她的孩子们面对她可能死亡的现实。"我要非常认真地跟他们谈谈，努力帮助他们接受我将会死亡这件事，还要为他们做出表率，让他们知道该怎样面对死亡。"在笑声和泪水中，全家人彼此都理解了对方真实的感情。在术后半年的化疗中，家属表现出了前所未有的团结，化疗过程很顺利，但患者于 1 年后复发，而面对死亡的威胁家属都没有过于焦虑，并决定选择安宁疗护。

一位 68 岁的女性在体检中发现自己肺部占位，她丈夫已经去世了，女儿一家住在外地，患者怕影响女儿的工作和生活，想等确诊了再告诉女儿。在门诊就诊时，医生建议她进行肺部的穿刺活检，但这需要家属陪同，听完患者讲述家里的情况，医生建议患者现场拨通女儿的电话，医生帮患者在电话里说明了情况，提出了陪诊要求，商量好了穿刺日期。女儿很快和单位请了假，请婆婆帮助照顾她的小家，自己赶到母亲这里。当母女二人一起在门诊手术室外等待穿刺的时候，遇到了门诊那位医生，女儿非常感谢医生及时通知了她："我妈特别好强，有事也不和我说，幸亏您告诉了我。"母女俩挨得紧紧的。

从患者发现不适去就诊检查、得知诊断，到协商治疗方案及治疗全程，最好都有家属的陪伴。家属在照顾患者时，虽然有极大的压力，但也能体会到亲人间深厚的感情。家属会经历各种情绪波动和不同的事件，如对患者的同情、给予患者安慰、与患者共同做决定或替代患者做决定，以及为患者提供身体和情绪上的护理。"需要时就在身边"这种能为所爱的人付出一切的感觉，可能远远超过了照顾患者时的困难和压力。"尽管很难，但我还是会这么做"是家属最常有的一种想法。"我做了我该做的一切"这一想法，也可以帮助家属减少在失去亲人后的悲伤、痛苦和内疚。

二、建议二：在医疗的重要节点可组织家属集体讨论

策略：

- 在会谈之前，由一名主管医生负责组织。
- 回顾以前与医疗目标和临终讨论相关的医学文书。
- 会谈时介绍在场的每个人。
- 确认日程，构建一个沟通框架，确保可以直接回答家属的问题。
- 分享过去与医疗目标和临终讨论相关的信息和文件。
- 每位家属都应分享自己的意见。
- 在问题解决之前明确地指出关键点、分歧点和医生的观点。
- 在非紧急情况下，一次沟通可能无法达成共识。
- 注意互动（例如，谁被视为家庭中的决策者、患者的委托人）。
- 制订后续计划。
- 如果重要家属未能到场，可以连线邀请其进行线上沟通。提醒家属将

决定转达给他认为需要告知的人员。

做出关键决定之前，医生应向患者提议召集主要家庭成员来共同商讨。患者做出开始治疗或改变治疗计划的决定时需要更多信息的支持，虽然患者会考虑自己的特点并做出决定，但越关键的决定越难做，患者可能觉得心烦，太多的信息也会增加患者的焦虑。医生可以指导家属把信息筛选后再提供给患者，患者和家属初步商量后再和医生讨论下一步的方案。如果患者出现病情变化，医生要告知患者和（或）家属在疾病恶化的情况下将发生的问题和相应的处理预案。有时，家属不希望患者知道某些信息。这往往是因为家属自己无法处理这些信息，因此他们将这种困难影射到患者身上。经常听到老年患者的成年子女说："不要告诉我爸，他没法承受。"然而，当医生询问这位患者都了解什么情况时，他说："我明白我得的是癌，我知道孩子们都瞒着我，怕我承受不住，我啥事都经历过，早就看开了，该咋治咋治，谁不得死啊，这就是命。"多数医生坚持将真实情况告诉患者和家属，以便他们在同一时间听到同样的消息，然后一起提出问题、一同探讨疾病信息，虽然告诉患者真实情况的做法可能是相当残酷的，但这样才可能找到令大家都满意的解决方案。

一位老人在长期照顾因脑卒中而偏瘫的妻子的过程中被诊断出癌症，而当时老人的退休金也很微薄。面对众多难题，老人夫妇先在肿瘤科门诊进行了咨询，又在社区的帮助下找来了义工，还申请了贫困家庭补贴，这一切对他们来说都是雪中送炭。老人得以住院治疗癌症并办理了特殊病备案，他妻子在家临时由社区工作人员和义工轮班照顾。每个家庭都有自己的难处，若再发生癌症则会让人有一种"祸不单行"的感觉，好像事情都赶在一起了，要同时面对多方的压力。在应对包括癌症带来的压力时，很多老人都展现了超强的承受力，这很让人敬佩。有时候人们都不相信自己可以很好地处理这种压力。

一位肾癌终末期的老先生，82岁，应用靶向药物治疗3年后病情进展，妻子78岁，唯一的儿子在国外，暂时无法回国。老人要求不再换用其他靶向药物治疗并放弃所有抢救，妻子同意，但儿子表示不要考虑经费，一定要全力治疗、全力抢救，为此家庭内部出现分歧。后来，主管医生组织了线上视频会议，医生询问患者儿子是否清楚患者的病情，患者儿子表示只知道病情比较重。医生讲解了患者目前的病情、脏器功能衰竭难以逆转，以及对预后趋势的判断；

老人也表达了对自己的情况完全了解，自己越来越虚弱，不愿意再试用新的靶向药物，希望就这样顺其自然，这一辈子没有任何遗憾，如果能在睡眠中离开就是最大的造化，他希望不插管、不按压、不抢救，日后老伴由儿子照顾；老人妻子眼看着老人一天天虚弱，表示尊重老人的意见，不愿再增加他的痛苦。最终患者儿子了解了情况，尊重老人意见不进行抢救，同意单纯应用支持治疗，全家每天固定时段进行视频沟通，珍惜能对话的时间。

在治疗期间家属经常这样问："我应该保护患者到什么程度？我应该做些什么？"有些康复患者的家属却有着截然相反的看法，他们认为患者现在已经没事了，所有医学上的问题也都解决了，而实际上康复患者还是很容易疲劳，很容易感到压力，但是其家属似乎并没有意识到这一点。有的家属期待患者尽最大努力去恢复，不习惯患者没有活力，会命令或逼迫患者多活动，认为只要活动就比待着不动好。此时，医生要叮嘱家属不要过度勉强患者。也有一些癌症康复患者不顾实际情况，总想证明他们完全康复了，非常强壮。一个刚做完结肠切除手术的年轻男性甚至爬到屋顶去修天线，把他的妻子吓得心惊胆战。他的妻子心有余悸地说："他根本不用为了向我证明他还是个强壮的男人而冒着生命危险去做这些事，他刚做完手术出院，好不容易死里逃生，怎么能干这种傻事呢！"有些康复患者抱怨其家属和朋友，在生病时十分投入地照顾他们，但随着时间的推移，他们对自己的支持越来越少了。每个人需要别人关怀的程度是不同的，所以对定期随诊的癌症康复患者来说，医生要提醒他们应清楚地告诉周围的人，究竟需要给自己何种程度的关怀和照顾。

三、建议三：为家属提供支持

家属往往并不清楚照顾生病的癌症患者并获得患者的信赖到底有多么困难。家属经常表现出对患者的同情和支持，而自己的内心却忍受着煎熬，甚至无法控制自己的痛苦和绝望。大约1/3的家属曾感到非常痛苦，他们认为自己也需要帮助。例如，造血干细胞移植术患儿的母亲一直感到焦虑、抑郁，脑海里会持续出现对治疗过程的回忆片段，总是担心疾病复发需要再次移植。这种担心在患儿康复后还会持续很长一段时间。

医生要提醒家属，如果家属已经决定陪伴自己所爱的人走过抗癌旅程，那么对家属而言，建立自己的支持系统也是很重要的，这对整个护理过程都有好处。家属的体力枯竭水平和患者疾病的严重程度相关，他们要保持床单和房间整洁，清洗堆积如山的衣物，做饭或制作某种有特殊要求的食物（如患者容易吃的食物），陪伴患者度过不眠的夜晚等，因此承担护理任务的家属普遍存在着孤独感。所以要提醒家属，必要时请别的家人或朋友替换下自己，稍作休息，这样可以防止家属因照护任务而精疲力竭、情绪崩溃，因为家属必须能够处理好自己的情绪才能支持患者。除了给患者情感支持，家属还要安排患者和医生的会面、支付医疗费用、处理保险事务、明确治疗药物、让其他家人和朋友了解患者的治疗状况等，所以对护理癌症患者的家属而言，必须组建好自己的后援支持系统，以使自己适度放松，从而更加专心地照顾患者。

第6节　讨论安宁疗护及临终关怀

相比于"疾病"本身，"疾痛"才是患者日常生活困扰的根源，两个词虽然只有一字之差，但代表了两种截然不同的视角。疾病，是指肿瘤负荷、侵犯部位、疾病分期、病情控制情况，而疾痛指的是患者自身鲜活的体验，是患者对身体异常和不适的切身感受。这两个视角的差异，代表着"医学的声音"和"生活世界的声音"之间的张力。死亡是个沉重的话题。与患者讨论生命和死亡的深层意义时好像仍然会有所忌惮，一不小心便会让人感到尴尬和不舒服。但从面对癌症的那一天起，每位患者都不得不对死亡这个话题进行思考。

尽管患者的身体健康状况急转直下，但他们在情感和精神上通常活力犹存，甚至会有新的人生领悟。死亡造成的生理和心理代价无可避免，但正是这些代价，可能会让临终者体验到情感和精神层面的神奇变化。有时只要患者心理上期待改善，与安慰剂效应相关的激素就会自然而然地分泌，类似的念头或者医生话语中的关键词会唤起人的某种正向情绪，这种情绪会直接导致相关的神经递质大量分泌，然后影响到中枢神经系统。免疫系统又受中枢神经系统的调节，于是就能间接优化免疫系统，从而产生不吃药病情也有改善的最终效果。很多临床肿瘤科医生见过类似案例——终末期患者实现了离世前再出一次远门的愿望，可能是因为坚信"活在希望中的人不会那么轻易地死掉"，愿望实现后患者挂在脸上的微笑证实了希望的力量有多强大。其中的关键可能就是患者那种期盼的心理、那种渴望的状态，这可能是生物演化留给大脑的礼物吧。

也有很多预估生存期不足 3 个月的患者回归家庭后，自由的生活（饮食自由、去郊区坐一坐、钓鱼）、平和开朗的死亡观让不少患者都活过了半年，有患者在得到良好的居家照护后由衷地说："虽然我和癌症谈不上是朋友，但我们相处得很好。""居所定下来，心才会安定下来"，家庭具有奇妙的治疗力量，可能是实现"优逝"的绝佳处所选择。医生只用热情和爱心还不足以做好安宁疗护工作，要更多地体会并执行患者本人意愿，当医生更真切地理解和尊重另一个生命时，才能有更多的所见和发自内心的支持。如果离世的地点完全符合患者本人的喜好，又有完善的团队让其脱离疼痛等不适，才算真正协助患者实现"优逝"。

善终并不是如何更好地接受死亡，而是如何更好地走完生命的全程。有些终末期患者可能在生命的最后一段时间仍要接受大量治疗，这有时恰恰是剥夺了患者对自己生命的决策权。《头脑里的大象》一书中写道，美国全部医疗花费中，有 11% 花在了患者生命的最后一年，这个时候患者的身体已经非常弱了，此时的医疗行为有时是一种"炫耀性救护（conspicuous care）"，患者和家属更关注的不一定是疗效，而是救护这个举动本身。但这种救护有可能不仅花钱多还会减少患者寿命，甚至会降低患者生命的最后一年的生活质量。而医生应该做的是让这些患者自己决定如何度过生命的最后阶段，这就是对生命的尊重。

本节针对谈话的时间、内容和逻辑提出了建议。沟通的主要目的是告知患者临终沟通的重要性以及正式提出医疗照护计划，并为医疗服务人员提供参与家庭会议以及其他与家属沟通的机会。

缓和治疗，旨在让患者更舒适而不是治愈其疾病，主要针对伴有疼痛和痛苦的疾病，可解决存在于下列四个方面的危机。

■　身体：疼痛和其他折磨人的躯体症状。

- 心理：面对自己的死亡。
- 社会：与生活中最喜欢的事物分离。
- 精神：总想寻找更坚强有力的外部力量和依靠。

一、建议一：临床医生应该有意识、有计划地引导患者与家属进行关于临终关怀的双向沟通

要考虑的重要步骤如下。

策略：

- 心理准备：通过预判患者和家属的情绪反应，围绕有关预后等主题来准备讨论。
- 查看医疗记录，查询之前关于临终关怀的讨论。
- 在患者的允许下，向患者及家属提供之前关于临终关怀的讨论记录。
- 与患者、家属或医疗服务人员建立融洽关系。
- 询问患者和家属对信息分享的选择（是否同意其他家属了解具体情况）。
- 询问患者和家属对治疗现状的理解。
- 询问权限：在分享新的医疗信息（包括宣告坏消息、预后信息或治疗计划的重大变化）之前，征得患者同意。
- 提供信息：将信息分成小段来提供，每次提供少量信息，使用适应患者认知水平的语言，经常确认患者的理解情况。
- 处理情绪：在整个谈话中多次确认并解决患者的情绪问题。
- 确定目标：根据患者的病情和治疗现状要求患者明确治疗目标，明确对他们来说最重要的是什么，他们的优先事项是什么。
- 使患者的目标、价值观、医疗照护的选择与医院所提供的治疗和服务相匹配。
- 要求所有适合了解情况的家属都了解患者的目标。
- 总结：总结并制订未来计划。
- 文档：将关于临终关怀的过程记录在医疗文书中。

■ 考虑多次沟通，一次沟通可能无法达成共识。

在我们的文化中，很少有对死亡的思考，因此当癌症这样的疾病突然袭来，一下子把人带到了死亡边缘，患者往往毫无准备，这样的结果相当可怕：患者不但要面对死亡的威胁，更可怕的是不知道该如何生存下去。一位肉瘤患者说："真是令人惊讶，我有两种截然相反的想法。一方面，我不相信我就要死了；另一方面，我知道自己就要死了。"患者理智上知道疾病无法治愈，但仍在苦苦挣扎。如何帮患者在死亡无法避免时直面生命意义的危机呢？有人认为，晚期癌症患者往往想要弄清楚发生了什么，需要给当前的状况赋予某种意义。当事情越来越无法控制时，患者会尝试"让事情回到自己的掌控中"。大多数晚期癌症患者的基本观点是对死亡的恐惧感、孤独感和无价值感。他们经常这样说："在面对疾病的时候，我感到非常无助。"一些人明白自己之所以感到无助，是因为没有更强有力的东西来支撑自己。当他们发现自己有能力与更强有力的事物整体相关联时，这种"生命意义的危机"就会消失，这就是在临终关怀中心理和精神交互作用的体现。

二、建议二：癌症无法治愈时，临床肿瘤科医生应该较早与患者讨论临终关怀的选择，并根据病情发展和患者的倾向性意见来定期重新讨论

策略：

（1）在诊断为癌症晚期的一个月内。

①与患者讨论预后并提前告知患者医疗服务的计划。

②明确记录谁是被委托人，鼓励患者在较早期就做好决定，因为许多癌症晚期的患者会在疾病过程中发生精神状态改变，这会影响他们决定委托人选或做出医疗决定。

③解释为什么提前做出医疗决定很重要，为什么患者应该与他们指定的代理人讨论他们的目标、价值观和医疗照护倾向。

④确认患者的目标和价值观。

⑤需要预估患者的目标和选择可能随着对疾病的认知和治疗相关的生理、心理的改变而改变。

即使在癌症晚期甚至终末期，也有不少患者始终心怀希望，选择"斗争到底"，希望尝试最新的临床试验。当然，也有一些患者觉得这种希望不切实际，因而选择安宁疗护和临终关怀。每一种决定，都源于患者自己的决策方式。

（2）识别出触发事件或前哨事件，这些事件可能促使患者选择进行晚期临终关怀对话，包括以下内容。

①癌症进展。

②患者身体功能下降。

③高花费的医疗资源的使用频率增加，包括多次急诊就诊、在普通病房或者重症监护室住院，或者患者以前可以独立生活，而现在转变为需要护理机构照顾。

④在癌症进展或以往治疗耐受性差的情况下需要考虑新的治疗方案。

⑤需要考虑高风险或高负担的医疗手段或手术干预（如血液透析、姑息性手术以及饲管置入）。

⑥目前的治疗对患者的疾病现状没有益处。

⑦患者或家属请求进行临终关怀。

一位肠癌晚期患者说："我并不担心我自己，我担心的是我那有精神问题的女儿，她将无依无靠地独自生活。"她通过给自己的女儿寻求可靠的照料来发现生命的意义。

一位膀胱癌患者说："我们有朝一日都会走向死亡，我只是凑巧知道我大约在什么时候、会怎样死去的信息而已。这给我留出了时间来计划和安排我想要做的事情，并能确保把事情做得恰到好处。"

心理和精神交互作用，在处理疾病时二者是不能完全分离的，人们天生会殷切地期望能给生命赋予尽可能多的意义、实现更高的人生价值，这种期望在人面临痛苦时会明显表现出来。即使某人发现自己非常痛苦，无论什么活动和想象都不能给生命带来价值，无论什么经历都无法给生命赋予意义，但他仍然可以面对命运、面对痛苦，毅然地承担痛苦，这将赋予生命本身独特的意义。

三、建议三：临床医生应该探索患者的文化、精神支持背景或宗教是如何影响其临终决策或医疗照护的选择的

> **策略：**

①避免根据自己对患者种族、民族、文化、宗教或精神状态等的刻板印象假设患者的临终关怀选择。

②用开放式问题询问患者的文化和精神状态对其医疗决策的影响。

③当确定患者心理上有困扰时，应帮助患者寻找相应的精神支持（例如，患者信仰佛教或基督教等，医生可通过与其上师或牧师沟通来帮助患者）。

《癌症人性的一面》中写了一个故事：马科斯从委内瑞拉陪伴母亲来到这里治病。医院里的护士和工作人员都非常佩服 21 岁的马科斯，不仅因为他是个有魅力的优秀年轻人，更多的是因为他一直坚守在母亲的床边。当医生们告诉他，对母亲的病已经无能为力了，要他来决定是否停止对母亲的治疗。他要求见我（作者，肿瘤心理医生），他想知道停止治疗是否存在道德问题。他问："这是谋杀吗？"我们谈了很久，我听到一个至今令我印象深刻的与上帝谈判的协议。他告诉我："这是我与上帝之间的交易。上帝啊，我长大了，如果你要带走我的母亲，我可以接受。但我向你提一个要求，你带走我的妈妈，必须留下另外两个妈妈（在医院遇到的两个患者），因为她们的孩子还没有长大，他们需要妈妈。"我知道我刚刚听到了人类最宽宏的一面。通过我们的谈话，马科斯开始理解停止治疗并不是谋杀妈妈。他发现了一个非同寻常的方法，给自己即将面对的丧母赋予意义，请求上帝来保护其他妈妈们。

《探究哲理即是学习死亡》的作者米歇尔·德·蒙田有句名言：教会别人死亡的人，同时也能教会人生活。医生的职责，包括去了解患者认为自己的生命因为什么而宝贵、而值得一活，然后在此基础上仔细规划，尽可能地帮助患者保留这些东西——如果不行，那就帮助患者离开时保持安详、体面。虽然走向死亡的过程是令人恐惧和不安的，但死亡是每个人都会经历的事情，正视死亡能让人消除恐惧、从容面对，并且在这个过程中保持生命的尊严。所以，思考一下如何安详、安静地完成这个过程，如何勇敢地面对生命的结束，能够使每个人获得成长。

第7节　支持患者和家属

癌症被称为"众病之王"，致死率高，治疗过程痛苦，治疗费用高昂。这些因素叠加在一起，很容易把一个家庭拖垮（从心理和经济上）。同时，身体问题也威胁到了患者经营了一辈子的社会关系，患者对自己还能否从事过去的工作、还能否保持自己的社会"价值"产生怀疑，例如很多喉癌患者术后难以继续从事过去的工作，面临身份危机和自我认同混乱带来的其他巨大挑战。在家庭关系中，治疗过程让患者迅速从一个照顾者转变为被照顾者，从对家庭做出贡献的活跃劳动者变成了完全依赖家庭的人，这也很可能改变患者的家庭地位进而导致患者产生失落感。通常情况下，抗癌不只是患者一个人的事，更是整个家庭的事，医生面对的往往是一整个家庭。如果说抗癌是一场患者与癌细胞的赛跑，那么家属就是陪跑的人，他们虽然不用承受疾病的痛苦，但同样需要承受巨大的压力、恐惧和艰辛，内心也往往是恐慌又无助的。

不断涌现的新技术在给患者带来希望的同时，也让癌症渐渐朝着慢性病的方向发展，这也就意味着患者要经历一个长期的"带病生存"的过程。因此，光是应对疾病这一件事就可能占据患者此后所有的时间和心思。"与疾病做斗争"和"与疾病共处"不同。对于"与疾病做斗争"，患者把疾病当作外来入侵者，是必须与之战斗的敌人，在此过程中，他们希望重拾他们过去的身份并找回丢失的自我。而对于"与疾病共处"，患者终于把他们身体的现状融入他们的生活以及自我意识中，他们试图让自己的身体维持功能，在疾病状态下尽量维持"正常"的生活。癌症划出一道边界，把生活分割成"以前"和"之后"，而且这一分割从此体现在个人生命故事每一面的重写上。所以，患者遭受的苦难，不仅仅来源于疾病本身，还与面临一系列社会性力量造成的自我丧失感有关。

一、建议一：临床医生应该识别并回应患者及家属的悲痛和损失，如有需要及时提供有关心理支持团队方面的帮助，如社会工作者、心理咨询师、精神科医师等的帮助

策略：

①需要认识到患者及其家属和朋友悲伤时会有不同表现。

②识别患者的悲伤（例如，"我应该怎样告诉我的孩子？""我的家人在我离开时应该如何应对？"）。临床医生应该确认患者的担忧，必要时提供转诊以使患者获得适当的社会心理支持。

③帮助患者应对损失（例如，失去原本的社会"价值"、收入损失、地位改变等）。临床医生应该与患者探讨这些话题，与患者共情并承认其损失，提供适当的心理社会支持。

④支持家属。医生应为家属提供心理辅导，提供相关服务机构、项目和临终关怀医院等方面的信息。

第一步，鼓励患者接纳。首先，鼓励患者接纳疾病，告诉患者，患癌是一个概率问题，因此，不要因为患癌而过分责怪自己的性格、处事方式和生活方式。可以适度反思，怎么算适度呢？就看它带给患者的是正向改变，还是无止境的懊恼。例如，很多患者生病之后开始全面反思自己的生活，烟酒全戒、坚持锻炼，这很好；但也有患者陷入无限的自责中，怪自己性格不好、怪自己疏忽大意，过去仿佛成了沼泽，让他越陷越深，根本无法前进。医生要把"得病不是你的错"这句话送给患者及其家属。其次，鼓励患者和家属接纳坏情绪。患者和家属都要接纳自己的坏情绪，都要给自己时间去消化坏消息。很多家属认为，癌症患者应该坚强乐观，积极勇敢地与病魔斗争，但这说起来容易，做起来难。比如一位男性患者，41岁，是家里的顶梁柱，但诊断出肺癌晚期。他妹妹经历了短暂的崩溃后，立马投入陪伴抗癌的战斗中，为哥哥争取到了最好的医疗，但是哥哥始终打不起精神。她疑惑哥哥为什么不能像其他病友那样积极地生活，勇敢地求生。但其实，这位哥哥只是需要时间来"消化"这件事和对未知的恐惧，"消化"年纪轻轻却只能被照顾的事实，"消化"疾病、检查、治疗带给身体的折磨。

癌症会对患者的身体和精神造成双重打击，家属也要多给患者一些时间来调整。患者的应对方式对预后是有影响的，如果患者的应对方式是对自己的状况观察得很细致，重视规律复查，依从性强，就可能及时发现病情变化，获得治愈的可能性也将更大。如果应对方式相反，经常延误随诊，患者就可能失去治愈的机会。还有些性格特点，如很坚毅，对能否坚持完成治疗也会起作用。

接纳不代表纵容，很多人一生过得中规中矩并且克制，但是在面临死亡时则会把人性中最真实的欲望释放出来。如果家属过于纵容、过分退让，会让一些患者仿佛特权在握，稍有不顺，就拿家属出气，这样的状况屡见不鲜，容易导致"久病床前无孝子"，这对谁也不利。所以家属要有原则、有底线，才能与患者携手抗击癌症。家属也要接纳自己的坏情绪，大部分家属都有过进门前擦干眼泪、进门后强颜欢笑的经历，其实这根本瞒不过患者。还有一些家属会变得非常敏感，生怕在日常生活中提及任何有"癌"的字眼。

第二步，帮助患者重建生活。癌症带来的恐惧会逐渐占据患者内心，医生和家属常劝患者"别想太多"，但心理学研究表明，越不想想什么就越会想什么。有些患者表面云淡风轻，内心其实已经波涛汹涌。帮助患者把注意力转移到他力所能及的事情上，患者心理上会产生兴奋感和充实感，这样才能重新回归正常生活，例如进行比较缓和的运动、去附近菜场感受一下市井的热络气氛顺便买菜。让患者关注家庭关系，指导患者力所能及地关心家人、朋友，哪怕只是言语上表示关心或感谢，也有助于减少对自身过度关注而引起的焦虑。尽量使患者有愉悦感，使患者的感官（如味觉、视觉、触觉）接收到实际的美妙感觉，曾有姑息医学工作者将烘焙饼干作为最切合患者实际的治疗方式来使患者体悟到自己仍属于这个世界，没有被世界抛弃。

有一位女性患者，医生在手术后康复期问她："你饿吗？我给你弄点儿吃的，你想吃什么？"患者说："什么都行，我快饿死了。""嗯，打卤面怎么样？"医生询问道。患者同意后，医生请护理员帮忙订饭："我的患者想吃打卤面，现在，马上！"医生转身看着患者，面带微笑地说："看看医院的面条合不合你胃口。"亲切和蔼的聊天，春风化雨般在患者心中留下痕迹，让患者不知不觉间对医生有了信任感，这个实例让人备受启发和鼓舞。

第三步，帮助患者重回社会。人是天生的社会性动物，需要从社会关系中寻找支持和力量。很多患者得病后几乎切断了自己的社交网，仿佛生病是一件让他们丢脸和难堪的事情。这种心态可以理解，一方面他们不愿意让外人看到自己的脆弱，这时候任何的同情和怜悯都会让他们更难过；另一方面，疾病和药物的摧残让他们确实没有信心和勇气面对他人。如果原来的工作上的社会角色被抽离，患者需要一个新的角色填补进来，可以鼓励患者加入社团，比如参与广场舞团等休闲爱好组织。重要的是让患者重新找到与社会的契合点，恢复社会交往，患者才能回到常态。如果在患者身体允许的情况下重回工作，从工作中收获的价值感会让患者更加精神愉悦。

《疾病的隐喻》中写道，每个人都有双重公民身份，疾病是一种更麻烦的公民身份。人们患上疾病时，就成了疾病王国中的公民，不仅要忍受身体上的痛苦，还要承受心理上的负担，以及社会中投来的异样眼光。而当患上癌症的时候，还要再多一层对未知疾病的恐惧。患者意识到就要失去所有的生活意义，就要离开所爱的人，这种"失去"引发了患者内心的悲痛。医生帮助患者及家属表达出这份悲痛，并进行共情和回应，能够让患者感到舒服。曾有一位肿瘤患者在手术前很担心，他了解自己的病情，也清楚自己手术的难度，在查房时他反复问医生对手术把握大不大？医生不想增加他的思想负担，就跟他说："既然你决定了做手术，就请安心休息吧，手术的困难我们来克服。"

癌症患者心理负担重，六淫之邪尚可用药物治疗，七情致病则药物难于见功。七情伤人必见心胸、胁肋满闷，不思饮食，即使是平日胃气很强的人，一旦经受精神刺激，马上就会消化锐减，用逍遥散调和肝脾也好，用保和丸消导也好，都很难收效。此时宜细心体察原因，设法开导，方为正治，不然纵用千般药饵，也是劳而无功。有一位男性胃癌患者，住院期间非常沉默，从不和医生、护士主动交流，总是静静地躺在床上，眼神空洞，也很少去走廊活动。有一天，窗外下着大雪，患者就躺在病床上看着外面的皑皑白雪。此时一位护士下班后很快又折回病房，给患者手里塞了一个雪球。患者看着手里冰凉的雪球，竟然热泪盈眶，两手紧紧攥住。第二天查房时他主动和医护人员说："谢谢你们没有抛弃我，我确实还活着，我还能感知这个世界，没有被这世界抛弃。"现在有很多感官疗法，通过触动患者的嗅觉（烘焙食品的香味、芳香疗法）、听觉（音乐疗法）、触觉（抚触）及同频呼吸等让患者感受到来自外界的支持，沟通本身也是"药"。

多数家属希望有人来分担恐惧、交流观点，希望可以有人握着他们的手给他们以力量。以下是肿瘤科病房的一幕。

家属问："大夫，你说我爸会不会怪我没有照顾好我妈？"（家属的父亲已经去世了）医生回答道："你已经尽全力了，咱们把能为你妈妈做的一切都做了，你父亲全看在眼里了。现在就让她舒服一点儿，能安静地休息一会儿也是好的。"

医生应注意将"失去"所带来的悲伤和抑郁分开，当然悲伤和抑郁症两者之间本来就有重叠之处，不好区分。这时候专业的诊断非常必要，可以请心理医生来判断患者长时间的、一直无法化解的严重悲伤是否已经发展成了抑郁症。很多时候，悲痛会让人放大疼痛，导致患者觉得疼痛更难以忍受。有学者对我国因罹患癌症去世的 776 名癌症患者的家属进行了问卷调查，结果显示，62% 的患者表示患者"相当疼痛"和"非常疼痛"。一位卵巢癌患者自觉疼痛非常剧烈，而且没有得到很好的控制，她的痛苦表现为经常对医护人员发脾气。医护人员为她请来了一位肿瘤心理医生，下面是心理医生的记述："我们的第一次见面很令人绝望，她让我滚出去。在我出去的时候，我问她是否介意我为她祷告，请求上帝来帮助她赶走这糟糕的疼痛。听了这话，她的态度完全软下来，她温和地问我祈祷有用吗？即使有用，她这么疼又该如何祈祷呢？我回到她的床边，我们探讨了如何把她的愤怒和疼痛打个包，然后把它们交给上帝。我们交谈和祈祷时，她的恐惧情绪变化得非常明显，她担心自己、担心女儿和她们的将来。我口袋里有一块石头，我把石头给她，给她讲述这块石头历经磨难才变得这么圆润光滑，是专门过来帮助你度过这段艰难的时光的。她哭了，又轻轻地笑了。从此这块石头成为我们是好朋友的标志。"在心理医生的帮助下，患者平静了很多。

跟周围环境的连接决定了一个人的想法、思维、行动方式，一旦把社会关系切断，也就意味着人会感觉自己没有存在感而产生自我迷失。患者正在经受由疾病造成的一系列影响，从身体疾病到身份危机再到自我迷失，这对患者来说是最糟糕的感觉。有一位患者病重到无法发声的时候，他仍然写下"我一生从事教育工作，我很热爱它"。在生病过程中，患者唯有将自己通过自己的过往与外界联系起来，紧紧抓住自己过去的特质和技能，才能维护自己的存在感，重申自我的"价值"。

肿瘤外科医生顾晋曾这样记述。

"记得那是 20 多年前，我作为实习医生第一次走进病房和患者直接接触。

"那是一个简易的单人病房，并不宽敞，一张病床占据了整个病室的大部分。床上躺着一个女患者。她消瘦，两眼微闭着，脸色阴沉晦暗。带教老师告诉我这是一位 50 多岁的工程师，肺癌正吞噬着她原本健壮的身躯。大概是因为第一次单独采集病史，我在狭小的房间内感到的是一种无形的恐惧，半开半闭的窗帘加上天气寒冷，窗户紧闭使室内狭小的空间弥漫着一种阴冷的感觉，夕阳从不大的窗缝中不大情愿地探进头来。血色残阳映照着一个无助的男人，这是患者的丈夫。他一直垂着头，长吁短叹。

——'您好，我是新来的住院医师，我能和您谈谈吗？'我对患者说，但是她并没有理我。眼睛稍微斜了我一眼。

——'大夫，她刚服过药，有点儿不舒服。'她丈夫为妻子解释道。

"屋里一片沉寂，只有电视机播送着中国女排的实况转播。今天排球比赛结果如何？我实在是怕这样的尴尬，只得抓住一个话题和她说。没想到的是，患者听到我的话，突然睁开了双眼。看到她这个样子，我问道：'您很懂排球？'

"她立刻来了精神，'我大学时是校排球队的主攻手呢！'她一扫刚才脸上的阴霾，和我谈起了她大学时代的排球生活……我当时想，这个晚期癌症患者也够可怜的，干脆借着这个使她高兴的话题与她聊聊吧。她真的很高兴，说到她的大学生活，她神采飞扬，甚至坐起身和我一起手舞足蹈。我附和着她的话题，时间过得挺快，护士推门叫我：'刘大夫叫你去一下。'我忽然意识到该干的正事还没做呢！

"走出病室，我正寻思着如何向老师交代，患者的丈夫随后跟着我出来，突然握住我的手，眼里含着泪花：'小顾大夫，真的太感谢你了！'说着他眼里的眼泪落到了我的手上。我糊涂了，我说：'没、没什么，我只是个实习大夫，我没有做什么呀。''不，小顾大夫，是你给她带来了快乐，今天下午这几十分钟，是她半年来最高兴的时刻！你知道，她是肺癌晚期患者，您虽然没有给她什么治疗，但是您带给了她真正的快乐，在她最后的日子，我们每天度日如年，今天她真的很开心！您知道这几十分钟对她多重要吗？我们家属没有别的奢望，只要她高兴，我们就得到了最大的安慰！'

"短短的几句话，使我受到了巨大的震撼。

"20 多年过去了，作为肿瘤外科医生，我治疗过无数的患者，但这个患者给我留下的印象最深。

"我在思考，为什么几句与疾病无关的话却收到了意想不到的效果？……

"面对一个肿瘤患者，我们医生应该关心的不仅仅是患者的诊断、治疗方法、药物选择，我们应该学会关心患者的心理感受，他能接受患肿瘤这个事实吗？他能够正确面对即将面对的各种治疗吗？如何让我们的患者坦然面对肿瘤和死亡？……

"他们最需要的是感情上的支持。"

也有很多患者担心的是家中有幼子，如何告诉年幼的孩子他的父亲／母亲得了重病将会死去呢？孩子希望生活有安全感，一旦察觉有事情不对劲但又不明白为什么会如此，很多孩子就会猜想是不是自己不够好导致了这种情况，或者把问题想得更糟糕。有一位律师，他与妻子、年幼的孩子们过着幸福的生活，而这份幸福被突如其来的结肠癌打破了，而且癌细胞已经转移到了肝脏等器官。更不幸的是，化疗没能遏制住癌细胞的生长。他和妻子很苦恼，应该在什么时候向 6 岁的儿子和 4 岁的女儿谈起此事呢？怎么告诉孩子呢？患者自幼丧父，深知父亲去世给孩子带来的痛苦，他想以某种方式告诉孩子们，他在精神上会永远陪伴着他们。他和孩子们一起看了电影《狮子王》，电影让他找到了恰当的方式，当小狮子辛巴的父亲木法沙死的时候，指着夜空努力地对辛巴说："当你抬头看到天空中闪闪发亮的星星时，你知道我在注视着你。"他用这个故事中的方法告诉了孩子们，他的爱会一直伴随左右。心理医生建议他借助电影和书籍帮助孩子们做些心理上的准备，如电影《史前期的大陆》讲述了一个小恐龙的母亲死了，小恐龙必须找到自己生存的路，当小恐龙遇到麻烦时，它的妈妈就出现在它的脑海里来指引它。让孩子们记住自己所拥有的爱的感觉，就好像父母还未离开这个世界，因为父母带来的爱仍然在继续。

不管是对孩子还是成人而言，死亡是生活中必不可少的一部分，我们如果可以公开讨论这个话题，为生命和死亡赋予一些意义，就能做得更好。处在生命最后阶段的人有权得到全方位的关怀和满足，无论是心理方面、精神方面还是哲学方面，都需要得到尊重和鼓励。他们希望自己最后的时光，是美好的时光。

出乎意料的死亡，是那么不公平，令人无法忍受……医生能去劝家属什么呢？能说出什么安慰的话呢？而且无论当初对死亡这一预期结果的认识多么清晰深刻，也无论家属为这一最终结果做了多么好的思想准备，当真正面对死亡时，家属还是会觉得很突然，"我没想到这一天来得这么快""我还以为一切会好起来呢""难以置信，这一切真的发生了"。当患者病重时，确定患者是否愿意在呼吸或心跳停止时接受抢救这一点非常重要。如果患者在陷入病危状态以前没有就此做出明确表态，那么就要由患者的直系亲属或代理人，如患者的配偶、父母、孩子、兄弟姐妹，来决定是否抢救及如何实施抢救。

如果决定抢救，患者可能很痛苦，但这样有可能延长患者的生命。如果决定不抢救，会让人觉得是一种放弃，虽然放弃的决定可能是最明智的，也是患者自己想要的，因为没有谁愿意延长死亡的过程。但是，越是深爱着一个人，就越舍不得放弃抢救。做出放弃这一选择的代价非常高昂。这段记忆会不断浮现在家属的脑海中，这就是悲伤会伴随着负罪感的一个原因，有时家属虽然知道那也是患者的选择，但放弃抢救可能仍然是家属做过的最艰难的一个决定。对失去孩子的父母来说，这种悲痛可能持续余生，同时他们还会感叹命运太不公平。

希望此时医生能给家属适当的心理支持，或者帮家属提供支持团队的信息。

家属有时会感到离逝者很近，这是很有益的，超自然的冥想对抵抗悲伤非常有效。曾有家属问医生："大夫，你说我妈走远了吗？"医生可以回答："没有，你妈妈没有走远，就在你旁边看着你，保佑着你们呢。"

有时家属生气是因为深爱着的人离自己而去了，不能再共同生活了，这种恼火表现为粗暴地对待想要帮助自己的人。有时家属会有负罪感，负罪感的另一种表现也是恼火，"如果他的去世不是我的错，那么就一定是其他人的错。"于是家属就把愤怒的矛头指向医生、护士或医院，特别是在医患关系不太好或是医患双方彼此不够信任的时候。如果遇到这种情况，医生需要和家属坐下来讨论一下当时的情况，是什么原因导致了患者病情严重，这样做有利于解决问题。

癌症幸存者也会面临不少问题，例如，"我想因为我的病史，我很难再找到一份工作。其他老板若知道我得过癌症，又会怎么对我呢？我的医疗保险怎么办？我很清楚自己要负担的医药费有多贵，那不是我能承受的。尽管我知道企业在聘用员工时歧视曾经患过疾病的人是违法的，但他们还是可以找出许多理由不雇用我。"这种情况需要整个社会提供支持来改善。

人在精神层面需要面对两个巨大的难题，一个是死亡，另一个是贪欲。对于癌症患者，眼前的情况很容易让其有落差感。什么是落差，预期和现实的结果之间的差距就叫作落差，落差往往会给癌症患者带来负面情绪。例如，医生预计有效率在70%左右，患者原本非常期待，但最后落到30%无效的里面。落差导致的这种失望在肿瘤科是非常常见的，往往会直接导致患者忧郁、愤怒、迷茫，甚至绝望。这种情绪的背后其实藏着一种很强大的力量，向内可能就是攻击和伤害自己，向外可能就是攻击别人。医生能够有效地帮患者管理这种负面情绪，当然有时也需要专科心理医生的帮助，但肿瘤科医生有可能需要每天面对此类问题，所以要懂一些社会学、心理学的知识，储备基础的心理治疗能力。

直到今天，很多人还相信癌症跟人的心理状态和精神因素有着某种说不清楚的联系。例如，容易产生忧郁、压抑、沮丧、生闷气等负面情绪的性格被称为癌症性格；癌症患者也经常被发现在患病前的一段时间内遭受过重大的精神打击。事实上，精神心理因素不能直接导致癌症的发生，但人的情绪和精神状态确实能通过长期持续地刺激神经内分泌系统来影响人体的免疫力，而免疫力的降低，可能和癌症的发生有或多或少的关系。

滤泡性淋巴瘤患者："医生，我腹股沟淋巴结比以前大了，您不是让我做个活检怕是转化吗，我做了活检，病理结果显示还是滤泡，我是不是 POD24（治疗后 24 个月内进展）？"（患者哭泣）

医生："不严重，PET-CT 表明只有这一个部位有点儿问题，可以先局部放疗。"

患者：（患者停止哭泣，开始诉说她的思考）"那我要是放疗后又进展了咋办？需要用全身治疗吗？如果现在用来那度胺会不会影响以后采干细胞？用了全身治疗还不管用怎么办？"

医生："你有点儿焦虑了。"

患者："是，我很焦虑，我也觉得我焦虑了，我孩子还小。"（再次哭泣）

医生："多考虑现在发生的情况，提前烦恼、想得太远确实容易导致焦虑。咱们已经有大体的治疗方向，先看看疗效、病情走势再说下一步，还有很多治疗措施做后手呢。"

该患者基于惯性思维，从本次病情进展很自然地想到接受治疗后再度进展怎么办，这属于延伸出来的猜测，清除患者这部分"提前烦恼"是很重要的，患者如果陷入紧张不安，会影响接下来情况的处理，医生要叮嘱患者先走好当前这一步。

情绪主要受大脑边缘系统的控制，而我们大脑中还有一部分区域叫大脑皮层，是主要负责理性思考、推理分析的。笼统地说，大脑有负责情绪的工作区域和负责理性的工作区域。有研究显示，大脑负责情绪和负责理性的这两部分区域不能同时工作，也就是说当我们动感情的时候就会失去理智，思考的时候却不会动感情，生物学家把这种现象称为"推拉系统"。所谓"推"呢，就是大脑把情绪往内推，大脑边缘系统的"情绪脑"就会起作用，这个时候我们就会比较容易感动；所谓"拉"呢，就是将感受、事件推送到大脑皮层区域，这个时候"理性脑"会让我们思考，而感情就动得很少了。

为了证明这个推拉系统的存在，有学者进行了实验。第一步，让志愿者观察一些令人难过或感动的图片，这个时候扫描他们的大脑会发现"情绪脑"也就是大脑边缘系统处于活动状态，而"理性脑"也就是大脑皮层却几乎没有活动。第二步，让志愿者来做算术题，在他们思考的时候扫描，发现他们的大脑皮层开始活跃了，而大脑边缘系统却处于休息状态。最关键的是第三步，也就是让志愿者在看令人激动的图片的同时数数。例如看一张婚礼现场的图片，这种能调动情绪的图片会让大脑边缘系统出现反应，这时再给他们安排一项新任务，让他们数一数这些图片上究竟有多少人？这就需要运用理性思考的能力了，这个时候扫描大脑就会发现，当志愿者开始计算图片上的人数时，他们的大脑皮层开始活跃，而边缘系统的反应慢慢消失了。

这个实验堪称心理学上真正的里程碑，它告诉了我们，当我们面对各种情绪的时候，如果能调动大脑皮层区域进行理性思考，那么就能抑制和控制住情绪。换句话说，我们如果学会在情绪化的时候去理性思考，那么就能够更好地控制自己的情绪。

我们可以利用这个研究结论，教给患者在特别难过的时候可以通过告诉自己去思考来控制情绪，如处理一些需要调用逻辑能力的事情，尝试着让自己思考，我遇到的问题究竟是什么？这件事情产生的原因是什么？有哪些方法可以去解决它呢？这些方法能不能产生好的效果呢？像这样去调动理性思考，情绪所带来的感受就会被削弱。心理学家在进行心理疗法的时候，用的也是这种方法，让患者把心中的压抑郁闷说出来，通过思考让这种情绪平静下来，调用思考的能力从而抑制了情绪的感受。基础知识点是大脑有一个"大脑边缘系统"和"推拉模式"，充分利用大脑的工作原理就能更好地处理负面情绪。

二、建议二：肯定患者，营造良好的沟通氛围

肯定患者有助于建立良好医患关系，良好的沟通氛围使医患都能觉得温暖、轻松，直接影响沟通的结果，有助于医患达成共识。

医生："老邓，你可太有福气了，你闺女一直在医院照顾你。昨天商量治疗方案的时候，她说哪个效果好、受罪少就用哪个方案。你是怎么培养出这么孝顺的姑娘的，我得跟你取取经。"

通过肯定、认同与赞美发现病家的闪光点，在引导对方以后患者的配合度等各方面可能变得更好，这种赞美本质上是利他的，并不是利己的。肯定与赞美并不是奉承，医生用"利他精神"去和病家沟通时，病家感觉被认同了，还会想要做得更好一点儿，以对得起医生的赞美。肯定与赞美有三个环节、发现差异、行为建模、确认价值。

第一步，发现差异。找到患者与众不同的地方，如果说"老邓，你闺女可真孝顺，和5床家属一样"，这不是肯定。首先，找到差异点（并且是个优点），如告诉患者"您太有毅力了，术后腹胀还是很难受的，您连眉头都不皱"，而且这个优点要有可比性，如果在后面加上一句"你看旁边那小孩就哇哇直哭"就不妥，与小孩子对比那简直是讽刺这位成年患者，因为两者没有可比性。就像主治医师称赞主任医师专业水平时说："主任手术做得真漂亮，比我利落多了，主任真棒！"这并不是对上级医师的肯定，主治医师和主任医师的手术水平本身就有很大差异。应该是与处于相同层级者进行对比，或者与患者过去进行自身对照，例如对患者说"老邓，你可比上次住院时精神多了，看来是有信心了"。

第二步，行为建模。医生会观察、会洞察才能发现差异。给患者的行为建模，要把好的行为模式提取出来，肯定的是具体行为，暗示再按这个模式行动还会被表扬，因为只有具体行为才可以被复制。具体怎么说才能够实现行为建模的效果呢？"刚才还听您说不想动呢，现在就看见您在楼道里散步，这步子又大又快，您打算一次走多少来回？""您化疗后恢复得特别快，我相信您一定有自己的方法，您给介绍一下？"一位胃癌患者头发掉光了，面色苍白，但查房再见到她时她戴了假发，医生说："哇，你好漂亮啊，新发型很好看，口红颜色很靓，太美了，很有神采。""生命"努力微笑的样子真美，这令很多医生心生感慨。

第三步，确认价值。告诉患者这个行为让大家收获了什么，这样患者会感觉自己被肯定、被激励、被尊重，这样的互动温暖又友善。

曾有一位6岁的白血病患儿，每次做骨髓穿刺时都哭闹，特别抗拒，但今天一动不动地配合了穿刺，作为操作者，怎么和患儿沟通呢？医生先要发现差异，以前做骨髓穿刺时需要两个人使劲按着患儿，这次患儿乖乖趴着一动不动，这对 6 岁孩子来说真是很大的进步了。但是如果只夸"小家伙今天好棒哟"，那只是发现了差异，没有总结出经验，这个好的行为不会固化下来，医生得帮助患儿继续按这个模式执行，不然患儿下次可能还跟以前一样挣扎乱动、平添痛苦，所以此时医生得具体指出患儿哪里棒。

医生："小朋友，今天做骨髓穿刺你竟然一动没动，很顺利就做完了，你好棒哟（发现差异），为什么今天不乱动啦，怎么这么勇敢呢，我很好奇哟，说说你是怎么做到的？"（行为建模）

这时患儿就会去主动思考，主动总结。

患儿："我有个新朋友说他也做过很多次，每次他都搂着小熊，和小熊比赛谁能一动不动，每次都是他赢，今天我也赢了。"

医生："小朋友，我很感谢你，每次按着你我们也很费劲，越挣扎咱们做的时间越长，今天这么顺利做完，我特轻松，连汗都没出，告诉我你疼不疼？"（确认价值）

患儿："还是有点儿疼的。"

医生："看得出来你虽然害怕但忍着疼不动不闹，这就是勇敢。你给后面排队的小朋友做了很好的榜样，一定要奖励给小勇士一本故事书，你和妈妈一起读好不好？"（行为建模、确认价值）

此时患儿的内心得到了"正强化"。"正强化"是心理学一个很重要的概念，指好的行为和好的观念被正向地强化了。患儿会明白，以后还这么勇敢、操作时好好配合，就会很快做完，这是在为当小勇士、小榜样而努力。

对于每日都面对的患者，可以通过肯定和赞美让患者知道自己被关注了、优点更是被看见了，这些内容要经常跟患者确认。医生越经常地确认，患者依从性就越强，诊治流程就会越顺畅，因为医生是带着利他精神在和患者沟通的。医生要记住随时调用肯定方法，即发现差异、行为建模、确认价值。

有一个针对儿童患者效果不错的方法：医生引导患儿想象一个故事，这个故事的主人公会战胜患儿所惧怕的事物，患儿会把自己当成这个主人公，会变得自信并为自己骄傲，也从而获得了安全感。医生把令患儿害怕的事物或事件，如抽血、打针编到故事里这种方法对儿童患者有效，因为儿童很喜欢想象。一个患有髓母细胞瘤的 7 岁男孩特别害怕打针，每次走进治疗室的时候，他都会乱踢乱叫，躲到椅子下面，使劲儿地抱着椅子不放手。为了帮助这个小男孩摆脱恐惧，医生编了一个关于蝙蝠侠和罗宾汉的故事讲给他听。

"有一次，蝙蝠侠和罗宾汉在出去旅行时发现了一副隐形魔力手套。无论是谁，只要戴上这副手套就会变得强壮起来，就不会害怕任何疼痛了。有一天，罗宾汉要去医院看医生，但是他不喜欢打针，于是他就向蝙蝠侠借来了这副隐形魔力手套。借到手套后，罗宾汉就去打针了，他真的一点儿都不觉得疼了。"说着医生就给小男孩戴上了这副隐形魔力手套。从此以后，小男孩在每次打针前都会戴上这副手套，这大大地消除了他的恐惧，也让护士和他的父母都松了一口气，并配合地说："这手套果然很有魔力，你真的不怕疼了，你好棒哟，越来越强壮了！"当他看到另外一个小孩在打针前大哭时，还问："妈妈，我能把我的魔力手套借给他用吗？"

在工作中，我们也会经常听到患者赞美医生，那么医生应该怎么回应呢？有些医生只是微微一笑，或者不接话茬、充耳不闻，或者说"没有没有，哪里哪里"，这不仅没有接住别人的善意，而且会让对方尴尬。医生可以大大方方地说"谢谢，你真好，你让我感到很温暖""哦，你发现了……谢谢你"，自然地把话题引到对方身上。有时患者的称赞略显浮夸、比较宽泛，那怎么回应比较得体呢？医生可以说"您这是鼓励我，谢谢，您对我也很好"。简单的一个互动，双方都很舒心，也为医患关系加了温。

三、建议三：患者过渡到临终关怀阶段时，临床医生应尽可能帮助其联系当地安宁疗护的资源，为患者及家属提供有力的支持

策略：

①在较早时间介绍并讲解安宁疗护服务，包括同时进行安宁疗护和癌症护理，以及单独进行安宁疗护和临终关怀。

②当患者过渡到临终关怀阶段或已经在进行临终关怀时，医生应确认患者和家属的目标以及服务需求，通过将其目标和服务需求与临终关怀所提供的服务相结合来引入临终关怀。例如，告诉患者"我知道你不想再花时间在医院，

但是你也害怕在家里应对疼痛，我们有一个患教关怀计划，可以帮助你留在家中，也同时帮助你控制疼痛和其他症状"。

③应该注意到患者对这种谈话可能没有做好准备。

④联系那些对临终关怀与患者意见不一致的家属。

⑤必要时，与不在场的重要家属连线进行沟通。

医生身处时刻面对生死的环境中，要帮助患者去判断、识别自己认为真正重要的事情。"我认为能知道即将发生什么，让他利用好最后这段时间来说些以前没有说过的话、做些以前没有做过的事，如我爱你、我很抱歉、再见等，是人生的一份礼物。"最后的时光在安静的气氛中度过，要远远好于在喧闹的急救室中度过。美国第一家临终关怀医院于 20 世纪 60 年代在纽黑文市建立。如今，我国很多城市也设有临终关怀医院或安宁疗护病房。临终关怀体系鼓励患者尽可能待在家里，他们会把仪器设备和情感支持带到患者家中。如今已经实现在家中通过注射、静脉泵、静脉滴注和皮肤贴剂等方式给予镇痛处理。有时情况不允许患者待在家里，可以将临终关怀病房尽量装饰得像个家。关怀的理念指向患者身体、心理、社会、精神等各个层面。虽然有些家庭和患者不愿加入临终关怀，他们将临终关怀视为放弃，感觉医护人员放弃了他们和他们所爱的人，但他们在真正经历了临终关怀，接触了那些非常和蔼、善解人意的工作人员后，就不会再有上述想法了。

更好的理念和更多训练有素的医生不断出现在医疗实践中，医护人员应该学会鼓励患者心怀希望地去达成现实的目标，如去拜访一个特殊的人物，或者参加一个重要的婚礼或其他场合。人在患癌症的压力下具体能表达出多少强烈的情感，是有很大个体差异的。这种沟通通常很普通，但患者及其家属都能体会到这个时刻的辛酸和意味深长。就算没有语言交流，但此时的情感交流是那么真实而强烈，好似在用语言道别。《避难所》中作者讲述了她母亲的疾病和死亡，指出了沉默的价值。她们一起欣赏肖邦的乐曲后，她的母亲说："我只想这样与你肩并肩静静地听音乐。握着你的手感觉真好，我感觉我们心意相通。"

对很多患者来说，完成一项对他们重要的工作对他们非常有帮助，可以鼓舞他们的斗志，让他们因成就感而忘记疾病。另一个有效的帮助策略，是让患者回顾生命中的重要方面。鼓励患者与家属一起回忆他们人生中一段特殊的经历，如对朋友或孩子的影响，让他们为自己的一些特殊成就感到骄傲。这种方法可以让患者从另一个有利的角度来看待生活，从一个全新的视角来看待他们给其他人的生活带来的影响，让他们更好地理解生活的意义。正如一位作家所说："人去世了，但关系不会断。你生活在其他人的心中。"

一位患晚期喉癌的老年患者，因为无法和孩子们描述喉癌给他带来可怕的疼痛而企图自杀，于是孩子们把他送进了医院。住院时，他的疼痛得到了控制，他的应对能力重新发挥了作用，打消了自杀的想法。回到家中，他终于明白了：在家里疼痛发作时，一定要告诉孩子们，这样疼痛才能得到缓解。要谨记，只有在疼痛得到控制后才能评估个体的焦虑或抑郁。在疼痛得到控制后，患者的心境自然转好，焦虑水平也会下降。

肿瘤科医生对癌症的关注主要集中在生理层面，这会低估患者本身重要的心理和情感需求，对患者的整体恢复的支持较少。死亡只是肯定会到来的结果，怎么活着才是更重要的。如何帮助患者在混乱中重建生的意义，是一个重要的现实课题。正如学者卡斯尔所说，疾病和死亡不是患者真正的敌人，真正的敌人是丢失了人生的"中心目标"。我国在癌症人口规模和死亡质量方面的压力很大，安宁疗护存在较大供需矛盾，希望能有更多的安宁疗护资源出现，使临床肿瘤科医生更容易联系到，从而为患者及家属提供有力的支持。

第8节　不要勉强患者乐观

经常有患者问："大夫，我总是有点儿焦虑/郁闷/爱发脾气，你说这种情绪会不会影响疗效，会不会导致复发？"在癌症治疗领域有一种观点，认为心情郁闷、悲观会降低免疫监控力量，更容易导致癌症进展和复发，所以癌症患者必须保持绝对"积极乐观"的态度，否则癌症就难以治愈，就会复发。但这种观点是正确的吗？曾有一位52岁的男性恶性黑色素瘤患者说："我周围的人常对我说要积极地思考，每当我听到这话都感到很压抑，如果我必须那样思考才能够生存，我想我可能活不成了。"那些大肆鼓吹"患者如果没有乐观的态度或患者容易悲观、抑郁，体内的肿瘤就会加速生长"的论点是不科学的。显然提出这种论点的人不懂得当人的生命受到威胁时会产生恐惧、悲伤、愤怒等情绪，这些情绪是人的自然反应，是可以理解的。大多数患者都很坚强，尤其是比较内敛的中国人，他们往往喜欢以安静的方式对抗癌症。如果一定要让患者摆出一张笑脸，反而是给患者增加了负担，这对患者是不公平的，甚至是残酷的。并不是保持了乐观病情就会稳定，也不是没有保持乐观疾病就会进展，更何况患者也不应该处于一种盲目乐观的状态。

不要让患者强装欢颜。《癌症人性的一面》中写到一位 49 岁的乳腺癌患者，刚结束乳腺癌的治疗就来到了作者——心理社会肿瘤学专家霍兰医生的诊室。她的主治医师认为她的治疗很成功，身体恢复得也很好，肿瘤已在体内消失。事实上，当她走进诊室的时候，霍兰医生也从她光彩照人的脸上看出她的身体状况很好。可当她坐到医生的面前时，情绪马上就激动起来，以至于整个身体看上去都是紧绷绷的。为了让她放松下来，霍兰医生先说话了。

医生："我和你的医生沟通过了，知道你的身体状况很好，恭喜你。"

患者听后马上回答："那可是他说的，我自己感觉却越来越没有力气。"

医生感到疑惑："你为什么会有这种感觉呢？"

患者："我妹妹给了我一本书，内容是如何从癌症中求生存，书上说要想生存，保持积极的态度是关键。于是我就努力按照书上说的去做，在整个治疗过程中保持乐观。但是现在治疗结束了，我却变得比以前更担心、更害怕。我感到难过，对任何事都不能产生积极的态度。"

医生："过去的一年里你一直都保持乐观，对你来说实在是不容易。我听你的主治医师说，你做了 6 次化疗，而且每次化疗开始的第一天，你都感到自己的情况很糟糕。"

患者："是的，我感觉自己要被化疗击垮了，身体感觉非常疲劳，做一切事情都变得很困难。有时我感到非常害怕，简直恐惧极了，我担心自己能否顺利度过化疗。还有些时候，我变得很消沉、很悲伤并感到愤怒，因为化疗把我打垮了，而我还想为我的孩子做许多事……"

医生："我真的很难想象你能够顽强地通过那么艰难的检查和痛苦的治疗，而且你还一直保持着乐观！"

听了医生的话，患者稍稍放松了一些，患者说："你的意思是，我现在这样的情况也行？我以为如果不按书上说的那样去做，我的癌细胞就不能被化疗给杀死。"

医生微笑着说："是的，你不必勉强自己，你要知道，你不是超人，但你是一个很了不起的正常人，许多患者都有过你这样的经历。"

患者："太好了！你知道吗？我正在想，如果还有人告诉我必须乐观，我就会狠狠地打他一顿。"

有些宣传经常告诉癌症患者得保持乐观、开朗，绝不能悲伤、恐惧、烦躁或是愤怒，否则就无法完成与癌症的抗争。只有控制好自己的情绪，才能控制好身体内的肿瘤。患者在接受了这些说法，但又发现自己在生活中无法实现这种状态时，马上就会感到焦虑、紧张、担心和恐惧，会非常无助和不安，害怕癌症卷土重来，因为对绝大多数患者来说，癌症是一生中最难掌控、最恐怖的经历。也有医生对患者说"别老是愁眉苦脸的，这样治病效果可不好"，其实这种言语反而会增加患者的压力。一个人对疾病的态度并不是能否治愈癌症的决定因素。患者的个性特征只会影响自己的行为，很少影响体内癌细胞的行为。有些人似乎生来就比较悲观，那是他们看待世界及发泄情感的方式，有这些所谓负面特征的人同样可以战胜癌症并很好地生存下来。

一般来说，每个被确诊癌症而面临治疗的人都很容易感觉受伤，很容易为失去健康和幸福而沮丧，对未来感到茫然和担忧。患者可能开始意识到，死亡如此接近自己，好像什么都没改变，又好像一切都改变了，知道自己总有一天会死，但不知道到底是哪一天，对死亡的恐惧感觉变得更尖锐和强烈了，死亡临近的事实令人坐立不安，但也没有其他办法可以绕道而活。当焦虑、抑郁等情绪产生时，患者有时可以独自面对，有时又很难一个人面对。这就有一个重要的问题：当焦虑或抑郁状态严重到什么程度时就可认为是超出了患者可接受的范围，而需要让患者去寻求心理咨询师或精神科医生的帮助呢？有研究结果表明，半数以上受访的癌症患者都有比较严重的抑郁症状，其中大约 2/3 是癌症所致，另外 1/3 是在诊断癌症之前就有的一些心理方面的问题。患者如果曾经有过抑郁症，那么在治疗癌症的疗程中很容易再度变得抑郁，这就使得与癌症的对抗变得更为艰难。

　　大约 1/3 在肿瘤科门诊接受治疗的患者有明显抑郁症状，但令人惊奇的是，只有很少的患者被介绍到心理科去接受治疗。造成这种现象的原因是人们对心理问题的认识存在偏差，患者通常宁愿在沉默中挣扎，也不愿意告诉医生他们在应对癌症的过程中心理上感到十分痛苦和煎熬。因为大部分导致抑郁的原因都与疾病有关，如患者需要知道有什么样的治疗可供选择，在治疗中应该期待什么等，所以，临床肿瘤科医生是帮助患者解决这些问题的最好人选。

　　有些肿瘤科医生不愿意去询问患者的心理感受，因为他们普遍认为"我在这方面没有受过训练，也无法解决这些问题，而且如果我问，患者打开了心扉，我怕一天的时间都会耗进去，就像打开了潘多拉的盒子一样"；也有些医生甚至认为患者被问到情绪方面的问题时会不高兴，这两方面因素导致的结果就是——"医生不问，患者不说"。对忙碌的肿瘤科医生来讲，在门诊与患者交流的时间很有限，查房时间也很紧张，在有限的时间内要获得患者信任、为患者提供医学专业技术的帮助，确实需要一定的沟通方法才能让患者感受到人文关爱。另外，医生要注意识别是否需要请心理科医生会诊，以免影响患者的后续治疗。

　　不要夸大心理刺激因素。不同种类的压力，如参加考试或离婚，都会对人体的激素水平和免疫系统产生影响，但是压力对癌症会产生多大的影响，至今仍不清楚。人们在生活中会得到一些关于心理与癌症之间相关的信息，因此有人得出了一些错误的推断。例如有人认为"一定是天天生闷气使我得了癌症"，还有所谓"癌症性格"的说法。但医学界做了许多相关的研究，而研究结论之间不是自相矛盾就是毫无结果，这主要是因为将人的心理和躯体这两个领域同时放在一起研究是很困难的。有患者说过"去年家里一位亲人去世，我难过了很久，肯定是这个原因导致我复发了"，这种没有科学依据的推断带来了很多错误的假设和结论。

有学者针对"癌症患者遭遇亲人离世会使癌症复发或恶化吗"进行了研究。该研究通过对几百名已经接受相同的辅助化疗的Ⅱ期乳腺癌患者进行调查，以了解配偶或孩子的去世是否会导致癌症复发或者让患者的生存期缩短。患者被分为了两组并进行了比较，一组是接受乳腺癌化疗后有丧偶或丧子经历的妇女，另一组是在相同的时间内也接受过乳腺癌化疗，但没有亲人离世经历的患者。研究发现，两组女性乳腺癌患者的基线病情一致（如腋下阳性淋巴结和雌激素受体情况），在复发率或生存率方面也没有区别。这一结论有助于减轻有亲人离世的乳腺癌患者的恐惧情绪，使她们不再担心自己的肿瘤因亲人离世而复发或恶化。亲人离开后，自己悲伤是正常的、必要的，这种悲伤不会导致乳腺癌复发，医生可以引用这些严谨的研究结果作为与患者沟通的内容，而不是说"你别太难过了，这对你控制病情可没有好处"，医生要帮助患者自然度过悲伤期而不是加重心理负担。有学者对轻度至重度抑郁的个体观察了10年，最终发现他们癌症的发病率与其他个体的癌症发病率并没有区别。

对患有癌症的人来说，得知和他患同一种病的公众人物离世可能导致患者这么想：这么有名的人肯定医疗条件很好，病情都会恶化，那么我的病也可能恶化。这种感同身受的想法会让患者对疾病和死亡产生更多的忧虑。这是因为大多数患者始终对癌症的治疗、康复有一种不确定感，而发生在身边的这些消息会加重患者这种不确定感。一段时间过后，不幸的事件所引起的悲伤会逐渐褪去，对生命和疾病的掌控感最终会慢慢回到患者心中。

需要注意的是，有些患者实际内心非常恐惧和慌乱，却故意摆出"很坚强、有信心"的样子，这有可能导致外界切断对其支持和帮助，医生会以为患者没有问题、不需要特别关注，直到发生了惨烈的意外，大家才震惊地发觉之前忽略了很多细节。

医生要提供一个空间来让患者表达自己内心的真实感受，只有让患者表达出来才能提供给患者需要的帮助。要尊重并支持患者用适合自己的应对方式去面对癌症。

第9节　避免责怪癌症患者

由世界卫生组织国际癌症研究机构和美国癌症学会联合发布的全球癌症统计报告显示，2022年全球新诊断癌症病例数达到了1996万例，其中中国的病例占24.1%，全球死亡病例约970万例，中国的死亡病例占26.5%。这些数据表明，癌症已成为全球范围内的重大公共卫生问题。大约每5位男性或女性中就有一人在一生中可能发生癌症，而每9位男性和每12位女性中就有一人可能死于癌症。预计到2050年，全球新诊断癌症病例将增至3500万例。投资预防措施，如针对吸烟、超重和肥胖以及感染等癌症关键风险因素的干预，可以避免数百万人免于罹患癌症。20世纪人类的三个重大改变影响了癌症的发生。第一个改变是人类寿命的增长。癌症是一种与年龄有关的疾病，年龄越大，癌症的发病率越高，60岁以后也正是大多数癌症开始发威的年龄。例如，乳腺癌在30岁女性中的发病率是1/400，但在70岁女性中，这个概率就会增加到1/9。第二个改变是医疗水平的进步，这让以前很多发现不了的癌症都"浮出了水面"。第三个改变就是人类生活方式的改变。

患者在自己的解释模式中往往强调因果，这是一个合理化自己的疾病状态，追寻生命意义的过程。例如一些食管癌患者表示食管癌是喝烫茶烫出来的，但喝很烫的工夫茶和吃滚烫的热粥，这都是祖祖辈辈延续下来的习惯，大家都这么做，自己当然也会这么做；也有患者把原因归结为小时候家里太穷，养成了不舍得浪费食物的习惯，常吃剩菜剩饭，引发了食管癌；还有患者认为过度劳累、抽烟喝酒、加班熬夜是自己得病的主要原因，但这是为了承担家庭责任。所有这些实际上是患者在寻找一个能够承载自己经历的解释容器。

不仅患者会找寻因果关系，周围的人还会暗示。对癌症特有的观念导致的一个常见现象就是：责备患者。患者经常会被问到一些带有指责性的问题，如"你觉得为什么你会得癌？你应该好好想一想""为什么不早点儿来医院，非拖到这么晚才来""你总是生闷气，才导致癌细胞扩散到全身的"，这是在暗示患者，是患者做错事情、生活习惯不对或者长期心情不好导致癌症发生的，是自己耽误了病情才拖到了晚期。但追究过去可能毫无意义。曾有患者非常难过地说："我感到我受到两次打击，一是去体检，做个胃镜发现自己竟然得了胃淋巴瘤，二是家里人都指责我，因为我睡觉太晚才得了胃淋巴瘤，好像都是我自己的错，这让我更郁闷了。家里支出都得靠我，我睡觉晚也是因为忙工作啊。"甚至有家属硬是回忆起来，患者几十年前喝了一大口热汤，当时整个食管和胃都被烫坏了，认为癌症是这件事导致的。有时癌症会给患者带来双重负担：一是疾病本身所带来的负担，另一个是别人会责怪自己说是自己的不良习惯导致了癌，例如患者吸烟所以患上了肺癌，对患者的责怪会强化患者被孤立的感觉，无助于患者当下的情况。

其实绝大多数癌症是找不到明确诱因的。既然这样，为什么责备患者"是他自己引起了癌症"的情况还会发生呢？这无疑与人类长期以来无法解开"癌症如何产生，怎样才能被治愈"这个谜团有关。人们对一些事件知道得很少时，就会对它产生恐惧心理，并怀着神秘感去解释它的存在。每当不幸来临，人们会很自然地去寻找原因，然而现成的解释往往是"一定与自己做错某些事有关"，就好比一个人夜跑遭遇危险，人们常常会责备受害者："你大晚上还出去跑步干什么？"对受害者的责备，其实反映出的是人们对安全感的一种错误的理解：人们潜意识中觉得人类能够预防灾难事件的发生。

责备生病的人是没有意义的。得病已经让患者感到了孤独，如果再让患者承受责备，那无疑是雪上加霜，会让患者有种被世界抛弃、自己格格不入的感觉。医生要教给患者，在因患癌症而遭到朋友或家人的指责时，可以这样回答："我知道你们都是为了我好，但是告诉我因为我自己的过失才会得癌症之类的话，对我没有任何帮助。另外，期望我能够一天24小时都保持乐观也是不现实的。"

反问句往往是用疑问句来表达确定的意思，通常是隐含情绪的，特别容易激起对方的反抗心理，虽然它看起来是个问题，但其实已经不是在提问了。反问句往往有责备之意，因此医生在沟通中要做到"不说反问句"。说反问句的时候，医生如果口气再硬一点儿，所传递的信息就是医生在责备患者。而且，反问句会让患者瞬间感到自己被冒犯了，会下意识开始反驳，类似"为什么不早点儿说"，听起来就是在质询，患者要么为自己解释辩白，要么开始和医生争辩。从理性上，患者可能知道医生没什么恶意，也知道医生是替自己着急，但从感受上，患者可能立即就打消了沟通的意愿。医生如果无法收获新信息，也就不可能扩大共识区、消除盲区，这对医患关系没有积极作用。

临床工作中有几种典型的反问句。例如：

"肿块已经这么大了，为什么不早点儿来医院？"

"昨天告诉您今天做增强 CT 时，不是说过不能吃饭吗？"

"你怎么不……呢？"

"不是说过不能……吗？"

请回忆一下，作为医生的你是否用过这样的语句和患者说话。以后每当想说"怎么不"的时候，抓紧"踩个刹车"，把反问句憋回去，你会发现言语的攻击性立刻就降低了。

第 10 节　善用病友支持

外界的支持对患者很重要，可鼓励患者加入病友群或者基金会的支持小组平台。社会关系会影响人的健康，一个人被他人关心和照顾时，就会比较在意自己的身体，也会更加注意自己的饮食，更有可能避免不健康的习惯。患者感到有人在感受和自己一样的痛苦、和自己一样承担疾病带来的压力、用了同样的治疗措施时，就会产生相对一致的身份认同，会有同属于一个群体的归属感，往往会觉得疾病的威胁没有那么大了，这有助于患者更好地应对疾病。患者经常会把其他人自动分成"我们"和"不属于我们"这两大群体，属于"我们"这个群体里的人能得到更多的信任，在群体中产生的身份认同，令患者有"联盟感"。有患者说："我们都在应对相同的困难，在这儿我可以放心地说出我的任何真实感受，这里像是我的第二个家，我有时和家里人说话还得考虑一下，怕他们担心，这里我怎么想的都可以直接说。"

一位男性患者，53 岁，公司销售，因咳嗽就诊，他认为自己根本不可能患上肺癌，但是当医生给他看胸部 CT 图像时，他意识到这就是事实。不仅如此，癌症已经扩散到了他的胸腔、纵隔和脊柱。他感到非常绝望和无助，都想要放弃了。他跟自己说："别工作了，出去玩玩吧，应该考虑怎样度过余下的日子了。"他的妻子改变了他的想法，她坚定地告诉他："别说傻话，你必须马上开始治疗。"经过 3 个月紫杉醇和顺铂的治疗后，肿瘤缩小了。医生建议他参加一个由肺癌Ⅳ期患者所组成的小组，小组成员的情况与他相同。在小组里，他发现很多已经进行了 3 年多化疗的患者仍然能够很好地规划自己的生活。大家在小组里分享自己所知道的治疗信息，还能感受到其他人对新临床试验的浓厚兴趣。大家在用幽默的语言讨论着严肃的话题，这让他的精神状态也得到了改善。尽管癌症仍然持续威胁着他们的生命，但他们能用一种达观的态度来"收容"它，并与之共存。

在癌症病友群里谈论最多的话题莫过于医生和治疗方法了，患者可以比较现有的疗法、比较不同医生或医院使用的不同治疗方案等，也可以非常自由地评论医生们或者现有的"医疗体系"。通过听取别人的经验，患者会更有勇气和信心来同医生对话，这有助于患者顺利地完成整个医疗过程。另外一个常谈到的话题就是辅助疗法和替代疗法，患者可以自由地分享这方面的信息，这也符合人们"得为自己做点儿什么"的心理。

1989 年，美国斯坦福医学院心理学教授斯皮尔伯格做了一项很有意义的研究——心理介入疗法对转移性乳腺癌的生存影响，结果显示采用标准治疗方法的转移性乳腺癌患者，参加集体治疗后平均生存期延长了 18 个月。这项研究原本在设计上没有将生存时间作为观察指标，患者也从来没有被告知集体治疗会影响她们的生存时间。斯皮尔格的研究成果在著名的《柳叶刀》杂志上发表后，迅速在医学界和患者中引起了很大的震动。这些结果是患者、家属、心理健康工作者和肿瘤学家都想听到的。斯皮尔格和他的助手再次重复了他们的研究，进一步证实了集体治疗确实既可以改善患者的生活质量，又可以延长患者的生存时间。不少患者说："真的可以理解彼此的感受，而且我们变得像朋友一般相互倾听、相互解忧。我感受到了一种与众不同的友谊，陪我度过了很多痛苦的日子。"但群体中失去一个成员也是件让人很沮丧的事，由于彼此之间的关系越来越密切，成员的去世会让其他人感到悲痛，这也是很让人痛苦的。

癌症患者，尤其是癌症晚期患者的治疗周期很长，花费很大，人力消耗也很大，患者又始终在死亡阴影的笼罩下，患者和家属的心态特别容易崩溃。医生可能没有足够的时间去跟每一位患者做深入的沟通。曾有一位患者家属为此提供了一个解决思路：医生可以将患者进行分层，找出那些治疗效果比较好的，有学习能力、表达能力的，将其作为经典案例进行适当沟通、培训，这样有新的患者时就可以推荐给老患者进行一对一的辅导。老患者在就诊流程、病情认识、不良反应管理、情绪管理方面都有一些经验，而且双方可以深刻共情，这种分层的患者教育有助于解决现在医患沟通不足的问题。通过其他患者的转述，患者对医生团队的工作能更加了解，这有助于增进彼此的信任感。

理性到近乎冷酷的医生，其实也和普通人一样，需要从别人的理解和支持中获得力量。为什么每年会有近万名外科医生放下手上的工作去参加外科医师学会举办的年会呢？当然，在年会上可以学到新的技术、看到新的器械、了解医学研究的新进展，但这场年会最重要的意义在于给外科医生们提供了一种归属感。"医生属于一个孤立的世界……患者一个一个地来，手术一台又一台地做，到头来，你还是孤零零的一个人。好不容易成功做完了一台手术，却不知道该跟谁分享喜悦。患者术后因为并发症死亡，又有谁了解你的感受……但是每一年，我们都不远千里来到这个地方。在这儿，你会发现同伴。"阿图·葛文德医生这寥寥几笔，写尽了医生的孤独和对认同的渴望。

病友群和支持小组已经成为患者间相互支持的流行手段，患者从中可以获得更多的治疗信息和帮助，但不要认为不参加支持治疗小组是不利的。医生可以嘱咐患者："如果支持小组或病友群能让你感觉好一点儿，一定要好好利用它们，而它们如果让你感觉更坏，那你就赶紧离开。但一定不要独自面对这一切，而要从你身边获取最好的支持，这些支持来自家庭、朋友、医生，或病友中认识的真正理解你感受的人。"

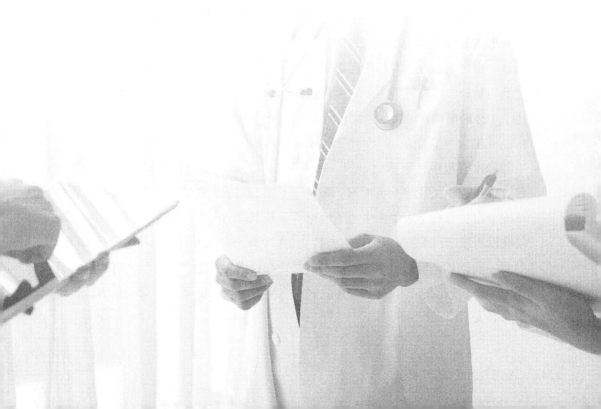

第 6 章 >>

中医肿瘤科的
医患沟通

我国传统的医患关系以仁爱为基础、以道德为主要约束形式。本章介绍了中医肿瘤科常见接诊咨询场景中可能用到的沟通方法。

- 为何首先要明确病家求医问诊的目的，厘清中医治疗的切入点和策略？
- 为何建议适度讲解四诊信息，帮助病家理解病情？
- 怎样探清病家心理预期，帮助患者进行最终的医疗决策？
- 为何建议适度讲解治疗过程，帮助病家理解治疗思路？
- 如何应用传统文化加强民众的生命教育？
- 如何应用情志来调整五志过极？

我国传统的医患关系是在多元文化的交汇融合过程中形成的，"儒、释、道"共同构成了中国传统文化的核心和支柱。儒家提倡医学包含的仁爱与孝道，道教和佛教认为行医施药是行善积德，三家思想都对祖国医学伦理道德思想的形成和发展产生了重要影响。"以儒济世、以道修身、以佛养心"的精神力量一直影响至今，对传统医患关系产生了深远影响。我国传统的医患关系以仁爱为基础、以道德为主要约束形式，但未颁布成文的医学伦理准则。本章讲述了中医肿瘤科常见接诊咨询场景中可能用到的沟通方法。

"坐堂""游方""个体""家庭"是我国古代医者行医的主要形式，医生与病家有很多接触机会，望、闻、问、切的诊察过程以及针药、推拿等治疗过程也提供了很多交流时间，医生会了解病家的大致情况、生活习惯、居处环境，这也有利于医生更多地了解患者及其家属的意愿。现在，医生主要在医院或诊所接诊，医患关系形态有所转变。医生和患者交流时的眼神、态度、语言、一举一动，甚至包括医生的人品、做派，都自带无形的"气场"。有的患者会说"一坐到您面前，我这病好像就轻了一半"，这可能是因为对医生的信赖使患者心安。

中医肿瘤科的医生在接诊时，通过望、闻、问、切等方法"感知"患者的症状、体征、舌象、脉象，会特别注意非特异性症状，应用中医理论并结合临床经验"理解"其临床表现，分析病因、病机、病位、病势，对症状特性进行观察和描述，"判断"患者的病性，量化其程度、证候要素，"决策"出治则治法，给予患者相应的针法方药，再"评价"不同层次效果，尤其是肿瘤科可观察的治疗效果。切诊是医者与患者产生直接肌肤接触的环节，医生在专心致志切诊的时候，感受着患者的身体状态及脉搏律动，无形中会大大拉近医患间的距离，让患者体会到自己的疾痛已经被医生感知，医生一定会尽力救治。讲解治疗的初衷及预期效果时，要将疾病的专业整体认知和晦涩的中医术语用老百姓能听懂的话表达出来，让患者理解目前的病情及大致的治疗思路，或者让患者在针刺、艾灸、贴敷等过程中自行感受、体验实际困难是否得到解决。

中医是我国肿瘤诊疗中不可分割的一部分。肿瘤是人类历史上最古老的疾病之一，在距今约 3500 多年的殷周时代，古人对肿瘤就有所发现，殷墟甲骨文上已经记载了"瘤"的病名，该字由"疒"及"留"组成，说明了当时的医者对该病已有"留聚不去"的认识。受当时所处的历史环境及诊断手段的限制，古代医家先是对体表的肿瘤或体表症状出现较早的肿瘤描述较多，后来逐渐对内脏肿瘤的诊治也进行了记述，《黄帝内经》中所述"昔瘤""肠蕈""石瘕""癥瘕""膈中"等与肿瘤的病症相似，《诸病源候论》中的"石疽""恶核"等与恶性淋巴瘤、腹盆腔肿瘤相似。宋代东轩居士的《卫济宝书》首次使用"癌"字，南宋杨士瀛《仁斋直指方》记载："癌者，上高下深，岩穴之状……，毒根深藏，穿孔透里，男则多发于腹，妇则多发于乳。"《医门法律》指出："过饮滚酒，多成膈证，人皆知之"，意思是说长期进食温度较高的食物与食管癌的发病有关。

医疗技术都有局限性，受限于当时的生产力、科技水平、认知水平。在原有的学术基础上，中医多维度借助科学手段，进一步创新了学术范式。诊治也不局限于处方、针药、手术层面，"因时、因地、因人制宜"的原则同样适用于中医肿瘤科。针对病家不同的诉求、不同的性情、不同的文化背景，进行有效沟通，消除心障，也是治病救人的重要环节。中医不仅要医"病"，更要医"人"。《乳岩治法篇》提出乳岩"此因哀哭忧愁，患难惊恐所致"。

随着全人类对生命呵护需求的趋同化和高质化，医学走向融合是未来发展的趋势，以中国传统文化和哲学思辨为基础的中医生命观会深度渗透于沟通框架及医生的认知中。

中医将医学技术与传统文化有机结合，以天地之道融会贯通，直指人心。《中庸》记载"天命之谓性，率性之谓道，修道之谓教。道也者，不可须臾离也，可离非道也"，大意是说，在天为"命"，在人为"性"，由人通天则为"道"。医乃仁术，爱人为本，科学技术是第一生产力，人心则是第一生命力，中医学将七情所伤列入肿瘤的成因，所以中医诊治癌症患者不但注重医其身，也注重医其心。

对中医方向或中西医结合方向的肿瘤科医生来讲，首先要明确病家求医问诊的目的，厘清中医治疗的切入点和策略，帮助患者最大化实现健康目标。

寻求中医治疗的癌症患者的常见就医目的及心理特点如下。

- 对中西医结合抗肿瘤有所认知，主动寻求中西医结合治疗，希望接受系统诊治。
- 正进行西医治疗，为减毒增效、保驾护航来中医肿瘤科门诊就医。
- 正进行西医治疗，但患者觉得难以承受（包括身体与经济两方面因素），想中断西医治疗转为纯中医治疗。
- 西医治疗已经结束，想用中医药巩固疗效、减少复发与进展。
- 前期治疗效果欠佳，改为寻求中医诊治。
- 惰性肿瘤处于等待与观察阶段，希望通过中医治疗延缓疾病进展。
- 拒绝西医治疗，辗转慕名而来，患者本人知情或不知病情，对中医治疗有较高期待。

开展肿瘤外科手术及综合治疗时，中医院的医护人员所要承担的社会、心理压力较一些西医院的医护人员的明显要大得多，事先做好有效沟通愈显重要。有些患者重视主观感受（症状变化）、轻视客观理化检查，容易接受来自医生的暗示。有些患者特别信任知名中医，将医生的每一句话"奉若圣旨"，认为高明的医生只要"搭搭脉、看看舌"就能识出病根，详细问诊反而是没有水平的表现。个别患者怀揣"秘方"，但又不敢轻易尝试，将"秘方"出具给主治医师后，既希望得到首肯又怕其怪罪恼怒，或者会等主治医师开完处方后再自行核对，一旦二者大相径庭则心存疑惑，犹豫不决。

一、建议一：适度讲解四诊信息，帮助病家理解病情

肿瘤的临床表现往往是局部很突出，但这只是全身性病变的局部表现，需通过识别整个机体的变化来辨识病机演变，需望、闻、问、切，谨合着"神圣工巧"，所以中医接诊内容很全面。中医肿瘤科医生通过局部情况辨出患者的主病，结合全身情况辨识出患者的主证，问诊至少包括患者的寒热、汗出、头身、胸腹、饮食、大小便、耳听、口渴、经带胎产等情况，才能辨识出证候。正如《景岳全书·传忠录·十问篇》所记载："一问寒热二问汗，三问头身四问便，五问饮食六胸腹，七聋八渴俱当辨，九因脉色察阴阳，十从气味章神见，见定虽然事不难，也须明哲毋招怨。"将整体观念在对肿瘤患者的辨病与辨证过程中进行具体应用，辨出病证才能启动治疗。而西医的肿瘤科医生，一般不关注患者是否怕冷、心烦、口干、失眠，那些症状与医生选择治疗方案通常没有明显关系。

中医的"望、闻、问、切"四诊，都是围绕着患者的身体直接开展的，所以患者往往感觉和医生很"近"，感觉自己被医生看到了、被医生关注了。很多仪器设备可以帮助医生获取客观数据，但有时在一定程度上让患者觉得"彼此疏远"了，此时更要注意与患者多交流沟通。有个比较极端的例子，一位卵巢癌患者因十日未排便而就诊，接诊医生只问了患者一句"肚子胀不胀"，没有进行任何体格检查，其余种种疑问就交给 CT 和抽血去验证了，患者疑惑地表示："问一句话就看完了？"其实，无论采用何种方式去掌握患者病情，让患者感知自己被关注、被了解、被理解，是沟通的基本要求。四诊信息采集完后，医生对患者病机进行分析辨识，如果能将大致的医理为患者进行讲解，使用普通人能理解的"大白话"使其知晓从中医视角如何看待目前的疾病状况，帮助其理解自身疾病状态，会明显提升患者参与诊疗的积极性及依从性，例如患者可能补充一些原以为不重要的信息，这很可能对进一步改善健康转归有帮助。

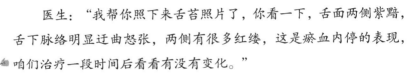

患者："医生，我有挺多不舒服的，但我不知道哪些跟这病有关，我就提前写下来了，您别嫌我啰嗦啊，我给您说一下。"（拿出一张纸）

医生："先看一下您写的，咳嗽、嘴苦、睡不好、大便干、没劲、总想躺着……写得挺清楚，您这个办法好，怕忘了先写下来。有些症状咱们再仔细说说，您先说一下咳嗽的情况。"

医生："您的脉象是右寸沉浮难出，关脉滑大无力，尺脉短。右寸脉代表肺，本来这个脉应该跳到这么高，现在只跳到原来1/4的高度，说明肺气明显不足，而肺气不足的原因是肾气不充盛，水湿在体内形成痰毒，总体看是肺肾两虚、痰浊内蕴。"

一位肠癌的患者就诊时，医患沟通如下。

医生："我帮你照下来舌苔照片了，你看一下，舌面两侧紫黯，舌下脉络明显迂曲怒张，两侧有很多红缕，这是瘀血内停的表现，咱们治疗一段时间后看看有没有变化。"

患者："医生，我也在学着观察舌头，我每天都对着镜子看，舌苔比以前薄了，以前很厚，舌头上那些黑紫的也变浅了。我现在不怕冷了。"

适度讲解四诊信息，有助于患者学会观察自己的病情变化、理解诊治过程，有助于患者更深入地参与及支持自己的诊疗过程。

二、建议二：探清病家心理预期，阐释中医治疗切入点与目标，帮助患者进行最终的医疗决策

中医与西医诊治癌症的体系有着巨大差异，在新中国成立初期，医学理念、医学模式以及医学教育体制都不健全，20 世纪 60 年代，随着中医研究院肿瘤科的建立，中西医结合防治癌症开始正规化。中医主张辨病与辨证相结合，判断患者的发病部位、发病时期等问题，中医主张辨病与辨证相结合，判断患者的发病部位、发病时期等问题，虽然中西医结合仍处于探索阶段，但不可否认这是我国抗癌史上的一大进步。

一位 72 岁女性，罹患蕈样肉芽肿十年，近两年病情进展，全身皮肤表面

出现多发的肿瘤、肿块和继发糜烂和溃疡，严重瘙痒，已应用沙利度胺等治疗一年余，改善并不明显。患者坐着轮椅被推进门诊后说："医生，我得病十年了，好好坏坏，这两年太难受，我不想活了，可又死不了，怎么办呢？"经四诊合参，患者眩、渴、烦、皮肤破溃渗出、小便不利、脉浮，目前手脚破溃渗出严重，难以脱下袜子，病机为脱水与蓄水并存，需要内通三焦水道，外达皮肤腠理，可采用五苓散联合五味消毒饮治疗。医生向患者讲解："如果有效，手脚破溃渗出会减少，瘙痒会减轻，可能在 2 周后起效，2 周后复诊看看疗效如何。"后又叮嘱患者煎服方法。2 周后患者就诊时，自己顺利脱下袜子展示了皮损情况，渗出已经减少，瘙痒减轻。此时医生与患者再次沟通："可能有一段时间中药疗效较好，但病情很难不再次进展，但我们会想办法一起努力治疗。"患者及家属表示信任医生。后续医生将可选择的治疗方案逐个进行了分析。上述沟通过程充分实现了以患者为中心的合作型诊疗。

对于无法治愈的惰性淋巴瘤，延长患者生存期是主要治疗目标。例如惰性 B 细胞淋巴瘤发展相对缓慢，部分患者诊断后会有一段时间没有现代医学治疗指征，此时医生一般会建议先随访观察，等病情进展到一定程度再开始治疗。表面上，这些建议听起来让人没有压力，然而，从大多数患者的心理角度来讲，最困难的事情可能就是让问题摆在那里而什么也不做，发现恶性病却不进行治疗会让患者感到担忧和不安，而不确定感会让人焦虑。这种情况下，医生和患者认真地讨论"为什么在这种情况下不进行系统治疗是安全的，应用中医药治疗的目标是帮助患者控制病情，争取延缓开始系统治疗的时间，但控制病情并不意味着病情能够持续不进展，中医治疗也难以追求治愈。现阶段的目标就是尽可能稳住病情"，对患者来说是很有必要的。

很多来中医肿瘤科看诊的患者是因为放疗、化疗、靶向治疗、生物治疗等出现明显不良反应，如血液毒性、皮肤黏膜损害、频繁感染、严重乏力、体能下降等。一位淋巴瘤应用 RCHOP 方案的患者每次用药后均出现持续高热、口腔大面积溃疡，极为疼痛，约 4 天不能饮水，需静脉支持治疗，2 周期化疗后来到中医院门诊寻求中医治疗。患者表示自己极度痛苦，不想再应用化疗，医生对患者解释道："这个方案疗效还是不错的，很少出现您这样严重的反应。但您这样确实是太痛苦了，咱们先用中药减轻毒性，下一次您可以在我们病房做化疗，咱们争取顺利一些。"通过治疗患者高热、大面积溃疡、口腔剧痛症状减轻，2天后可进半流食，患者表示："我以后就在这儿治疗，有您看着我、帮着我，受点儿罪我也能忍，谁不想活下去啊？！"

近代之前的中医学在理论及实践积累方面没有任何一种医学体系能够望其项背。新中国成立初期的中西医结合并未形成完整的医学体系，中医抗癌研究尚处于起步阶段，多限于一些单味药和验方的疗效观察，中西医结合的程度并不深。近四十年，肿瘤学科正深入探索中医药及中西医结合治疗癌症的新方法、新模式，以进一步满足广大群众的需求。中医药发展作为国家战略，中医肿瘤重点学科及专科在科研实力、药物研发、国际医学界合作程度方面均达到了前所未有的繁荣水平，众多癌症患者也见证了中医的力量，在中医肿瘤科、中西医结合肿瘤科寻求最佳的诊疗方案。

一位刚确诊胃弥漫大B细胞淋巴瘤的患者，在多位家属的陪同下进入诊室，要求只用中医药治疗，家属的诉求很明确，但医生初步评估患者情况后发现中西医结合治疗的疗效最好，该如何与病家交流呢？

家属："医生，我爸75岁了，身体状况一直不太好，化疗他承受不住，我们就找您来做中医治疗了，以后就拜托您了。"

医生："老人得这个病，全家都很重视，一起陪着来看病。怕老人身体不壮实，承受不了化疗又白遭罪。"

家属："是呢，我老叔，就是我爸的兄弟，年前胃癌做了手术，手术后又化疗，结果4个月就走了，一天天那罪受的，所以我们坚决不手术、不化疗。"

医生："确实有时患者病情会急转直下。不过，老人家，您不一样，淋巴瘤和胃癌是两码事，可以说比胃癌幸运太多了。"

患者："医生，这是为啥呢？"

医生："胃淋巴瘤和胃癌的治疗方法有很大不同，生存状况也不一样。您不需要手术，应用靶向治疗联合适度化疗，治疗效果预计会很好，有60%的可能恢复正常生活。昨天病房一位83岁的老人开始用第三个疗程，效果很好，治疗很顺利，吃排骨香着呢。"

患者："是吗，都83岁啦？"

医生："对啊，咱病房也有不少老年人，好几个80多岁开始治疗的，60%的患者疗效特别好。这个方案多少有点儿毒性，可能导致贫血、心脏不舒服、乏力、不想吃饭，但咱们有中药啊，可以减轻毒性，咱用中药保驾护航还可以巩固疗效，有些患者已经临床治愈啦。有的淋巴瘤是惰性的，有些阶段单用中医药治疗也能有不错的疗效，但咱不是惰性的，是病情进展比较快的，得想办法尽快控制住。您看见您前边的那个患者了吗，她都84岁了，一开始用中西医结合治疗5个月，然后用中医治疗巩固4年，现在已经5年了，连拐棍都不用。"

患者："哦，就是刚才那个老太太？"

医生："是，咱们是根据老人的疾病具体情况、体能状况来调整方案的，调整到您能承受的力度。""您父亲需要用的靶向药医保能给报销。咱可以多住几天，把老人状况搞清楚，再商量用哪个方案合适，用上中药，情况稳定了再出院，回家该看孙子看孙子，还能继续给家里做贡献。"

患者："那敢情好，我还寻思着活不了多久了。我听明白了，您安排住院吧。"

家属："医生，我们相信您，我爸住院还是您管吧？"

医生："放心吧，住院了我看您去，帮您把关。"

下面我们再从另一个角度分析医生刚才的对答。

第一，读取情绪。

"老人得这个病，全家都很重视，一起陪着来看病"，医生点出家属的心理。

第二，响应需求。

医生先反向叙述，"怕老人身体不壮实，承受不了化疗又白遭罪"。家属补充一句，"我老叔，就是我爸的兄弟，年前胃癌做了手术，手术后又化疗，结果4个月就走了，一天天那罪受的，所以我们坚决不手术、不化疗。"这样，医生就把这个信息盲区扫出来了，刚才患者没有谈这个潜在原因，可以理解成患者及家属是被锁在了那个认知的旧世界，由此医生对患者的想法就有更多了解了，医患信息就有了更大的共知区，让患者感受到医生和他目标是一致的，双方是同一战线的。民众对化疗的认识主要有两个误区：一是化疗特别受罪，毒性太大，老人可能难以承受，但事实是绝大部分患者能承受，不良反应也有相应解决方案；二是认为化疗是落后的技术，不如靶向治疗、免疫治疗、细胞治疗、新抗原治疗等先进，其实各种疗法都有其局限性，虽然部分癌种已经开启了无化疗时代，但目前化疗仍然是癌症治疗中的中坚力量。

第三，提出方案。

先表示认同患者想法，"确实有时患者病情会急转直下"，然而给出了一个明确、有数据的方案，"应用靶向治疗联合适度化疗，有 60% 的可能恢复正常生活"，这也符合患者家属想让老人少受罪的立场。医生在提供专业知识的基础上认同了病家需求，与家属共情，也展现了医生提供方案的能力。患者及家属捍卫的核心价值或核心立场并非化疗与否，而是希望别受罪又不管用。医生提出了一个优化的替代方案，并举了实例，患者看到其他老年患者的治疗情况，进一步扫清了执行上的障碍。通过讲解总体治疗方案及预后，患者了解了大概情况，医生在让患者了解全部治疗选项的基础上，帮助患者进行了最终的医疗决策。

医患沟通是基于医学专业实力的，医生如果不掌握多种治疗手段的优劣势信息而一味迎合病家需求，无法提供或不想提供中肯的治疗建议，对病家也不公平。有时家属更关注的是救助这个举动，有效、无效并不是唯一重要的，家属看重的是治病救助这个行为举动能让患者及其亲友"看得见"，能让患者及其亲友感受到医生已经尽了最大的努力。

三、建议三：适度讲解治疗过程，帮助病家理解治疗思路，少走"弯路"

医生面对病家，如有机会，可以把辨证如何、病势如何、从何论治、预期多久获效、预计能否收功、是否为败证等，向病家大致讲解几句。

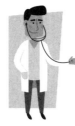

医生："您目前是正虚毒结，舌边赤，舌苔特别黄腻，但脉象滑大无力，脸色暗黄没有光泽。虽然正气亏虚，但浊毒明显壅盛阻滞，咱们治疗先侧重于清解浊毒，使邪毒从大小便排出，这张处方解毒的力量占 3/4，下一步咱们再调整方案加强扶助正气之效。这期间大便一天两次也是正常的，有效的话，10 天后身上会感觉轻松一些。药很苦，口感比较差，早饭后和午饭后两个小时用药。"

患者："嗯，我明白了，医生，我不怕药苦，您尽管用药。"

清代名医徐灵胎指出了病家应："谨择名（明）医而信任之""小病无害，若大病则有一不合，皆足以伤生""医各有所长，或今所患非其所长，则又有误"。有些患者慕名而来，非常信任某位中医师，此时，这位医生的意见肯定很容易被病家接受认同。沟通的内容与过程是互相影响的，沟通的内容基于医生的专业认知，影响沟通内容的准确度、广度及深度，也考验医生对沟通方法、沟通技巧掌握的熟练程度。

曾有一位 40 多岁的父亲，带着 18 岁的儿子去北京看病，一进诊室就直述来京缘由是寻求中医治疗，而医生发现患者已经出现呼吸短促，呈明显的"三凹征"，每次呼吸需举肩。见此情形，这位有经验的接诊医生已经开始推测这是否为巨大占位压迫气管所致。

患者父亲："医生，我们是从外地慕名而来的，想请您给孩子开中药。"

医生："我先看看检查资料。颈部气管旁有占位，2 个月前病理穿刺结果显示'T 淋巴母细胞性淋巴瘤/白血病'，1 个月前做了 PET-CT（检查报告上病史一栏记录'中药治疗了 1 个月'），'颈部占位压迫气管，纵隔没有占位'。孩子，你先到外面坐着，把口罩摘了好好呼吸，诊室里不让摘口罩，看你憋气太难受了。"（孩子走出诊室）

医生："在当地没有开始化疗吗？"

患者父亲："孩子考上大学了，刚收到录取通知书，不想给孩子上化疗，吃着中药呢。"

医生："在哪个医院看的中医？哪个科室？"

患者父亲："听人给介绍了个医生，不是医院的，吃了一个月的药，方子我带来了，您看看吗？昨天听朋友说您看得好，就赶紧来了。"

医生："方子就先不看了。孩子已经严重呼吸困难了，病灶正长在气管旁，往里压迫气管，那还是一个月前的 CT 结果，这就像一双手时刻掐住孩子脖子，孩子都快不能喘气了，已经危及生命了，这是要命的啊！咱们再也耽误不起了，得马上住院化疗。所以我把孩子支出去了。别的医生有没有和你说过严重性？"

患者父亲顿时愣住了："医生没说有这么严重啊。"（双目含泪）

患者舅舅："原来是这样。姐夫你哭啥啊，打电话给我姐。"

医生："等一会儿再打电话，咱们先大致说一下规划。化疗肯定得尽快上，后续还得考虑干细胞移植的问题、生育的问题，因为化疗会影响孩子的生育功能。大学这边先办理休学，你们先考虑一下住院的事，在北京住院还是回老家住院都可以，孩子呼吸已经很困难了，如果再拖几天，路上都不一定安全。"

患者父亲："医生，我听你的安排。"

医生："得把肿块压迫呼吸道的问题缓解一下，先减轻肿瘤负荷，现在这阶段化疗肯定是主力，如果没有医保，治疗花费会比较高，和孩子他妈商量在哪里住院治疗吧，血液科、淋巴瘤科都可以。在这阶段中药主要起辅助作用，如增效减毒。等治疗告一段落时，再用中药巩固疗效。"

患者舅舅："我们听明白了，找着方向了，谢谢医生。"

肿瘤科的专科性很强，中医全科医生有时对某些癌种并不熟悉。医生希望患者能保持头脑开放，接受与自己意见不同的观点，建议患者与可信任的医生、愿意表达分歧的人一起审视自己的观点，听取全面的意见，再进行决策。医生若从患者的切身利益出发，给出中肯的诊治意见，通常患者及家属是能够理解执行的，但有的病家可能因为经济原因（毕竟不少患者没有城乡居民基本医疗保险），受困于治疗肿瘤的巨额花费而无法执行，此时医生只能在病家能承受的范围内给出新的治疗方案；也有的病家因为执念过深而无法执行。执念往往只是一种主观感受甚至无关真伪，但他人难以改变其根深蒂固的观念，也会对沟通造成巨大挑战。鉴于医疗决策的重要性，医生特别希望有行为能力的患者能明确、全面地知晓自己的病情，毕竟，最终承担结果的人才应该是决策的责任人，而医疗结果是发生在患者本人身上的。

医生的价值，不仅在于提供渊博的医学知识，更在于如何正确地运用这些知识去解决临床问题。医疗的容错率很低，对医生理性决策能力要求很高。有的医生愿意顺着病家，开出患者喜欢的方药。特别在古代，读书人也常涉猎一些医学书籍，对药性也略知一二，熟悉病家的医生出于明哲保身考虑多会如此。例如《红楼梦》中讲述晴雯偶感伤寒，请了太医院新来的胡太医来看病，胡太医给晴雯开出了一张方子，宝玉拿过一看，"上面有紫苏、桔梗、防风、荆芥等药，后面又有枳实、麻黄。宝玉道：'该死，该死，他拿着女孩儿们也像我们一样地治，如何使得！凭他有什么内滞，这枳实、麻黄如何禁得。谁请来的？快打发他去罢！再请一个熟的来。'" 宝玉认为胡太医下药太重。胡太医来自太医院，医术自然不会低劣，尤其是治疗外感病，只要对症通常能迅速起效，如《内经》云："一剂知，二剂已"，甚至覆杯而卧；或如《伤寒论》所讲："一服愈者，不必尽剂"。但胡太医是新来的，不了解贾家的规矩习惯，在宝玉眼中就是用药过猛。胡太医走了后，又请了熟悉的王太医来，王太医开出的方子定然不会有枳实、麻黄。但晴雯外邪炽盛，处方再减量岂不是要患者自己硬扛过去，又或者扛不过去导致病邪猖盛入里？新来的胡太医根据病情开药方，对症下药的药方估计没问题，而王太医是根据贾家的规矩和主人的喜恶开药方的，所以可能病重药轻，最终晴雯吃了药仍不见病退，外邪入里犯肺，再次勉力劳作后一病不起。

血液肿瘤学体现了整合医学更加有序和快速的发展，中医与现代医学的整合是大势所趋。在我国，大量肿瘤患者寻求中医药的治疗，但中医药的功效要获得世界公认，需要有客观数据来支撑。整合医疗能否提高疗效？生存期有何收益？这些信息需要提供给患者数据来对比。这些数据要真实客观地展示已取得的成果，如化疗耐药的急性髓系白血病患者来询问应用中药效果如何时，医生回复"我们之前的研究数据表明，耐药后化疗有效率大约为30%，中药联合化疗的有效率可以提升至40%左右，这说明中药是有效的，但中药提升疗效的程度还有待提高"。医生坦诚相告、不夸大疗效，患者往往会更信任。

四、建议四：善用传统文化加强民众的生命教育，助其树立豁达的疾病观和生死观

随着大众对癌症认识的深入、诊治手段发展的突飞猛进，癌症的治疗理念不断更新，但民众的生命教育并未随之加强，要帮助大众自幼开始树立豁达的疾病观和生死观。人来自大自然，和自然界的其他动物没有本质区别，都会生病、衰老和死亡。虽然医学希望人们免除病痛，延长寿命，但大自然在生命诞生之初，就为它埋下了死亡的种子，疾病和死亡是生命的必然。医生要尽量帮助病家树立正确的疾病观和生死观，加强对患者及家属的生命教育。

中医的生命观是以中国传统文化和哲学思辨为基础的，中医关于认识生命的核心思维是整体观和天人合一，道家经典故事"鼓盆而歌"表现的是面对死亡的坦然。《庄子·外篇·至乐》记载，庄子晚年丧妻，曾任宰相的惠施闻讯后赶去吊唁。进到灵堂，只见庄子坐守棺旁，两腿八字张开，手拍瓦盆放声歌唱，见到惠施来吊丧，也不招呼。惠施见此情形，十分不解，非常气愤。

惠施说："与人居，长子、老、身死，不哭亦是足矣，又鼓盆而歌，不亦甚乎！"（庄子啊，尊夫人跟你生活了这么多年，为你养儿育女，操持家务。现在她去世了，你不伤心难过、不流泪悲哀倒也罢了，可你竟然还敲着瓦盆唱着歌，这也太过分了！）

庄子回答："不然。是其始死也，我独何能无概！"（不是的。她初死之时，我怎么会不感慨伤心呢！）

庄子接着说："然察其始而本无生，非徒无生也，而本无形，非徒无形也，而本无气。杂乎芒芴之间，变而有气，气变而有形，形变而有生。今又变而之死。是相与春秋冬夏四时行也。"（只是后来想到，人最初是没有生命的；非但没有生命，也没有形体；非但没有形体，也没有气息。只是若有若无那原始的东西，经过变化而产生气息，再变化而产生形体，又变化而形成生命，而现在又变化为没有生命的死，这种变化就如同春夏秋冬四季交替运行一样。）

庄子最后告诉惠施："人且偃然寝于巨室，而我嗷嗷然随而哭之，自以为不通乎命，故止也。"（死去的人将安然寝卧在天地间，而我却为此嗷嗷大哭，这是不通晓天之命的做法，所以也就停止悲哀了。）

很多肿瘤科医生都遇到过晚期癌症患者的家属在办公室里号啕大哭，希望医生再救救患者，无论怎样也要继续治疗。医生要想对有关生与死的问题给出有实质性的道德意见，关键在于医生自己要对意义、生命与死亡三者关系有深刻的认识。这单凭医学知识并不够，在道义上也需要有明确的思考。患者迫切地想要活下去，家属也迫切地希望患者能活下去，这种心理完全可以理解，但是，鉴于医疗的局限性，如果患者的病情到了无力回天的地步，那医生能做的可能就是帮助患者及家属调整好心态，更好地面对死亡。

晚期癌症的治疗使很多家庭面临财务危机，是对家庭经济基础、家庭成员认知水平、家庭人力状况的重大考验。当前的生命教育状况危机，往往使得病家难以评估"人财两空"时家庭的承受力，而贫病交加又使得医疗决策的制订更加艰难。虽然医生经常提醒病家"治不好，要量力而行"，但很多人选择性接受信息，对医生的提醒充耳不闻或不想理解，有些甚至想以继续治疗的方式追求某种自己心理上的平衡，不太考虑患者的获益率，也不顾及自己的经济承受能力。曾有人问过类似问题："婆婆得了晚期癌症，老公还想用最好的治疗，我们已经欠很多债了，公公又没钱，怎么办？老公家里各个长辈都说放弃，但我老公还是坚持治疗，该怎么办呢？"对于生病的至亲，貌似怎么诊治都不过分，这种令人绝望的"财富与生命"的伦理选择题常常在拷问着患者及家属。对此，医生可以建议家属组织家庭会议，安排总预算，患者本人也应该知晓自己的病情，以患者本人的真实意见为主。另外，医生在给病家具体建议之前，要了解对方的想法、价值观、所珍视的东西、为了什么而活、遭遇何种情况才会考虑终止生命，但这往往触及哲学的终极问题。

经济学上有个理论叫"炫耀性消费"，是说人们买奢侈品并不是为了使用，而是为了炫耀。《头脑里的大象》一书提出"炫耀性救护（conspicuous care）"的说法，说人们去医院看病，也不仅仅是为了健康，还特别追求治疗手段的"可见性"，目的是让大家看到治病这个行动，所以治疗过程兴师动众、轰轰烈烈，可能满足了患者及家属想要的安慰，家属才能觉得和患者生死两相安吧。美国全部的医疗花费中，有 11% 花在了患者生命的最后一年，此时患者的身体已经非常弱了，如果过度医疗，花钱可能不但无法延长患者寿命，反而可能降低患者生命最后阶段的生活质量。

五、建议五：注意识别患者情志，用五行生克调整五志过极

情志与脏腑的生理、病理情况有密切关系，心理活动在中医学上称为情志，在癌症的发生及转归中，情志也有一席之地。《素问·疏五过论篇第七十七》中提到"医不能严，不能动神，外为柔弱，乱至失常，病不能移，则医事不行"，是指医生要关注患者是否在工作、生活中遭受挫折，以了解其情志变化，如果医生不能严谨、认真对待，不能改变患者的精神状态，而只是一味柔弱地屈从于患者的要求，就会诊治混乱，失去常法，疾病就难以祛除，不会有什么疗效。所以，医生要关注患者是否因工作、生活而长期紧张，人际关系是否顺畅。恶性疾病对人的打击往往是巨大的，医生要注意患者有无持续的焦虑、恐惧、绝望等情绪障碍，以进行针对性疏导。

五志包括喜、怒、忧、思、恐，五志皆有其所出之脏腑，喜归心、怒归肝、忧（悲）归肺、思归脾、恐归肾；五志对气机也有影响，喜则气缓、怒则气上、思则气结、悲则气消、恐则气下。癌症患者容易过于忧、思、恐，不但会影响气机，也会导致病机转变。医生在与患者交流时，应识别患者有无情志过极，若有，应及时帮助患者调节情志。

对于过于悲伤的患者，由于喜克悲，可鼓励家属多和患者聊一些年轻时的趣事、过去生活中高兴的事情，帮助患者回忆以前开心的情景。如果患者比较焦急，可以用情感手段解决；如果患者比较恐惧，则要用理性手段解决，如可以通过帮助患者分析现状与预期，用思考和计划减轻患者的恐惧、忧虑，即"思能胜恐"。不少患者恐惧即将面对的治疗，如恐惧化疗、恐惧手术，尤其是从未经历过此类治疗的患者，因为人对自己不可控的事情往往感到恐惧。

恐是人体的一种正常反应，通常不会对身体造成伤害。但倘若惊恐过于激烈，或者持续时间过长，超过了自身所能调节的程度，则恐伤肾，就会对身体造成伤害。恐为肾志，思为脾志，因土能克水，而脾属土，肾属水，所以可用脾之志思来治疗肾之志恐。思胜恐，对过于恐惧的患者，可引导患者去思考，与患者一起平心静气地分析各种情况，教给患者如何从日常饮食、起居上去配合治疗，也可以聊一些患者想为自己做的努力，逐渐增强患者的掌控感。随着患者集中注意力去思考，精神会逐渐振作，恐惧会逐渐变成一个艰难但可以理

解的决定。

古代医家张从正在《儒门事亲》云："悲可以治怒，以怆恻苦楚之言感之；喜可以治悲，以谑浪亵狎之言娱之；恐可以治喜，以迫遽死亡之言怖之；怒可以治思，以污辱欺罔之言触之；思可以治恐，以虑彼志此之言夺之。"书中列举了一个"思能胜恐"的案例。一位女性患者得病的起因是：一天半夜突然有一帮强盗来她家抢东西，她受了惊吓，从此以后不能听任何响声，总是害怕，也不能睡觉。张从正让患者待在屋子里，然后他就用木棍敲窗户。第一次患者很害怕，然后过了一会儿，张从正让她看是木棍敲的，让患者去想这个声音发出的原因，思考发出响声的过程，而不只关注响声这个结果，然后再反复地敲，敲过十几次后患者慢慢地听习惯了，恐惧也就消除了，也能平静地入睡了。帮助患者把即将发生的问题分析、思考清楚，有助于减少恐惧。

思为脾志，思则气结，脾气自伤。怒为肝木之志，木能疏泄土，怒气发散可冲散郁结之气，是以怒胜思。一位 60 岁的男性癌症患者，疾病控制良好，但仍思虑较重，沉默少言，喜静好坐，早饱，纳食明显减少，关脉濡细、寸脉沉虚。患者为思虑过多伤脾导致脾土壅滞、心神失养。与家属沟通后了解到，患者患病前心思缜密、善于管理，在单位身居高位，患病后提前退休，心理落差大，不愿与人多交流，在家比较沉默，但也不发脾气。医生劝导患者无效，应用健脾理气、养心解郁方药效果亦不明显，遂建议家属尝试故意激怒患者，但家属表示一家人谁也不敢让患者生气。医生与家属约好，下次就诊时由医生激怒患者，以木气疏通脾土，木火生心阳，心阳为脾土之母，母强则子壮。

患者就诊时询问："医生，下次让我家属来拿药行吗？"

医生："你是患者她是患者？她能代替你吗？不知道看病得摸脉啊？医院不是卖药的，你想开什么药就开什么药啊？"

患者："不是，医生，每次看病都得折腾一天，也不好停车，我家属一个人来方便。"

医生："听不懂是吗！刚才不跟你说了吗，她来不行！都退休了还有啥正事，别的患者都能来，就你不能来啊！"

患者："哎？你怎么说话呢！耍什么威风啊，我生病求着你呢，你就欺负我啊！"

患者当场情绪爆发，大声质问医生又激动地说出很多富有攻击性的语言。随后家属与医生给患者进行了解释，患者了解情况后又流泪倾诉了自己长久以来的压力。当日患者食欲大开，此后性情逐渐开朗，精神面貌恢复到生病前的状态。但请注意，以怒胜思的方法有相当程度的技巧性及局限性，不作为正式推荐。

人类发展了认识与改造自然的科学技术，也发展了与认识与改造自然相关的哲学思想。中医学是以古代朴素唯物主义为理论指导的科学，现代肿瘤学以精准医学和系统生物学为契机，但在认识生命的范畴上不断地向中医关于生命认识的整体观和天人合一的思维靠近。在接诊过程中，医患沟通的内容与过程、中医师的认知，这三个要素是交互影响、平行存在的。所以，中医师要注意提前构建沟通框架，完善自身的相关认知，根据患者情况及接受程度调整沟通进程。

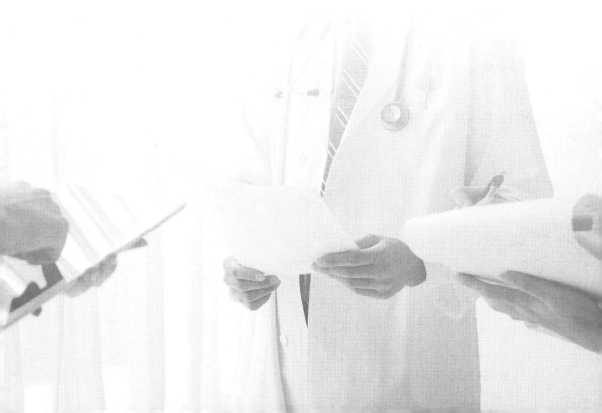

第 7 章 ≫

如何看待患方的 知情同意

知情同意并非理所当然，是随着对"医疗过程中谁来做主"问题的讨论发展而来的。本章讲授了知情同意的发展沿革和法律性质、对医患权利的保护及限制、科学研究中受试者的知情同意权、知情同意的例外情形。

本章大纲

● 知情同意的发展沿革？

● 患者做出正确决定的过程中会面对哪些障碍？

● 什么是知情同意的法律性质？

● 为什么患者知情并同意是医患达成共识的过程？

● 如何看待科学研究中受试者的知情同意权？

● 知情同意有哪些例外情形？

● 知情同意书等同于免责依据吗？

知情同意，是医生在为患者实施医疗行为前就医疗处理方案、医疗风险以及其他可以考虑采取的措施向患者做详细的说明并获得患者同意的过程。知情同意是临床工作中一个重要的伦理和法律概念，是保障患者合法权益的关键，也有助于减少医疗纠纷。如果患者的知情同意权没有得到充分的落实，出现问题时医生将处于不利地位。

第1节　知情同意的发展沿革

一、第一阶段：患者没有知情权和同意权，一切听凭医生决定

在漫长的医学史中，患者在绝大多数时间里是没有知情权和同意权的，医生按照自己的判断治疗患者，这种传统在医疗界的影响根深蒂固，即便到了今天，仍然有很多医生把患者的知情权和同意权当作锦上添花的事，没有严肃看待。

美国第 38 任总统福特的夫人贝蒂·福特，向社会公开了她患乳腺癌的事实及如何接受治疗的经过。1975 年，贝蒂·福特诊出了乳腺癌，她的私人医生富尔蒂直接依照自己的判断，对她进行了包括一侧乳腺、同侧腋窝淋巴结、同侧乳腺下方胸大肌、胸小肌甚至包括附近骨组织在内的乳腺癌根治术。在那之前，这种手术一直都是乳腺癌手术治疗的基本方法，那么富尔蒂医生的做法有问题吗？请注意，富尔蒂医生当时已经知道国家癌症研究中心马上就会宣布一个消息，说明这种手术中切除胸大肌、胸小肌以及肋骨都是多余的，额外切除那么多组织、造成那么大伤害，却可能根本没什么用。难道富尔蒂医生不该把这些告诉总统夫妇，并让他们一起来决定是否切除这些组织吗？如果在今天，富尔蒂医生的专断很可能把他送上法庭，但是在当时，即便是总统和总统夫人，都没有对他的决断提出任何质疑。而就富尔蒂医生本人来讲，他依照自己的判断进行了这个极具伤害性的手术，他自认为采用了正确术式，认为是为患者好，换成是他自己的妻子或母亲，他也会这么做。

二、第二阶段：赋权革命，患者争取医疗决定权

在这次医学革命中发挥决定性作用的，是一对美国夫妇为移除女儿的呼吸机所做的抗争。1975 年，美国的昆兰夫妇的女儿卡伦在饮酒和服用安眠药后陷入了昏迷，送到医院后脑部已经因为长时间缺氧受到了无法弥补的损害。也就是说，她不可能醒过来了。昆兰夫妇经过艰难的思考决定移除女儿的呼

吸机，让她有尊严地离去，但他们的要求遭到了主治医师莫尔斯的反对，他坚持拒绝移除卡伦的呼吸机。于是，昆兰夫妇将莫尔斯医生告上了法庭，并最终获得了法院的支持。这是第一次有患者家属因为和医生意见不同，公开为争取决定权进行抗争。昆兰一案受到了美国媒体和民众的极大关注。昆兰夫妇的反抗让人们开始觉醒，大家忽然意识到，原来自己才应该是医院里最终拍板的那个人。

而在此之后，医生一次一次被告上法庭，患者和家属的权利范围不断扩大，被动接受医生推荐的医疗措施不再是患者的唯一选择，患者赋权革命逐渐兴起。赋权革命的背后，是法律和哲学这两个很看重逻辑的专业。正因为如此，伴随赋权革命出现的新的医患模式，也开始强调冷冰冰的逻辑，而不再是温情和情感上的安慰。在昆兰这个案子之后的 10 多年里，随着患者赋权的不断深入，医生们开始逐渐认识到自身的道德义务与法律责任，他们不再对患者隐瞒病情，并尽可能将各种医疗选项向患者和盘托出，甚至在治疗中碰到芝麻大的小事都要让患者签字，知情同意书满天飞。到了 20 世纪 80 年代后期，几乎已经没有美国医生再对患者隐瞒病情或替患者做决定了，患者问"我该怎么办"的时候，医生的标准答案是"我没法替你做决定"。20 世纪 70 年代，患者从一手包办的医生手中夺回了似乎本该属于自己的决定权，从此，一种与传统医患关系完全相反的模式出现了，医生开始把治疗过程中的大事小情都移交给患者独自决定。

事情发展到这一步，患者似乎在和医生的角逐中取得了绝对的胜利，但事实真的如此吗？

三、第三阶段：患者知情同意权是赋权革命和医学伦理学发展的结果

赋权革命的最终目标并不是要在医生和患者之间分出个输赢，而是要让患者做出最好的医疗决定，那么，真的就像某些改革者和医生认为的那样，只要给患者提供足够的信息，他们就能自己做出最好的决定吗？答案是否定的。

患者在做出正确决定的过程中，会面对很多障碍。

1. 晦涩难懂的医学术语

患者遇到的第一个障碍，就是晦涩难懂的医学术语。医生总是充满善意又逻辑清晰地向患者解释病情，却经常忘了从自己嘴里冒出来的一连串专业词汇并不会出现在普通人的日常生活中，他们已然忘了他们自己当医学生的时候也常被这些读起来都很别扭的专业术语搞得晕头转向。而患者一方，虽然通常会集中百分之二百的精力努力听医生在说什么，但大多最后也只能像听天书一样，一脸茫然。

有意思的是，临床中发现患者其实有点儿喜欢满嘴医学术语的医生，就像他们总是倾向于相信年纪大的、头衔高的、写字如狂草的医生一样，他们觉得那样的医生更专业。说白话的医生好像不够专业和高明，而自己听不懂的才感觉更高明一些，医生难免会有迎合这些不理性患者喜好的可能性。

2. 对医生言语的误解

第二个障碍是，患者经常对医生的言语产生误解，以为自己听懂了。举个例子，医生对患者说："我们在你的结肠里找到一个息肉，最终的检查结果显示，你这个息肉是腺瘤，呈低级别上皮内瘤变。"患者听完这一连串令人胆战心惊的医学名词之后，内心已经临近崩溃。息肉也就罢了，还腺瘤！瘤变！每个词都像石头一样重重砸在患者心上，他默默告诉自己"完了，我得了肠癌"，直到医生告诉他这只不过是一种很常见的良性肿瘤，切掉就没事了。医生在临床工作中经常遇到类似的情况，他们竭尽全力向患者解释，但最终并不知道患者真正听懂了多少。他们以为患者好像都听懂了，因为患者一直在点头，但实际上，患者从门诊出来，向别人讲述医生对自己的诊断时，经常会传达错误的信息，而且他们完全意识不到是自己误解了，一再信誓旦旦地表示"确实如此，医生就是这么说的"。建立在误解上的交流沟通会对患者产生深刻的影响，这种误解当然也会影响患者的决策，甚至很多时候还会导致医患纠纷的发生。

3. 情绪

阻碍患者做出正确选择的第三个原因是情绪。患者在听到自己病情的那一刻，尤其是病情较为严重的时候，他基本上是极度震惊的。受到坏消息的冲击，恐惧、焦虑、不安、怀疑等一系列令人无法平静的情感会迅速填满患者的大脑，在这种情况下，患者是没法专心听医生说话的，更别提让他们做什么正确的选择了。而医生可能根本照顾不到患者这种情绪变化，或者说，即便想缓解患者的情绪，医生也不知道如何处理。于是医生只能假装什么都没发生，继续解释病情。当然，这也不能全怪医生。当代医学教育缺乏对医学生的人文教育，他们在医学院里很少接触到肢体语言和决策心理学一类的社会科学训练，心理学、医学伦理学之类的课程也最多被算作选修课。而在本书的作者看来，医生需要有医学科学之外的智慧，不管医生是想避免医疗纠纷，还是得到患者的爱戴，最好的方法都是去学习人文科学。

4. 倾向性选择的干扰

前面讲的三个方面，影响的实际都是患者对病情的理解，那么再回过头来看，如果患者调整好了情绪，真正明白了医生的意思，患者就能为自己做出正确的选择吗？其实也不尽然。人们在面对医疗选择的时候，通常会先想到那些不熟悉且令人不安的状况，如喉癌术后的说话问题、淋巴结清扫以后的肢体水肿、化疗引起的脱发和呕吐、结肠切除后腹部要保留造瘘口等。因为总想着这些负面信息，所以患者做选择的时候就会自然而然想要避开这些选项。也就是说，对未知的恐惧很可能让患者做出错误的选择。

另外，医生的建议对患者的决策影响也很大。出于自身专业的原因，医生在提供建议时其实很难做到完全中立，而他们不经意间表露出的倾向会被患者感受到，并成为影响患者最终决策的重要依据。例如，一名泌尿外科医师对他的患者说："你可以选择去肿瘤科通过放疗治疗，如果你需要，我可以帮你联系一位放疗科非常有名的医生，但我本人更熟悉外科切除的方法，下面我就来跟你讲一下手术的具体情况。"在这种情况下，患者是否会倾向于选择外科手术呢？再如，一位得了早期胃癌的患者，如果他就诊的是消化内科，医生很可能建议他在胃镜下仅仅把那块癌变的胃黏膜剥下来，而如果他就诊的是胃肠外科，医生可能建议他把一部分胃切掉，这是由医生自身经验造成的偏差。另外，也不能排除有些医生在给患者提出建议的时候，存在某些利益驱动的情况，这种情况下患者如果没去寻求第二诊疗意见，就可能做出"回想起来有点儿后悔"

的选择。

所以，有时患者可能只是表面上有了做决定的权利，却没能做出比之前更好的决定。毕竟，他们的权利行使起来有太多的障碍了，其中包括患者听不懂医学术语、患者误解医生、患者受自身情绪影响无法理性思考，以及医生的医疗倾向影响患者的选择等。

所以医疗过程中谁来做主并不是一个简单的问题，它的答案经历了漫长的演化过程：在第一阶段，患者完全没有决定的权利，一切听凭医生处置；第二阶段，20 世纪 70 年代 "赋权革命" 爆发，患者开始为自己争取医疗决策权，并似乎大获成功；但从此以后，医生开始把一切决定权都推给患者，这种极端的方式导致患者并没有因为有了决定权就获得了更好的医治，"赋权革命" 宣告失败；第三阶段，也就是目前的医疗决策权的形态，即医患双方共同努力，结成合作伙伴关系，并最终做出最有利于患者的医疗决定。

有时从医生角度来看，患者的选择可能是不合理的、难以理解的，甚至是危险、致命的，但如果患者神志正常，明确了解自己的病情、面临的困境及危机，家属也认同患者的想法，那医生能做的可能就是尊重患者的决定，毕竟，每个人是自己生命的第一负责人，此时医生需要与患者反复沟通、用书面医疗文书确认，有条件的科室可留存谈话全程的影音录像。

例如，有位淋巴瘤患者，挽救治疗应用 DICE 方案有效，但患者认为自己因此严重乏力，不同意再用该方案。后续治疗选择了 GemOx 方案，病情稳定，医生建议应用蛋白酶体抑制剂巩固治疗，患者因费用问题未同意。后来患者病情很快再次进展，病变主要集中于脾，患者及家属拒绝行脾切除手术。患者病情迅速恶化，并发噬血细胞综合征，1 周后因脑出血死亡。

患者和家属的认知程度、价值观及经济状况，往往是医生与患者沟通知情同意时需进行的基础考量。在诊疗过程中，医生应该从专业人员和旁观者的角度为患者提供建议，因为这些建议不但能帮患者卸下独自做决定的压力，还有利于让患者做出更加客观、有利的决定。但同时，医生也要尽量避免用自己的逻辑推演患者的价值观。例如，同样是子宫肌瘤，如果患者是 30 岁的女性，妇科医生会觉得理应帮患者把肌瘤一个个挖出来以尽量保留子宫；但如果患者是 50 岁的女性，妇科医生就很可能觉得应该直接把子宫整个切掉。医生需要尽量避免这样先入为主地直接提出建议，而应该先客观询问患者对不同治疗方式的感受。此外，医生提供建议时采用的方式也会不知不觉改变患者对各项利弊的看法，所以医生提供建议时必须态度谦逊，要防止自己像满嘴"我是为了你好"的家长一样，让患者最终选择了他们本来不想要的选项。同时，决策要有依据，如以专业书籍、临床实践指南为依托，结合患者情况、医学最新进展、医疗实力，帮助患者做出最恰当的治疗决定，这些依据也能作为未来可能出现的某些情况的支持性证据。

第2节　知情同意的法律性质

知情同意即医患间为缩小认知差距，避免误解，达成共识的沟通。关于知情同意权的主体问题，关注较多的是患方，即由谁来接受和同意医生给出的临床决策建议——是患者本人，还是患者家属，或是两者共同决定；而为患者提供知情同意信息并要求患方签署知情同意书的医生的一方，是必须由主诊医生为知情同意全权负责，还是说主诊医生可以将知情同意的责任转交给团队内其他具备行医资质的医生，也曾引发过讨论。

严格意义上讲，应该由患者本人对事关自己的临床决策做出选择并承担相应的后果，但受我国传统文化的影响，临床上由家属代为签署知情同意书的情形很常见，但医生如果仅关注征求家属的同意，有时会造成患者本人的权益受损。因此，我国民法典对患者和家属的知情同意做了区分，即优先征求患者本人的意见，当"不宜向患者说明"时，才能向患者的近亲属说明并取得书面同意。不过在临床中哪些情况属于"不宜向患者说明"，法律条文中没有明示，这对医生的判断能力是一种考验。医生要有充足的专业知识储备、敏锐的决策判断力，掌握合理表达信息及回答患者疑问的方法。确保患者的疑问全部得到解答、完全同意执行最终的临床决策，这需要良好的沟通技巧和充分的沟通。目前看来，只要能保证患者充分了解临床决策信息从而做出符合其价值取向的决定，就是成功的知情同意。主诊医生本人对知情同意负有最终的责任，但具体事宜可以由其他人来实施。

20世纪以前的医生，很多都是患者的熟人或朋友，医生行医时，经常先和病家拉家常，再去诊病，最后才开出药方。很多时候医生开出的是患者愿意用的药物，这是因为医生知道，处方不一定有效果，有时只能坐下来倾听患者讲述病痛，给患者以心理支持；同时患者也很清楚，医生并非总能创造奇迹、"起死回生"。所以，虽然以前医学的客观疗效有限，但人们对医生却很信任、很尊敬。相比之下，如今的医患关系却大不相同。《剑桥医学史》的作者罗伊·波特说过："在西方世界，人们从没活得这么久，医学也从没这么成就斐然，但矛盾的是，医学也从没像今天这样让人们强烈怀疑和不满。"而产生这一矛盾现象的根本原因就是，很多医疗工作者忽视了医学的人文属性，他们把目光过多地放在客观疗效上，从而忽视了患者的主观感受，所以，就算能治好更多种类的疾病，患者的满意程度也没有显著提高。曾有患者抱怨"大夫都没正眼看过我"。

医学的价值既有客观标准，也有来自患者的主观标准，医疗程序中，如果一切治疗都由医生和仪器说了算，患者就会丧失自己的主体地位，这与医学的根本目的相违背。医疗决策应该在患者知情的前提下进行，患者应该是决策的最后拍板人，尤其在医学给不出确定答案的情况下，患者的人生观、价值观或许是另一个决策维度。

得益于全球生命科学领域近几十年来的探索研究，临床肿瘤学取得了突飞猛进的发展，科学家们在分子水平上找到了不少与癌症发生有关的基因突变，靶向药物也不断涌现，外科手术逐渐向微创方向发展。虽然治疗手段、治疗方案不断更新，但在实际工作中受患者经济条件、医生的专业技术水平及医疗机构整体水平、患者自身条件等因素的限制，治疗方案的个体化差异较大，特别是在有多个合理的治疗方案选项或治疗方案需要冒很大风险时。此时，医生应尽量提高患者的知情程度，将每种治疗方法的利弊如实告知患者及家属，让患者参与其治疗决策的制订，充分发挥医患双方的积极性。

第3节 知情同意是患者的重要权利，对医生既有限制作用也有保护作用

一、知情同意是患者的重要权利，包括疾病认知权和自主决定权

知情同意是患者的重要权利，患者应在对疾病认知、了解的基础上对诊疗措施做出同意与否的选择决定。知情同意的过程也是医患交流沟通的过程。通过这个过程，医生对患者进行告知，同时了解患者还存在哪些问题和困惑；患者也需要通过与医生的对话、接触，清楚自己疾病的诊断和治疗情况、有什么风险和意外、影响自己病情转归的因素有哪些、需要多少费用等信息。家属也可以在这个过程中了解诊疗的过程，和患者共同承担责任、共同决定、一起配合医护人员完成整个治疗。

知情同意权由知情权和同意权两个密切相连的权利组成，知情权是同意权存在的前提和基础，同意权是知情权的价值体现。强调患者知情同意权的主要目的，在于通过赋予医疗机构及其医护人员相应的告知义务，使患者在了解自己将面临的风险、付出的代价、可能的收益等基础上自由做出选择，让患者在知情的情况下做出承诺，并履行签字同意，从而维护患者的利益。患者知情同意权是患者的一项重要权利，医疗机构未尽到充分的告知义务并取得患者或其近亲属的同意而造成患者受到损害的，应当承担侵权责任。

二、患者的知情同意权对医生既有限制作用也有保护作用

知情同意程序本质上是保护患者权利，设计的目的就是让医疗伤害在治病过程中降到最低，限制医生随意处置的权力。医疗过程具有不确定性，治疗措施往往有局限性和不良反应，也伴随着风险，所以知情同意书上的风险告知内容的篇幅通常远大于疗效内容的。患者在自主自愿的情况下做出负责的承诺，此时患者的知情权意味着患者对医疗风险知晓并愿意承担，是医生

全面履行告知义务后的免责条款（当然并不代表注意义务也免责），是对医生的保护，具有法律效力。

临床肿瘤医生在与患者讨论具体的可选治疗方案之前，应该阐明治疗目标是治愈、延长患者生存期，还是改善患者生存质量，使患者了解可能的生存结果，再把治疗目标与预计可达到的医疗照护目标联系起来，扩大医患双方的共知区域，减少患者的认知盲区，减少患者不必要的担心。以拟行手术为例，术前应详尽地向患者本人和被授权的近亲属交代病情并说明重要检查的结果及意义。在谈话时必须有清晰的沟通目标、讲解框架、讲解策略，重点介绍患者疾病的特点、目前诊治的各种方案以及各方案的相关利弊。根据患者的具体情况，告知患者选择治疗方案的依据和考虑，讲明手术指征和手术的必要性，让患者知道这样的手术对他生存的意义。还要告知患者初步的手术时间和安排、术中及术后的风险、出院后功能恢复的可能性及时间、手术后是否还需要放疗和化疗等安排。对于有自己想法的患者，可以根据患者关注的内容来调整讲解顺序和内容。

三、知情同意常贯穿医疗活动的全程

1. 术前

术前要充分说明以下信息：拟实施的手术方式、麻醉方式，备用的手术方式和麻醉方式。此外，风险的告知要体现医生的高度预见性，并发症的告知要力争客观、准确，一般包括以下内容：手术中可能发生的麻醉意外；手术中大出血及需要输血的可能性；术中发生血管损伤需要修补的可能性；术中脏器损伤的可能性；术中冰冻的必要性、准确性；术中更改术式的可能性；腔镜手术中发生穿孔、水中毒、空气栓塞等的可能性；腔镜手术转开放手术的可能性；术后风险，如术后感染的可能性等；有的损伤可能在术后一段时间才出现，如肠瘘和尿道瘘等；脏器损伤可能产生的意外及后遗症，对患者术后生活质量的影响及疾病复发、转移的可能性；手术后需要的放疗和化疗；出院后可能存活的时间及功能恢复的可能性及时间。

2. 术中

手术中的再次沟通确认。医生虽然手术前通常已经与患者进行过详细的谈话，也做好了手术预案的准备，但是在手术过程中若出现下列情况时，则需要及时和患者本人或被授权人沟通：①更改麻醉方式，如硬膜外麻醉需要改为腰麻或全身麻醉；②更改手术方式，如腔镜手术需要转为开放手术；③手术范围需随着疾病性质改变而扩大，如冰冻病理报告结果为卵巢恶性肿瘤，需要扩大手术范围；④需调整手术方案，原先考虑为卵巢实质性肿瘤，术中证实为子宫平滑肌瘤，需要获得是否切除卵巢组织的意见等；⑤术中发现其他部位的异常病灶；⑥术中需要请其他科室的医生进行会诊和手术。如果采用的是持续性硬膜外麻醉，患者非常清醒，而且有意愿知道病情和术中具体情况，医生可以在术中和患者进行简短的交流，同时把信息带给被授权人让其在知情同意书上签字；如果患者采用的是全身麻醉，则应直接和被授权人沟通。这些更改需要获得患者或被授权人的知情同意并签字存档，避免术后的纠纷。

四、患者知情并同意是医患达成共识的过程

很多人认为医生应该向患者提供尽可能详尽的说明才有助于患者做出正确的决定。其实医疗决策是一个非常复杂的过程，会受到许多因素，如心理、认知、文化等因素的影响，信息过多反而会带来负面影响。当患者接受了过多的冗余信息，却缺乏足够的能力去有效整合、组织和内化成自己所需的信息时，超量的信息便会干扰患者对有用信息的选择，使其不知所措。医疗风险肯定存在，但患者不了解自身情况的适用性和概率情况，如果过度强调风险，患者往往会选择保守地规避风险，如被冗长的手术风险震慑，认为"风险太大了，这哪敢做"。很多时候，医生与患者对风险高低的评价标准不同，医生眼中手术有10%的风险就是风险很大，而患者会以为医生所说的"风险大"指的是多半下不来手术台，从而把手术风险放大化了。患者极易因外科手术的风险、疗效、并发症等而产生心理压力，及时重点地给患者介绍术前注意事项、手术方法与手术经过、术中如何配合、术中可能出现的并发症及其预防措施，有利于提高患者对手术的信心，缓解患者紧张情绪。需要将手术的

目的、是根治性手术还是姑息性手术、是腔镜手术还是开放手术、手术的风险、麻醉的风险、手术前是否需要辅助放化疗、术后并发症等信息都告知患者。告知过程中使用图表、模型、书面文字，能够加深患者的理解程度和增强依从性，如胃癌手术常常需要切除胃的3/4或切除胃的全部，并以空肠代胃，外科医生就常给患者画手术示意图以帮助患者理解手术过程、可能发生的风险等，还可以用此类方法告知患者这样的手术对他生存的意义、术后可能出现的问题、术后如何饮食等。

医生不该只把各种信息提供给患者后就让他们独自踏上和病魔抗争的道路，医生和患者本来就该是并肩作战的合作伙伴，只有合作才能帮助患者做出相对正确的选择。为了让患者更好地理解医疗工作，医务相关人员想了很多办法，包括患教手册、宣传手册、疾病相关的影音资料等。从这些资料里，患者可以获得有关自己医疗决策的大量细节，了解哪种药有什么副作用、哪种副作用发生的百分比有多少、某种手术有可能发生哪些并发症、之前做过这种手术的患者感受怎样、术后复发的概率有多大、如果不采取积极措施疾病是不是会迅速进展，等等。患者通过将这些信息与自己的价值取向充分比较，能更了解自己的真实想法，并最终在医疗决策中真正加入自己的意愿。

这些医疗信息虽然可以让患者对疾病有所了解，却很少教导患者如何真正参与决策。对患者来说，了解足够多的与自身病情相关的信息以后，还要在决策过程中更加主动。例如，把自己对病情的理解转化成比较准确的描述，确认医生明白了自己的立场，跟医生建立起良好的互动。实际上，现在大部分患者不清楚自己是否真想选择医生推荐的治疗方案，但又不敢违背医生的意见，担心自己提出疑问或不同意见会让医生觉得自己在怀疑和挑战医生的权威，会引起医生的不快，从而影响医生给自己治疗的认真程度和治疗效果。医生本身的专业性、权威性以及神秘感都让他们自带光环和气场，而且临床工作通常非常繁重，医生大多没有心思和时间运用技巧来提升沟通的柔软度，所以内心总有紧迫感的医生有时会对患者喋喋不休的追问表露出厌烦之意，在反复解释过几次后甚至会粗暴地一锤定音或制止患者提问。

也有些时候，患者和家属已经签过字但仍不了解手术风险到底有多大，甚至把术前谈话理解为"走过场"，以为医生说的那些风险是吓唬人的，不会出现。

签字过程是很重要的沟通场景，要注意观察患者和家属的态度，核实其理解程度，如果家属表情紧张严肃，说明在努力理解医生所讲的情况，如果是漫不经心、不走心、急于签字，很可能没有认真听和理解医生的讲解、没有意识到严重性，说明沟通并未真正实现目标，要继续深入沟通。

第4节　科学研究中受试者的知情同意权

一、如果要用受试者的细胞、组织来进行科学研究，需要其本人知情同意吗

　　肿瘤治疗手段之所以日新月异，有赖于基础研究的不断深入，这就需要肿瘤细胞来进行实验，尤其是人类的肿瘤细胞。以很多医学生都熟悉的海拉细胞为例，科学家发现海拉细胞其实是通过一个偶然的机会，这是科学发现过程中的一个普遍现象。海拉细胞被发现之后，其最重要的意义是推动了基础科学的发展。《永生的海拉》一书的作者想通过海拉细胞以及海拉本人的故事，思考医学发展中的一些问题。海拉细胞如此重要、伟大，但是它的主人海瑞塔·拉克斯和她的家人对此却毫不知情。在她去世 25 年之后，媒体才第一次报道了海瑞塔·拉克斯本人的故事，海瑞塔·拉克斯被缩写成"海拉"（H-e-L-a）。所以海拉细胞带来两方面重要的伦理思考，一方面是科学研究中受试者的知情同意权，另一方面则是基因信息的所有权。

　　海拉细胞是一种癌细胞，来自一个普通黑人妇女海瑞塔·拉克斯，海拉就是她姓名的缩写。海拉细胞对整个近代生物科学的发展做出了不可估量的贡献，因为海拉细胞是第一种在人体外培养成功的细胞，并且可以无限繁殖，给医学和生物学研究提供了最基本的实验材料。例如，就在发现海拉细胞的第二年，美国国家小儿麻痹症基金会想检验新开发出来的小儿麻痹症疫苗的安全性，他们需要做 200 万次试验。如果按照传统方法使用猴子的细胞，成本太高，基金会根本负担不起。幸运的是，这个时候已经发现了海拉细胞。海拉细胞是人类的细胞，用它比用猴子的细胞做实验结果更准确，而且物美价廉，基金会也可以负担得起。也就是说，有了海拉细胞，这个疫苗测试才能完成，小儿麻痹症

疫苗才能顺利进入市场，挽救无数的家庭。这不过是海拉细胞丰功伟绩的冰山一角。海拉细胞是现代医学和生物学发展的重要基础，多个学科的发展都离不开海拉细胞的贡献。

从 19 世纪末开始，科学家就已经想办法在实验室里培养细胞，但是从来没有人成功过，发现永生的细胞几乎是不可能的。但 1951 年，31 岁的黑人妇女海拉来到了约翰·霍普金斯医院，她被诊断为宫颈癌。在接受治疗的过程中，负责治疗的医生切下了一小部分癌变组织并且交给了这家医院的盖伊医生。盖伊医生并没有放弃寻找体外培养细胞的方法。在此之前，他一直坚持把各种细胞样本进行培养，虽然他的同事都认为他是在浪费时间。这一次也不例外，同事们都觉得，培养海拉的细胞也不过是走走形式罢了。不过盖伊和他的助手还是严谨地进行着每一次试验。盖伊很快发现，海拉的细胞长得非常快，而且生命力旺盛。每过 24 个小时，细胞的数目就会翻一番，似乎永无止境。1951年 4 月 10 日，盖伊出现在电视上，向大家宣布，细胞培养有了重大发现，他培养出了永生的细胞，即海拉细胞，通过这样的基础研究可能找到根治癌症的办法。其他人听说了盖伊的发现，都想要一点儿海拉细胞。盖伊真是个无私的人，他一心想要尽早战胜癌症，于是都一口答应。盖伊把海拉细胞邮寄到世界各地，海拉细胞很快就遍布全球。在美国塔斯基吉研究所，科研人员最早开始大规模分发海拉细胞，一开始他们主要是分发给全美国的小儿麻痹症研究机构。海拉细胞很容易培养，后来只要有人需要，他们就会出售海拉细胞，每份价格只有10 美元。就这样，塔斯基吉研究所成了世界第一家细胞工厂，人体细胞变成了产品，可以批量生产。

对病毒学来说，没有细胞就没有一切。正是因为有了海拉细胞，病毒学才能快速发展。对组织学来说，重复实验特别重要，正是因为有了大量海拉细胞，这个领域的专家才能利用海拉细胞制作出标准化培养液，盖伊医生还找到了最适合用于培养细胞的玻璃器皿，组织学也发展起来了。对遗传学来说，在海拉细胞出现之前，科学家一直搞不清楚人有多少条染色体，因为染色体全部团在一起，根本分不开。1953 年，一位美国遗传学家犯了个看似低级的错误，他往海拉细胞里加了不该加的溶液，没想到这个错误却带来了意外收获。因为细胞里的染色体全都分散开了，于是人类第一次看到了染色体的样子，也第一次知道了在正常情况下，每个人有 46 条染色体。很多研究需要的是同一个细胞的复制品，海拉细胞本来是一片组织，也有很多不同的细胞，美国的科学家利用海拉细胞克隆出很多不同种类细胞的复制品，细胞的用途也变得更多样。这些基础科学的进步在人类科学发展中的推动作用是没办法估量的。如人类基因组计划、HPV 病毒和宫颈癌关系的研究，这些都是基于海拉细胞进行的。所以当我们提到海拉细胞在生物学的贡献时，甚至不需要说有什么进展和它有关，因为几乎所有的进展都和它有关。

二、海拉到底有没有知情同意权

在那个年代，没人关心海拉到底有没有知情同意权。再回到医生在海拉身上取得组织的那个时刻，当时海拉进行了全身麻醉，直到她离开医院，她也完全不知道她身体的一部分被拿去研究了，不管是事前还是事后，都没人告诉海拉本人。盖伊医生在电视上宣布癌症研究新进展的时候，海拉还在接受治疗，她对于自己的细胞带来的轰动毫不知情。当海拉细胞被分发给全世界的科学家时，海拉静静地离开了人世，时间是 1951 年 10 月 4 日凌晨。海拉没能看到任何一个关于海拉细胞的研究成果，而她的家人也完全不知情。医生的做法是当时的惯例，他们经常用福利病房的患者做实验，而且根本不告诉他们。海拉细胞是海拉身上的癌细胞，盖伊医生经过实验证明，如果给老鼠注射海拉细胞，老鼠就会得癌症。那么给人注射海拉细胞会发生什么？这种设想让人不寒而栗，但是当年它真的发生了。

一个名叫切斯特·索瑟姆的病毒学家做了这个试验，受试者完全没有被告知他们被注射的究竟是什么。万幸的是，被注射的健康人并没有得癌症，他们自身的免疫力战胜了海拉细胞。这样的结果给索瑟姆带来了巨大声誉，媒体认为索瑟姆已经快要征服癌症了。在之后的几年时间里，索瑟姆先后给 600 多人注射了海拉细胞，这时的美国还没有相关的监管机构，但是索瑟姆的 3 名下属拒绝这样的行为。这是 3 名年轻的犹太医生。作为犹太人，他们对这样的做法更难以接受，因为纳粹医生曾经在犹太人身上进行了惨无人道的实验，如活体解剖等。在纽伦堡审判中，7 名纳粹医生被判处绞刑，就是因为他们没有在参与人同意的情况下做了这些实验。在审判整整 10 年之后，"知情同意"这个词才第一次出现在法律文件上，当时的原告是一位患者，他在进行麻醉之后下半身完全瘫痪了，而在手术前，医生没有告诉他手术和麻醉的风险，最后法院判决医院败诉。

为了表示自己的不满，这 3 名犹太医生集体辞职，而且把索瑟姆的行为曝光给了媒体。这迅速引起了社会的广泛关注，有些专家把索瑟姆和纳粹医生相提并论。但是，索瑟姆并没有受到实质性惩罚，仅仅是吊销医师资格证，而且是暂缓执行，有 1 年的察看期。察看期刚结束，他就当选了美国癌症研究协会的主席。

索瑟姆事件并不是特例。1966 年，《新英格兰医学杂志》上发表了一篇文章，指出当时违反伦理的研究有很多，其中有 22 项堪称罪大恶极，而索瑟姆的研究仅仅排第 17 名。面对这样的情况，美国国立卫生研究院出台了新规定：凡是人体研究必须进行伦理审核，而且必须让受试者签署知情同意书。这毫无疑问是一件好事，但是科学界却哀嚎一片。很多科学家说，这样的规定会阻碍科研的进步。甚至有人说："1966 年将为所有的医学进展画上句号。"

不过事实证明，这么想的人完全错了。随着医学伦理学的发展、道德规范的颁布，科学的进展反而更加迅速。今天如果我们需要接受任何手术治疗，医生一定会给我们详细介绍注意事项，毕竟身体属于我们自己，我们有知情权。可以说，在研究海拉细胞的过程中，医学界开始认识到了知情同意权，并且造福了今天的每一位患者。如今，知情同意权已经成了患者的基本权利，但是海拉细胞引发的伦理思考还没有停止。

医学界为了解决科研问题，又在未经海拉家人的同意的情况下获取并且使用了他们的遗传信息，因为海拉细胞的广泛使用也给科学家带来了一个很大的困惑，全世界的培养细胞可能都被海拉细胞污染了。1966 年，也就是美国建立实验伦理规范的那一年，遗传学家加特勒宣布，在世界上最常见的 18 种培养细胞中全都有一个特殊的遗传标记，这个标记非常罕见，而海拉细胞恰恰有这个标记。科学家本来以为正常的人体细胞一旦离开人体只有两个结局，要么是培养几代以后就全都死掉，要么是转变为癌细胞，但是现在他们终于意识到，正常细胞并不会自发变成癌细胞，这一切可能都是海拉细胞污染造成的，但验证这个猜测需要得到海拉的基因图谱，所以科学家需要找到海拉的家人，用他们的 DNA 跟海拉的 DNA 做对比。于是，科学家找到了海拉的家人，抽取了他们的血样，这一次研究人员还是没有告诉他们抽血的目的。海拉的家人还以为这是在帮他们预防癌症，他们和海拉一样，也在不知情的情况下成了科学家的研究对象。最终，海拉细胞污染问题顺利得到解决，但是海拉的家人依然对此毫不知情。

他们抽血的时间是 1974 年 6 月 26 日，但就在 4 天以后，新的联邦法案生效，这一次是在法律层面上规定，凡是国家资助的研究必须经过伦理审查委员会审查，而且受试者必须签署知情同意书，这不只是某个机构的规定了。如果承认知情同意权是人的基本权利，那么科学家就无权复制、公开他们未经同意就获得的信息，如像盖伊那样大范围地传播海拉细胞。

在《永生的海拉》出版之后，海拉的后代宣布，反对公开海拉细胞的基因序列。如果从知情同意权的角度来看，他们的诉求肯定是合理的。但是，如果没有他们的遗传信息，海拉细胞污染的问题就不可能得到解决。既然海拉细胞已经成了科研的基本材料，那么他们的遗传信息对科学，尤其是科学发展的意义当然也是无比重要的。对于这个问题，至今也没人能做出公允的判决。

顺便说一下，为什么海拉细胞可以永生呢？正常的细胞分裂次数是有极限的，一般最多分裂 50 次，而海拉细胞不符合这个规律。研究表明，每条染色体的末端都有一个特殊的结构，叫作端粒，它是由 DNA 与蛋白质共同形成的，但是跟其他段 DNA 不一样，染色体只要复制一次，端粒就会变短一点点，当端粒消失的时候，细胞也就会死亡，这个过程跟人的衰老是同步的。到了 20 世纪 90 年代，耶鲁大学的研究人员发现，海拉细胞里有一种特殊的酶，它可以让端粒保持长度不变，于是海拉细胞就成了永生的细胞。这种特性杀死了海拉本人，但是又让她的细胞永生，也造就了海拉细胞的传奇故事，推动了人类文明的进步。

今天，我们在给孩子吃下预防小儿麻痹症的糖丸，在给肿瘤患者应用化疗药物，在接受治疗前签下知情同意书时，都应该记住她——海瑞塔·拉克斯。海拉细胞的使用过程引发了两个伦理思考，首先是关于受试者知情同意权的讨论，在今天，这已经被视作患者理所当然的一项权利。其次是关于基因信息归属权的讨论，基因信息应该属于自己还是研究公司，这点时至今日依然没有达成共识。

严密管控的临床试验研究，会将新疗法或者新的操作技术与现有方案进行比较。如果有与患者的癌症类型相匹配的试验，医生通常会告诉患者。临床试验的开展推动了医学的不断进步，患者可能因此获得一种其他地方无法提供的能够治愈或者有效控制住自身病情的治疗方案，但临床试验的开展本身是为了检验方案的有效性和安全性，也存在一定的风险。因此，医生应该与患者讲解该临床试验的利弊。

很多患者具有献身精神，这非常感人，认为"或许这个试验帮不了我，但是如果能为在我后面的其他癌症患者找到一个更好的方法，我会感到很欣慰。"如果没有临床试验，就找不到治疗癌症的新方法。参与临床试验对患者来说是非常有意义的。

总体来看，在癌症的医疗决策环节如何对待患者的意愿值得思考。传统的做法是患者老老实实听医生的、听专家的。对于专业医学问题，专家的意见固然很重要，但患者自己的意见就毫无意义吗？当然不是。特别是遇到以下情况时，如诊疗方案疗效很好但是成本高昂，或者诊疗方案会给患者带来很大痛苦（患者可能宁愿选择温和保守一点儿的办法），患者的意愿往往未被充分重视。

第 5 节　知情同意的例外情形

　　紧急情况下知情同意有例外规则。民法典第一千二百二十条："因抢救生命垂危的患者等紧急情况，不能取得患者或者其近亲属意见的，经医疗机构负责人或者授权的负责人批准，可以立即实施相应的医疗措施。"该条款确定了医疗机构在紧急情况下可以不经过患者及其近亲属的同意而对患者采取相应的治疗措施的规则。

《未来的处方》一书中讲了一个真实案例，一位患者口腔发炎，9 名医生竟然提出了 4 种截然不同的治疗方案。后来，这 9 名医生坐下来讨论才达成了共识，在保证疗效、防止副作用、控制成本之间找到平衡，形成了一套标准化解决方案。癌症也有很多诊疗指南，在诊疗方案存在不同选项的时候，医生应先向患者介绍必要的基础知识，帮助患者客观分析不同选项的利弊，然后让患者参与决策过程，最后和患者达成共识。

患者可以做的决定有很多，如去哪家医院、看哪个医生、做不做哪种检查、接不接受某种手术、要不要继续抢救，患者似乎都可以说了算。而其中患者做出的每一个重大选择，都有可能改变后续医疗过程，最终影响医疗结果。这看起来是对患者的巨大尊重，但是医生们真的应该让患者在这些大事上自己做出选择吗？答案仍值得深思。阿图·葛文德医生写下了他的经历。有一位癌症晚期的患者，有两个选择，手术或不手术。手术，顶多就是改善一下患者瘫痪的症状，但手术的风险非常高，患者很可能因此丢掉性命，术后恢复过程也将很痛苦；不手术，尽管患者可能彻底瘫痪，却能相对安稳地过完生命中的最后一段时光。医生觉得不应该冒险，但患者坚持选择手术，他说"这是我唯一的机会"。结果，手术虽然很成功，但是由于严重的并发症，患者在手术后十几天就痛苦地死去了。葛文德医生反思，在这个故事中，医生似乎不该让患者自己做选择。正是患者及其家属的决定权，给医疗带来了不确定性。

换位思考，我们作为患者或者患者家属时，真的会希望医生不动声色地提供几种可能，然后让我们自己选吗？在专业的医生都拿不准哪个方案更好的时候，作为医学门外汉的患者和患者家属，又怎么知道选哪个好？让患者自己做决定，就是对患者最好的尊重和负责吗？葛文德医生本人在面对女儿住院、需要决定是否给女儿用呼吸机的时候，仍然心慌意乱、难以抉择，更愿意把决定权交给女儿的主管医师，因为他无法接受自己的错误决定所带来的后果。作为孩子的父母、患者的家属，错误的决定很可能把自己推入万劫不复、终身悔恨的深渊。人们在自己生病时或者看到和自己亲近的人生病时，通常都会心烦意乱，没有多少心情和能力进行理性地思考和判断，这是人之常情。而医生在这个时候通常会是冷静、理性的，能够做出更好的判断。这当然不是说我们应该回到之前那种"一切由医生说了算"的决策模式，更不是说医生不需要尊重患者的知情权和选择权。但事实很可能是，患者最需要的并不是简单的自主选择权，而是在自己无法正确选择时看到医生的能力和善意，医生要在患者无法做出正确决定时勇敢地承担起"做决定"这个沉重的责任，也要引导患者做出正确的选择。

第6节　知情同意书不等同于医生的免责依据

在过去很长一段时间里，有些医生由于对知情同意的本质不甚了解，以为这代表患者了解并同意了各类可能发生的医疗风险，发生医疗纠纷时就倾向于将手术协议书、知情同意书当成自己免责的依据。其实，我国民法典在解决医疗侵权责任的归属时是以过错责任为基础的，如果医护人员存在过错且与患者所受损害存在因果关系，则医护人员负有赔偿责任。显然，医生不可能将知情同意书作为医疗过失的免责依据，在指导患者签署知情同意书时也应该向其特别说明这一点。

医疗过程具有不确定性，这与人体的复杂性密切相关，也和医疗决策的复杂性密切相关。对个体而言，拥有选择权意味着拥有了某种自由，但是自由也经常是沉重的负担，意味着需要为自己的选择负责。在医疗决策中，医生应该在尊重患者选择权的同时，给予患者恰当的引导，帮助患者正确面对不同选择的结果。

第 8 章 》》

常用的沟通技巧

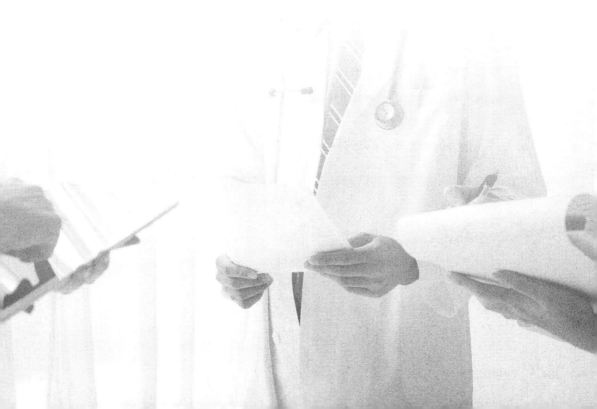

本章介绍了如何通过开放式提问、倾听、共情、回应、安慰、劝说以及积极关注等具体技巧鼓励患者充分表达，探索和理解患者的观念、意愿、感觉、疾病体验和对医生的期望，使患者能够积极参与临床诊疗过程，共同参与制订医疗决策，使患者获得高质量医疗照护。

本章大纲

● 如何倾听。倾听意味着当一个纯粹的听众吗？什么是积极倾听？打断对方时有哪些表达技巧？倾听可以分成哪三个步骤？

● 如何共情。什么是共情？如何了解患者的情绪状态？如何感知患者的感受？如何通过回应来表达医生自己的理解？

● 如何回应。什么是积极回应的三个步骤？

● 如何安慰。如何把握安慰的尺度和力度？良好的安慰包括哪三个步骤？

● 如何劝说。为什么劝说通常比较难？什么是劝说的四个环节？

● 如何求助。为什么发起求助时可能不好意思？什么是求助的三要素？

● 如何道歉。为什么道歉以重建医患关系为目标？成功道歉包括哪三个环节？

● 如何拒绝。如何引导拒绝类沟通过程？

● 警惕隐形的暴力沟通。有哪些行为让沟通变成暴力行为？为何暴力沟通的背后隐藏着对自己和对这个世界的看法？非暴力沟通法则中回应包括哪四个要素？

● 分析患者的沟通类型。如何分析患者是"控制者"还是"依赖者"？

医患沟通方法与日常人际沟通技巧有相通之处，可以借鉴日常沟通技巧，但医疗沟通又有特殊之处，沟通的主体对象不同、内容不同、场景不同、目标不同、对医学专业的认知不同，而且沟通双方都受困于信息的高度不对称。需要应用以患者为中心的沟通模式，借助医患沟通技巧以更好地促进诊疗进程，要求医生充分关注患者的各方面情况。

第1节　如何倾听

真正的倾听需要倾听者对讲话的人怀有敬意，医生认真倾听患者讲话并不容易，很多时候医生看似在听，其实只是在努力融入，想找一个切入点开始表达自己的观点，而且医生经常容易在患者还没说完的时候就打断对方，因为医生想按照自己的临床思维来提高问诊效率，或者自以为知道对方接下来要说什么。倾听起初会让医生感觉工作压力增加了，因为医生往往还有很多事情没做完，尤其是医生在紧张、快节奏地处理临床事宜时，不一定有那么多时间与患者交流，投入更多心力也会让医生更累。有时年老患者会不断诉说相同的内容，没有新意；面对不了解的患者时，医生可能不知道他潜藏的根本想法，只能理解字面上的含义而听不出言外之意或担心会错意，这些都会让医生觉得有压力。个别情况下，医生会认为患者说的话只是一种情绪发泄，或者患者只是希望医生听听他的看法，而他本来就没有什么医疗期待。但事实上，倾听可以缩小医患双方的盲区，反而会提高沟通的效率。

很多人觉得，倾听就是不打断对方、认真听完对方想说的话。其实倾听并不意味着当一个纯粹的听众，通过适时的回应或打断才能把自己作为倾听者的作用发挥出来。"积极倾听"指在合适的时候打断对方，以确保自己能更好地理解对方所说的话。有些人在倾诉时会自顾自地讲好几分钟，这时，大多数听众其实都开始走神了，不打断的做法反而会让倾听者应该发挥的作用无法展现。此时医生可以说："让我确认一下我是不是听懂了，你的意思是……吗？"

积极倾听，就是积极参与进去，相比一言不发地聆听，适时的打断更能向对方表示你在认真听他说话，让患者知道医生真的想了解他们。不过，需要注意的是，如果医生打断患者是为了争辩或者表示反对，这就不是积极倾听了。积极倾听，是倾听者掌握主导权、全身心地投入进去，并带着好奇心去倾听、了解对方的想法。

在打断对方的时候，需要注意使用一些表达技巧。首先是反应式倾听，意思是重复患者说的话，适时做出反应。常用的表达有"我注意到你说……""我的理解是……"等。这些话听上去很普通，但是很有效。通过这种简单的回应，患者能感觉到医生在认真地听他说话。医生在做出反应的同时，还可以进一步与患者确认自己的理解是否正确，如"你是说因为腿疼了很久而担心发生了骨癌，是吗？"

台湾大学的教授傅佩荣有一句话可以帮助我们理解"倾听"："如果真的要做到倾听的话，可以考虑一个德文单词，德文的'听'叫作'hören'，另外有一个词'gehören'意为'属于'。所以倾听就是属于，当我听你说话的时候，在这段时间我就属于你，完全从你的角度来思考、来设想。"倾听是一种主动的过程。掌握患者内心世界的第一步就是认真听他讲，尤其是在表达医生的意见或准备劝说患者之前，让患者畅所欲言而医生认真倾听是解决问题的捷径。每个人都有自己的立场及价值观，倾听时医生要站在患者的立场，有同理心，不要用自己的价值观去指责或评判对方的想法，确保让患者感觉出他的信息和观点受到重视，这有助于营造支持性的沟通氛围、发展良好医患合作关系。医生要学会倾听，先掌握单向倾听，再引导患者倾听医生的表述。

倾听过程中医生需将医学思维与人文言行有效结合，会倾听才能获取足够多的患者信息，否则，不仅患者的关键信息、意愿、想法将被忽略，还会降低患者对医生的信任度。听与倾听的最大区别为是否"听懂"。有时候，患者说话不是很理性，带着情绪，医生心里想"就不能好好说话吗"；患者回避沟通，不坦诚，医生心里会想"想说什么直接说不就行了吗？为什么不说呢"；有时患者说话歪曲了事实，医生心想"我之前可不是这么说的"。这些心理活动都很常见。作为医患，如果你的内心出现了这种呼声，请一定提醒自己，这就是乔哈里窗在发出提醒：此时，我们可能正在驶向沟通的盲区。患者可能确实没好好说话，但是，只要出现这种情况，可以肯定，此时此刻医生也没有好好听患者说话，或者虽然看起来在听，但并没有真正地听懂对方的意图。这时候，只"听"是不够的，必须做到"倾听"才行。

医生出身的作家毕淑敏对"倾听"是这么解释的："倾听就是'全力以赴'地听。""倾"就是"用尽全力，毫无保留"的意思，如倾巢出动、倾尽全力。有一下没一下地听和边听边尽力理解，二者效果截然不同。倾听不仅仅是为了获得表面信息，也是管理对方体验和感受的重要手段，倾听本身就是一种沟通。

人体脑部会分泌催产素。从生物学角度来看，催产素能让人感觉稳定、安全和平静，也能让人减少焦虑、压力、紧张等负面情绪。一位母亲把孩子抱在怀里时就会分泌催产素，这是人类进化的一种机制。母亲从孩子的依赖中感受到美好，才会更投入地照顾后代。人与人之间主动做出拥抱、抚摸这样的肢体接触时，也能产生催产素。脑科学家还带来了一个更好的消息：还有一种原因会诱发催产素的分泌，那就是一个人感觉到自己"被共情"。这对沟通者来说是个重大信息，相当于发现了人脑中预设的一个靶点，可以通过沟通击中这个靶点。患者常因为对医生不熟悉、有顾虑，潜意识里会比较紧张，所以在沟通时就会表现得比较保守，但是当患者发现自己特别受医生关注、医生正在认真地倾听自己讲话，而且发现医生表现出接纳和共情时，患者体内就会不自觉地开始分泌催产素。患者可能自己也不知道为什么自己在和某位医生沟通的时候会觉得很有安全感、很信任。这样，患者自然就能更加友好地和这位医生相处。所以，倾听的关键就是让患者感受到自己被共情，并帮助患者增加催产素的分泌。此时，医患之间的沟通才是充分、彻底的，不仅有信息的交换，也有情绪的"共振"。兼顾这两个方面，医患之间的信息盲区才有可能缩小，共知区才会扩大。所以，倾听不是被动地接收信息，而是通过主动管理对方的感受来提高信息传递的效率。倾听可以分成三个步骤：管理感受、回应情绪、确认事实。

1. 第一步，管理感受

在沟通中，人们往往会忽略自己展现的身体姿态，身体姿态与话语一样都会对他人的感受产生影响。曾有一位沟通大师，他在和别人谈话时会先说一句话："稍等一下，我把手机静音。"这句话很简单，但是从心理学上说，这句话非常有高度，传递出了一个信息：现在，全世界对我都不重要，你最重要，我就想听你说话。这个时候，被倾听者的感受当然很好，认为"对方正在全心全意地听我讲，我被共情了"。当然，很多时候医生没法这样做，但可以贯彻这样的理念，换为类似做法，例如，患者和你说话的时候，你不看工作电脑屏幕，而看向患者；患者在和你交流时你的手机响了，你此时要么不接，要么和患者说清楚"抱歉，是工作电话，我得接一下"；和患者协商重要诊疗事宜时，尽量不使用手机。这些都是通过展示态度来传递信息的方式，即管理对方的感受。有些医生在患者诉说病史时会低头记录，这也展示了医生对患者所传递信息的重视，但要注意别只顾埋头苦记，也要不时抬头和患者有目光交流。注意把对患者的重视明确地表现出来，如告诉患者"请稍等，我把办公室的门关一下""请稍等，我把手机静音""查完房请您到医生办公室来，我当面听您讲"，这就是在明确地表示对患者的尊重及重视。注意患者的语音、语调，若患者语速快，医生不妨也加快语速；若患者语速慢，医生也可以适当地放慢语速，配合对方的节奏能让对方更容易感觉被共情。沟通时，如果患者说过一次"医生您说大声点儿 / 您说慢一点儿"，医生更要注意调整以配合患者。

肢体语言也要同步。患者一直在关注医生，不仅在听医生说什么，也会从医生的肢体语言里收集信息。医生在肢体语言上和对方保持同步时，对方也能在潜意识里产生一种被共情的感受。大脑中的镜像神经元一直在起作用，观察对方的肢体语言并悄悄模仿，例如，患者身体前倾，医生也应前倾，千万不要患者正在身体前倾主动交流，而医生向后靠倚着靠背，甚至双手抱胸还跷着二郎腿。这种与口头语言含义完全相反的肢体语言会让患者从你的姿态中读出冷漠和拒绝的信号，哪怕医生完全没有这个意思，只是累了要斜倚着，但患者就是会理解成这样，或者医生潜意识里确实比较高傲。所以在倾听的开始，通过上述正向的动作管理好患者的感受，然后进入下一环节——回应情绪。

2. 第二步，回应情绪

情绪本身就是信息。如果患者的情绪表现得很明显，医生就容易顺着那个情绪理解患者到底想说什么。那怎么辨别患者到底是理性的表达，还是情绪化的表达呢？通常来讲，"总是、老是、永远、一直、整天"等绝对化表达的词语，代表患者带着比较强烈的情绪了。此时医生应该怎么做呢？应该直接读取、点破患者的情绪，例如对患者说"看得出来，您肯定很着急 / 难过 / 生气 / 担心"。此时，医生是在平静地告诉患者"你的情绪，我接收到了，我注意到了。我没有对你的情绪视而不见"。医生如果能做到这一步，就不会被别人的负面情绪影响过多而导致偏离预设的谈话目标框架。注意，点破情绪时一定不要用否定词，要使用正向表达。用"你现在一定很生气"，患者会感觉自己被接纳、被理解，但如果医生说"你发这么大脾气干啥""你别生气""你着什么急啊"，患者的情绪很容易失控甚至爆发，沟通就很难进行下去。

患者因为候诊时间过长，询问护士多久才轮到自己，但是情绪比较激动："我都站这儿等俩钟头了，怎么还不到我！"护士可以平静地问患者一个问题："您现在是很生气，还是身体不舒服、哪里难受？"这个问题能让患者很快安静下来，帮助患者从坏情绪里跳出来，去审视、分辨自己的情绪，开始启动理性思考。通过管理患者的感受、回应其情绪，患者大多数情况下就会进入相对理性的对话状态。

3. 第三步，确认事实

在乔哈里窗里，患者知道但是医生不知道的盲区到底能不能被医生成功找到，就靠这最后一步。医生需要一边听一边确认在这次沟通里掌握了多少新的事实。事实就是客观的信息，而沟通的难点在于，患者表达出的信息往往是复合型的，如患者说"出院带药怎么老是这么慢，这都下午 4 点了还没送来，我从早晨就一直等着拿药回家呢"。这就是一个复合型表达，里面出现了情绪词"老是、一直"，医生听到这句话，应该立刻就能把这些信息分离出来，学习沟通就要学会把主观评判和客观信息分类处理。第一，客观事实是患者的出院带药目前尚未拿到。第二，因为出现情绪词，知道患者有焦躁和失望情绪，也可能是对医院之前其他方面不满意，借此机会表达出来。第三，患者期待尽快拿到出院带药。那医生接下来的沟通，就是要从事实、情绪、期待三个方面分别做回应处理，事实要担责、情绪要安抚、期待要确认，缺一不可。优先处理患者的主观情绪感受，让患者先感觉到自己被共情，以进入更高效的沟通状态。然后，医生需要一边耐心听，一边不停地去收集客观事实，逐步将乔哈里窗里的沟通盲区缩小，而那个盲区往往比预想的要大得多。

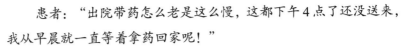

患者："出院带药怎么老是这么慢，这都下午4点了还没送来，我从早晨就一直等着拿药回家呢！"

医生："你着什么急啊，这么点儿小事发什么脾气啊！"

医生这不是在回应情绪，而是在发泄自己的情绪。正确的回答应该是下面这样的。

医生："等着急了吧（回应情绪），您展开说说，我把您的意见记下来，反映上去（管理感受）。以后咱们尽量出院前一天就带好药，别等出院当天因为等药耽误回家时间（确认事实）。"

遇到激烈的批评、投诉，尤其是与自己无关的问题，医生会很愤怒、很委屈，如果因此将情绪挂在脸上可不利于解决问题。这个时候，可以掏出小本子，不管对方说什么，都先记下来。一边记，一边思考，自己也就能逐渐地冷静下来，控制自己的表情了，再试着友好地去追问信息，这样，倾听的姿态一下子就能让患者感受到。这个动作能帮医生很好地处理那些沟通中的紧急情况。请注意，这么强调用动作来管理对方的感受是有科学依据的。在沟通过程中，绝大部分信息其实是通过非语言的方式来传递的。著名心理学教授艾伯特·麦拉宾在20世纪70年代做过一项研究，分析了语言和非语言信息的相对重要性，得出一个重要结论：人们对一个人的印象，只有7%来自说的内容本身，而有38%来自说话的语调，55%来自外形、肢体语言等，这就是著名的麦拉宾法则。多项研究表明，在人类所有感知信息中，视觉信息占到了83%以上，所以学沟通可不仅仅是学怎么说话。通过倾听来缩小沟通盲区时，医生一定要学会管理自己的非语言沟通内容，表情、动作、体态都是沟通过程的重要组成部分，甚至医生在不说话的时候、倾听的时候，也在源源不断地向外传递着信息。

倾听，不应是被动地接收信息，而应是通过主动管理患者的感受来提高信息传递的效率。倾听三要素——管理感受、回应情绪、确认事实——要牢记在心、熟练运用。医生应善于展现共情能力，识别患者的情绪，必要时进行记录，帮助患者进入平和、开放的沟通状态，使其愿意诉说更多的事实和信息。

反过来看，如果医生想表达自己的不满，督促患者改进，尽量别说"说多少次了，别总躺着，要下床活动"之类的话，医生这么讲是在给患者出题，并不利于患者执行，可以换一种方法来说，例如"我发现你还是没有下地活动，我担心这会影响你的康复"。同样是批评，医生先表达事实，再把情绪直接说出来，帮患者降低倾听难度，让患者容易理解并执行，最终受益者是医患双方，因为沟通效率提高了。

总之，医生应避免在一句话中间打断患者，避免突然改变话题，不要着急提建议，当患者说话或者给出负面信息时，不要急着摇头。在和患者交流的时候，不要看手机，不要分心走神，要以尊重患者为出发点，仔细思考患者的话，用适宜的评论和回应表示自己在听，鼓励其继续说下去。倾听，重要的不仅是听，还有问，通过提问的方式让患者感受到自己被倾听。在谈话中能提出更多问题的医生，更容易让患者感受到医生在认真聆听。

第2节　如何共情

共情能力指理解和感受他人情绪或境遇的能力。医生通过感知、想象和交流，包括对患者的面部表情、言语语气、肢体语言等进行观察和分析，以了解其情绪状态；通过想象自己处于患者位置来体会患者的感受、需求、情绪；通过言语和行为表明自己理解和尊重患者的情绪和需求，并提供适当的支持和帮助，以更好地回应和帮助患者，促进良好医患关系的建立。

医生需要有共情能力，以使患者觉察到医生能理解他的想法和心情，从而使患者内心得到慰藉。共情能迅速拉近医患双方的关系，增强彼此信任感。当医生认真倾听时，患者也能感受到医生的理解和真诚。肿瘤患者治疗周期长，有些医患就像朋友一样熟悉，很多时候医生会为治疗无效而沮丧，也会为治疗失败而流下眼泪。可能不存在完全的感同身受，但感受到对方的部分感受也有深刻的意义。

一部纪录片中，一名肿瘤科医生在向 75 岁的胃癌患者告知癌细胞已经扩散的消息时泪流满面，手术前他认为能帮助该患者解决病痛，但结果却令人失望，但医生失望、伤心的情绪并没有"传染"给这位患者，患者反而用幽默的话语安慰医生，表示能够理解医生的无奈，这温馨的一幕令人感动。在我国，肿瘤科医生与患者相处的温馨场景也绝对不少，只是对这方面的宣传才刚起步，现有的几部纪录片已经引起很大反响，令人动容。当然，无论医生是否为患者流泪，医生对患者的爱心不会改变，富有英雄主义的使命感和责任感也不会改变。有的医生不善言辞，有的医生沉着冷静，但每位医生的心里都有温柔仁爱，然而如何让患者能够感受到医生与自己的共情，是需要医生学习和加以练习的。

有些感受是经由别人看见而识别后才开始清晰的。感受如果没有被看见会是怎样的情况呢？有一位年轻的乳腺癌患者，最近心情总是不大好，和同事相处也不大愉快，她讲了上周工作中发生的事情。

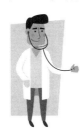

医生："看来你对他们的行为很愤怒。"

患者："没有，我没有愤怒，我没生他们的气。"

但她愣了一会儿后说："医生，这是愤怒吗？"

医生："是啊，这是再明显不过的愤怒情绪了。"

患者安静了好一会儿后说："医生，原来我的这种莫名的情绪叫愤怒，我现在才明白。"

愤怒是多么常见的情绪啊，竟然有人意识不到。其实这种情况并不少见，例如，有时患者没有意识到总是笼罩着自己的那一团情绪叫"绝望"，当医生对患者的这团情绪说出"绝望"这个词后，患者才顿时明白，原来这就是绝望。最初被"看见"、识别出某种情绪的体验，有助于我们懂得别人的情感状态、更好地理解别人的行为和心态。

曾有位急性白血病患者治疗后复查骨穿时得到的结果是完全缓解，于是他高兴地和病友说："我完全缓解了！"但旁边病友回复："我以前也是完全缓解的，现在还不是复发了。"这是惧怕看见别人变美好的感受。可能这位患者以后再也不想和这位扫兴的病友聊天了，这就是"看见"的反例。

和患者同频呼吸，简单回应患者的感受，在姑息医学中也被广泛应用。和别人保持同频呼吸，这样就像成了对方的镜像一般；父母回应小婴儿的方法很简单，就是当孩子"啊啊啊"的时候，父母也和孩子一样"啊啊啊"，仅仅是这样去呼应，孩子就会乐不可支。对婴儿来说，妈妈就是镜子，如果妈妈没看见，孩子就会觉得自己不存在，婴儿最初都在寻求妈妈的"看见"，这一点在成年人身上还可以见到，他们希望有一双充满爱的眼睛能看到自己的举动。

当医生有意识地去感知患者的感受并回应时，患者也会觉得自己被看见了，而当患者的感受被医生感知到时，患者也能感觉到爱。哲学家做过这样的表述："你存在，所以我存在。"在心理学上，这个"你"可以具体到某个人的身上。没有镜子，我们就看不到自己长什么样子，所以没有"你"这面镜子的存在也就没有"我"，这也是医患之间的链接关系的写照。

第3节　如何回应

倾听做好了，沟通中的阻力就减少了很多。倾听是为了回应，光听可不行，患者是在期待回应。但很多时候医生并没有回应或不知道如何回应。多数情况下患者一次传递的信息很有限，医生完全不需要猜测，只需要友好、简短地回应或者询问确认，几个回合下来，就能引导患者表达出真实的、理性的需求。而且，更重要的是，在多个回合之间，医生完全有空间把自己的信息、理念植入对话，去缩小患者的认知盲区，还能够不动声色地消除误解、集齐信息、达成共识。回应，不是一次性地做判断，而是在多个回合中求共识。积极回应由三个重要步骤组成：读取情绪、响应需求、提出方案。

1. 第一步，读取情绪

患者的需求是主观信息，往往和情绪一起出现。医生要先把患者的情绪处理好，通过直接读取、点破的方式，例如，告诉患者"看得出来您很着急""看起来您很担心""您肯定很失望吧"。如果觉得自己判断不准对方的情绪，有一句万能的回应，面对所有的负面情绪时都可以采用："我理解，您现在对医院很不满意。"这样，患者的负面情绪就会被逐渐消解掉。

2. 第二步，响应需求

请注意，响应需求不是让医生直接答应、接受患者的要求，有时患者的诉求很不合理，例如，患者要求手术根治后绝对不复发，或者要求立即住院但病房暂时无法接收。医生既不能听而不闻，但又答应不了，如何回应呢？请注意，不是只有拒绝一条路可走，比较巧妙的做法是在对方不知不觉间，把不合理的需求引导成合理的——这就是回应的能力。怎样回应才能保持积极的姿态并在沟通中引导患者的需求呢？患者有安全感，才会信任医生；越信任医生就越愿意配合医生调整预期。具体怎么做呢？医生可以应用反向叙述，把从患者那里听到的诉求用自己的话重新陈述一遍。参考句式为"您刚刚说了这么几点，一……二……三……四…… 我理解的是您希望我这么做，一……二……三……四…… 不知道我理解得对吗？"不用着急答应，也不用着急拒绝，先响应，先跟患者确认。如果医生的理解是正确的，反述是准确的，那患者就会给予肯定的回答。如果反述得不够准确，患者自然就会补充更多的新信息。而反述这个环节有助于患者剥离情绪后进行思考，再客观地听一遍自己原本的诉求，如果诉求不合理，很多时候，患者自己就能听出来。这也是在将沟通双方的盲区一点点缩小，有助于医患达成共识。

3. 第三步，提出方案

响应过患者的需求后就到了答复这个终极环节了，此时医生要围绕患者的需求提出方案，这就要考验医生提出可执行方案的能力了。医生需要围绕自己的目标，提出患者可能接受的方案，如果不行，再调整方案。参考句式为"您看这样行不行，明天上午我给您电话，再确认一下住院时间"。这句话是有技巧的，患者的需求刚才已经反述过了，但不代表医生就得照办，就得满足患者的需求。医学有很多局限性，具体到一家医院、一个科室也会有很多局限性，如医疗实力、接诊能力上的区别。医生要把能做到的、能实现的先提出来，很可能患者会表示："行，我能接受。"此时患者的需求就合理了。如果患者执意坚持原诉求，例如患者非得明天住院，医生又无法实现该诉求，这时该怎么办呢？可以这样回答："我现在就问一下住院处，看看最快哪天能住院。"但要注意，和住院处正式打电话之前，询问一下为什么这位患者没有接到通知，是不是有特殊的原因，避免陷入被动。

患者不配合治疗，是几乎所有医生都遇到过的场景。已经决定今天做脑瘤手术的患者突然说："医生，我想今天出院，不治了。"这个时候医生该怎么回应呢？这个时候如果医生只听到患者提出的要求，理解为患者就是想出院，可能会这么说："这怎么行？你知道自己得的是什么病吧，怎么能不治呢？"这句回应可能对，但这不是好的沟通，没有搞清楚这个患者真实的需求是什么。这个时候需要做的不是围绕着患者表达的出院需求去辩论，而是把沟通的回合变多，让信息和感受都流动起来，在多个回合中收集有效信息，才能知道患者没说出口的真正需求是什么。

根据上述流程，进行第一步——读取情绪。医生可以这样说："和我说说你的想法，是害怕吗？"不用对患者刚才的话表达认同或者否定，而是平静地把患者的情绪读取出来，让患者感觉到"医生想听听我的看法"。患者心里当然知道，这个举动会让医生很诧异，其实他已经是带着对抗的心态在跟医生沟通了。如果医生没有特别诧异，而是平静地接纳了患者的情绪，患者的对抗情绪就会开始消散。如果医生使用的是开放式提问，患者会直接告诉你，到底是什么事让他突然放弃治疗要出院的。此时，医生应仔细聆听，把患者说的事实和情绪分离开，找到患者真实的诉求。"嗯，听说前天手术的患者到现在还没有醒过来，还在 ICU 呢。"找到问题的根源之后，医生就可以开始进行第二步——响应需求。把从患者那里听到的事实信息，组织语言再总结一次，反向叙述诉求，并且在细节上追问："你是怕手术风险大，所以不想治了，是吗？那你是想彻底放弃手术呢，还是想换一家医院做手术？"在这个反向叙述的过程中，患者不仅能平静下来，还能自己亲耳再听一次自己刚才说的那个诉求是怎么回事。患者听的时候就会重新思考有哪些事、哪些环节是自己从来没有考虑清楚的。听完，患者很可能表示其实自己还没想好。此时，医生可以开始进行第三步——提出方案。"那要不这样，手术先缓一缓，你再考虑一下，下午到办公室找我，主管医师也在，咱们再商量看看，好不好？"不当场回复，而是错后一点儿时间，这本身就是一个方案，能让患者觉得自己的诉求被认真对待了，同时，医生也为自己争取到了更多的时间来了解患者的真实想法，例如担心 ICU 费用高或者手术风险大，从而为下次的沟通做好充分的准备。接下来就是选好时间、选好场合，请相关人员到场正式沟通，增加引导和掌控感。

第4节 如何安慰

肿瘤患者往往心神不宁、比较脆弱，此时患者对人际关系的感受会变得非常敏感。很多安慰的话语确实是出于好意，但如果比较泛泛就没有意义。医生应在不加误导地给予肿瘤患者希望、让患者感觉有所依靠和感觉被冒犯之间找到一个微妙的平衡点，这就特别需要把握好安慰的尺度和力度。学会安慰的基本原则和步骤才能真正实现安慰的目的。医学是有局限性的，安慰是最常用的沟通技能，尤其在没有充足能力为患者解决问题时，医生更需要释放温和、接纳的力量，为患者提供情感支撑。

患者的弟弟来到刚确诊肺癌的患者床前，说："你已经很成功了，你知道的，会好起来的，对吗？"患者叹了口气，心里想："他当然是好意，但这些话非常空洞，没有意义。我之前的人生一直在积累潜力，现在这些潜力都将是无用的了。我本来有那么多计划，那么接近事业巅峰，而现在我体力不支，重病缠身，我想象的未来和个人的身份认同轰然崩塌。"在这种情况下，比较推荐的范式为："你一定很难过，我一直都在，我会一直陪着你。"这样的安慰能让患者觉得自己"被共情"。良好的安慰包括三个步骤：适度介入、接纳情绪、提供支持。

1. 第一步，适度介入

未经"邀请"，不要越界。医生开启安慰之前，要弄清边界，即便医患关系良好，医生也要在取得患者的邀请和许可之后，再进入患者的心理世界。怎么知道患者是否希望获得安慰呢？一句话就能探测出来。一位子宫内膜癌患者正在住院，得知2岁的外孙子刚被确诊为血友病，情绪非常低落。医生："我大概知道了你家里的情况，你想和我聊聊吗？"如果患者的答案是否定的，那么医生只需要说"你需要的时候就来找我"就行。这样的回答比较得体，不会给患者造成压力，患者也完全能感受到医生的善意。如果患者愿意倾诉，那再进入下一步。

2. 第二步，接纳情绪

这一步要正式开始安慰患者了，注意，医生要表达的是接纳，而不是评价，请勿使用带有否定意义的词，比如"别紧张""别着急"，这类词有一定的评价成分，在患者情绪不稳定的时候可能让患者感觉被冒犯。曾有患者家属回复："能不着急吗，那是我爸呀！"尽量不要说："你别太难过""别太着急了""别生气了""你为什么不……"。那该怎么说呢？此时应只肯定患者情绪的合理性，只接纳患者的情绪，只传递一个信息，那就是"我理解你，我跟你是并肩作战的伙伴，你可以放心和我说"。

举个例子，戴安娜王妃被英国人称为"人民的王妃"，特别有同理心。英国有一个芭蕾舞童星叫艾利，戴安娜也看过她的演出，夸她的舞姿特别优美，但不幸的是，这个孩子在 12 岁的时候罹患了骨癌，需要截肢。这就意味着，这个舞蹈天才再也不能跳舞了。手术前，很多人都来看望艾利，安慰她。有人说："别难过，上帝肯定会特别眷顾你的，你说不定还有机会站起来呢。"有人说："你是个坚强的孩子，你一定要挺住，我们都为你祈祷。"戴安娜也来到了儿童医院看望艾利。她做了两件事：第一，把艾利紧紧地抱在怀里。第二，告诉她"好孩子，我知道你一定很伤心。没关系，你痛痛快快地哭吧，哭够了再说"。这个小女孩一下子泪如泉涌，因为自从她躺在了病床上，什么样的安慰都听过，但是除了戴安娜，没有人能真正理解和接纳她的情绪。

接纳情绪是有推荐的表达方式的，就是正向叙述，如"你一定很难过""你一定很担心""你一定很焦虑"，要善于读取患者的情绪。怕读取得不准确该怎么办呢？可以换成一句通用表达"你一定很不好受"，请把这个句式熟记于心，很多情况下连词都不用换，脱口而出就行。接纳情绪当然不是医生安慰的终点，后续提供具体支持才更加有效。

3. 第三步，提供支持

患者感觉到被接纳、被共情后也会感觉不再孤单，这本身就是一个很好的安慰。此时，医生应用恰当的方式，为患者提供所需要的支持。对医生来讲，以专业知识为基础能提供更有针对性的安慰，但要注意最终的决定权在于患者，可以说"别担心，这个疾病并不难治，我们有很多治好的案例"。需要把握的原则是，不管医生是准备用语言还是用行动提供支持，都要让患者有选择权，让其获得掌控感，这有利于患者从脆弱的状态里走出来。

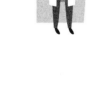

医生："我大概知道了你家里的情况，你想和我聊聊吗？"

患者："唉，我外孙子还不到两岁，一岁脚，脚脖子就肿一大片，刚才医生说是血友病。"

医生："你一定很不好受。"

患者："可不，我闺女咋这么命苦，我身体不好让她操心，又孩子又生病了，我闺女天天哭！"

医生："我看到你刚刚在哭。"

患者："我一想到这些就想哭！"

医生："有什么需要我帮忙的吗？"（注意，勿主动询问患儿的具体诊治情况）

患者："孩子看病肯定得花好多钱，我都想出院不治了，省下钱来给孩子，我一个老婆子死了就死了，孩子太可怜！"

医生："我能理解您。但您得有个好身体啊，能搭把手照看孩子，要不您闺女更忙不过来了。我预计您身体会恢复得不错，咱们尽量用性价比最高的方案，少花钱，行吗？"

患者："太谢谢您了医生，幸亏您总帮着我！"

下面来看一个反面案例。

医生甲："我爸肺炎住院了，发热一周也不见好，昨天烧到40 ℃，都烧糊涂了！"

医生乙："你爸住哪儿了？"

医生甲："*** 医院呼吸科。"

医生乙："你可真是的，守着咱医院不住，住那儿干嘛？"

医生甲沉默，无言以对。

稍后医生甲给医生丙打电话抱怨道："那家医院也是三甲医院，我爸肺炎住那儿怎么就不对了，离家近，治疗用药我看了都对，也不用动不动就住咱医院来吧。"

这个案例中，医生乙就是典型的反面安慰，直接否定了医生甲，自以为善意的安慰却更加引发医生甲的焦虑，适得其反，完全起不到安慰作用。虽然甲、乙医生关系很好，但医生甲还是觉得被冒犯了，所以找到医生丙倾诉。医生甲出于担心来找医生乙诉说，但医生甲收到的根本不是安慰，而是责怪，甚至是跨越了边界的指挥，如果医生乙回答："那真是急死了，需要安排会诊吗？"，就能起到安慰医生甲的正面效果。

对于医患之间，可以参考以下对话方式。如果发现患者与平常不同或心情低落，你的第一句可以是"看你好像有心事，想跟我说说吗？"，第二句可以是"你一定很难受吧！"，第三句可以是"有什么需要我帮忙的吗 / 需要我帮你……吗？"。要保持边界感，这样一套对话沟通下来，患者如果真的有需要就会跟你说。如果是与患者病情相关的原因，以医生的专业知识答复会提供更有效的安慰。你也可以在进行开放式提问的时候，把能做到的、愿做的、能接受的选项作为选择题放进去，询问患者"我在某某方面或许能帮到你，你看需不需要我做点儿什么？"如家属因经费困难而着急，或者因没有人陪床照顾而苦恼时，在合规范围内医生可以说"我可以帮你申请办理特种病，提高报销额度""如果你申请救助补助需要一些程序，我可以帮你处理一些手续""需要的话，我可以帮你找护工来帮忙照顾患者"。

安慰要有边界感，要先取得对方邀约再提供支持，所以安慰是一种典型的被动型沟通，主动发起后要等着患者邀请才能开始下一步互动，别因过度干涉而缺失了边界感。安慰与讨论治疗方案不同，安慰不是以替对方解决问题为目标的，医生应在别人的痛苦中定位出自己的任务或支持点，这样做出的安慰才能既不跨越边界，又给予人力量。有时不要随便发起安慰，尤其是对心思缜密、深沉的掌控型患者，其自身的承受能力和消化信息的能力很强，医生如果真想表达安慰也要以支持的口吻表达，如得知单位领导诊断出肿瘤，可以说："您需要我帮您做点儿什么吗？有需要时您随时安排。"

对习惯掌控、实力强大的医生来讲，难在每一步都要克制自己的冲动，别否定、别说教、别越俎代庖。安慰其实微妙又复杂，通过将安慰拆解为适度介入、接纳情绪、提供支持，源源不断地释放出自己柔软的力量，才是有效的安慰。

医生作为被安慰的一方时，该如何回应呢？接受安慰，本身也是一个沟通难题。如果接不住，一方面自己有压力，感觉更心烦，好像也辜负了别人的善意；另一方面，双方的关系也会受到影响。对于别人的安慰，无论如何都要表达感谢。如果别人的安慰很得体，你也希望跟对方保持良好的关系，那对方安慰你的时候就别太客气，大大方方地告诉对方你的需求，把对方的善意稳稳地接住。但如果对方的安慰并不得体，用一个封闭式的结尾，回复"谢谢，谢谢你的关心"，就可以了。例如，因开医嘱有误而被上级医师当着所有人的面指责一顿，同伴来安慰你时你可以这么回应："有你真好，谢谢你关心我。你帮我看一下这次我开对了吧。"如果在这个过程中，别人真的帮了你，记得事后要郑重地向对方再表示一次感谢。

医生也会得到来自患者的安慰。和一位患者发生不愉快后，旁观的一位患者过来说："我都看见了，你甭往心里去，这事根本不怪你。"医生回应"谢谢你的支持"是比较得体的。曾有一位晚期肺癌患者离世，事后医生比较自责没有及时关注到患者的一些病情变化，家属反而来安慰医生："他的病情本来就很严重，我们都很感激你。"医生回答："您的信任是对我最大的鼓励。我学到了很多，由衷地感谢你们的信任。"

安慰患者时，需要从多个角度出发，并采取不同的策略和方法，以减轻患者的紧张和焦虑情绪，例如，通过详细解释治疗方案、风险和预后，让患者理解疾病的基本状况和治疗过程，以提高患者的信任度与治疗信心，也让患者切实感受到医生的关怀和专业水平。温暖的环境和服务也有助于安慰患者，如在病区里增加艺术品和绿植，提供更舒适的床铺、清洁卫生的环境和暖心的照护等。

第5节　如何劝说

医生分析了病情、预判了病势、讲述了可采用的治疗策略及具体方法，但下一步如何去做，决定权在患者及家属。患者的抉择决定了自己的生存获益，医生没有控制权，只能施加影响力，通过说服的力量让患者从情绪到理性均认同医生的建议，此时应用的沟通策略是劝说。劝说不是单纯的逻辑堆砌和事实展示，而更趋向于建立信任、形成情感共鸣和真实交流的过程。

医生都希望自己是个有说服力的人，劝说的技巧是需要专门学习的。劝说通常比较难，因为双方立场不一致。如果医生在试图"用说服去改变别人的立场"，那么很多时候患者及家属不愿意听医生的，不是因为医生说的话没道理，恰恰相反，正是因为医生觉得自己的话太有道理了，充满了自信，导致医生在沟通过程中不断地传递一个信息——"你错了，我才是对的"。这种劝说，已经是纠正，乃至批评，甚至批判了。如果患者有一个根深蒂固的观念，那他很难承认他的错误而转过来听医生的，当头棒喝不一定能收获警醒。医生想要的是结果，是获得患者行为上的具体配合，所以，最成功的劝说并不是说服了患者，而是让患者自己的想法发生了改变，是患者自己想要做出这样的决定。

美国麻省理工学院的研究人员做过一项研究，发现社交媒体上假新闻比真新闻传播速度快 6 倍。《牛津词典》将"后真相"（post-truth）这个词语选为2016 年的年度词汇，意思是"眼下客观事实对舆论的影响力远远低于那些诉诸情感和个人信仰的内容的"。在这样的背景下，医生要重新审视自己所准备的医学数据的说服力。在"后真相时代"，每个人都更加以自我为中心，选择性接受信息，甚至完全拒绝接收与自己观点相左的信息，这使得沟通和劝说变得越来越困难。面对这样的情境，我们需要重新审视劝说的艺术，重新学习如何改变患者的思维，用新的策略来达到劝说的目的。

《黑天鹅》的作者纳西姆·尼古拉斯·塔勒布说过一句话："世界上有两种人，一种人想赢，一种人想赢得争论，他们从来都不是同一种人。"发生争论时，医生也有两种，一种医生想实现医疗目标、赢得患者的信任和合作；另一种高高在上，想让患者承认自己的理解和选择是错误的。这两种医生，也从来不是同一种人。请注意，让患者承认错误不是目的，完成医疗目标、帮助患者获得更好的医疗照护才是目的。对于比较客观、思维开放、信任医生的患者，医生不用费太多时间就可以与其达成共识，但有些情况不是简单几句劝说就能管用的，需要一定的沟通方法与技巧。劝说有四个环节：有同理心、建立共性、逐层推进、善用病友支持。

1. 第一步，有同理心

患者如果觉得医生不了解自己的实际情况、不理解自己，潜意识里就会竖起屏障来捍卫自己的立场，会去阻止、抵抗他人的影响力。如果让患者先竖起了屏障，医生就很难施加影响力了，劝说就难以成功。所以劝说的第一步，是通过倾听，与患者共情，展现同理心，让患者感受到自己正在被关注、被倾听、被理解。可以通过提问的方式让患者感受到自己被理解，此时沟通中重要的不仅是听，还有问。2017年，美国哈佛大学的研究人员发表过一项研究结果，证实"提问能力"和"受欢迎"之间是有紧密联系的，即在谈话中能提出更多的问题的人，更容易被对方接受，这可能是因为对方认为提问者在认真聆听。医生的提问也有一定技巧，应让患者感觉交谈比较放松、比较随意，让患者能够坦率地分享他们的经历和观点，以帮助患者厘清自己的思路。

医生与患者的感受可能并不一样，比起医生展示出拥有同样的情感，更重要的是展示出医生能够认同和理解患者的感受，这就是所谓的同理心。同理心能够越过不同的观点、不同的情绪，最终让人与人之间建立沟通与联结。怎样让自己更有同理心呢？关键是减少和避免评判，要少说"是什么"，多问"为什么"。患者说出和做出了医生很不认同的事时，医生先别反驳，而应追问"为什么"，通过连续追问来理解患者为什么会这么想和这么做。将同理心纳入劝说的过程中，那劝说的目的就不再只是让患者意识到"我错了"，而是和患者一起探讨"原来我是这么想的"，以及"原来还可以这么想"。在有同理心的基础上，医生要特别注意，任何劝说都要避免争论、辩论，包括避免过激的情绪反应，也要避免因太过自信而流露的强势与傲慢，因为这种强势与傲慢代表着不尊重。

2. 第二步，建立共性

让患者明确知道医生的目标与自己的目标有相同之处，双方有共性目标。医生应在清楚了患者的立场及目标后，从专业角度帮助患者分析目标是否合理，如果患者的目标不切合实际，要帮助患者调整预期目标。如有的患者过于悲观，认为根本没有任何希望；也有些患者过于乐观，认为肯定能治愈，医生应该引导他们，让他们的想法变得合理一些，与患者建立共性，达成共识。"共性"在劝说中非常重要，因为人们总是更关注能够支持自己信念的论据，忽略不利于自己信念的论据，这在心理学上叫作"确认偏差"。"确认偏差"是一种进化的结果，人们之所以这么做，是因为坚持的观点能让人们获得一种明确的身份，能够保护自己不受外界伤害。所以医生在想要劝说患者的时候，建立共性是不可或缺的。在一些无关紧要的问题上做出让步，使患者产生被认同的情绪，如前几个观点都与患者保持一致，直到第5个观点才真正开始劝说。这是因为建立的共性越多，劝说便越有效。可以尝试把"提问"和"共性"结合起来，这会让医生的观点更有机会触动患者。

医生善于用循证数据说话、用事实说话，但必须注意一点，近些年来，真正事实的说服力好像变弱了，患者在各种渠道已经接触了大量往往只是局部真相的信息，要让患者认识到哪些才是真正权威的信息、哪个是最适合自己的选择并不容易。给患者提供一些方案选项，让患者试着用新方案，不再用自己固守的旧方案去捍卫自己的立场，去实现预期目标。医生也可以教给患者解决该疑惑的方法或途径，让患者自己得到答案，例如给患者提供更专业、更值得信赖的资讯平台，或者著名研究机构出具的报告，让患者不要仅看搜索引擎检索出来的首页信息；让有一定认知能力的患者阅读相关报告的全文，而非只关注结论；对于关键的事实，建议患者寻找多个来源，寻找第二诊疗意见进行交叉验证，在多数来源都确认这一事实无误的情况下，再相信这一事实。

3. 第三步，逐层推进

从患者心仪的方案切换到医学角度优选的方案，还需要很多转折。医生可以从比较简单的问题开始，例如问"所以，你觉得可能是怎样的？"。在谈话进入中段、节奏变慢时，医生问的问题可以稍微深入一些，例如问"为什么没有进行穿刺呢？"，然后问更深层次或者比较敏感的问题，例如问"是觉得已经多处转移，就算做了穿刺、知道了病理，治疗也很难有效是吗？""是因为没人照顾，所以不想住院治疗是吗？"。通过这样的问题设置，医生能逐步了解患者，了解得越多，对患者的把握就越准确，也就越有机会知道怎么和患者建立共性。

在劝说时，避免一次说一大段，多用短句、频繁与患者进行眼神互动。医生说出很长、很复杂的一段话，有时是因为医生自己不能很好地解释它，或者是因为滔滔不绝地输出一大段医学知识会显得更权威。对于夹杂大量医学术语的语句，患者往往难以理解。医学术语在自身领域内部是有用的，但在患者的世界，它让人困惑不解。医生的话语中不可避免会涉及大量专业术语，那要怎么处理这些术语呢？一个很重要的原则是，不要把"术语"当成是理所当然的，当交谈时涉及一个术语的时候，医生要问自己真的懂这个术语吗、自己是怎样理解的、患者又是怎样理解的、为什么要在这个地方使用这个术语、患者是否知道这个术语以及对这个术语理解到什么程度。具体来说，医生可以用同义词替换术语，如将"骨骼肌异质性"替换为"肌肉不均匀"，或者用比喻和类比来解释术语。与患者交谈时，医生最好能不用术语就不用术语，这其实考验的是医生的理解力，医生对一个事物理解得越透彻，就越会发现围绕这一事物的很多术语其实没必要。但患者只要愿意听，在医生一点一点的引导下，也会逐渐理解这些术语，这样医患双方就更有机会充分讨论。

人们都知道"动之以情"的重要性，纽约大学社会心理学家乔纳森·海特写过一本书叫《正义之心：为什么人们总是坚持"我对你错"》，作者通过实验发现，人在信念选择这件事上是非常情绪化的，不是经过论证后选择自己要相信什么，恰恰相反，是因为一时的情绪决定了自己要相信什么，这之后才开始寻找论据来论证自己已经相信的事物。从这点上看，劝说的重点不仅是逻辑和循证数据，更重要的是医生是否成功唤起了患者的情绪。人天性上更倾向于积极正面的情绪，这一点在各类说服研究中被证实过，如那些强调运动紧迫性的广告，效果远不如那些讲述运动改变人生的故事的广告。挪威心理学家佩·埃斯彭·斯托尼斯在他所著的《当我们不去思考全球变暖时，我们在想什么》中也指出，人们根本不想反复听关于世界末日的消息，人们只想知道眼下我们能采取什么行动。这些都说明，大多数情况下，医生想要实现劝说的目的，一定别过于强调那些沮丧、失败的数字，要多讲正面的话，这样才会更容易让患者接受。

4.第四步，善用病友支持

医生在倾听的基础上了解，在了解的基础上建立共性，是劝说中很重要的环节。可以通过介绍类似患者的诊治过程来进行劝说，讲述别的患者当时是如何面对这些挑战、如何处理、如何完成诊疗的。但有时医生多次讲解，患者仍然感觉压力很大，非常多的"不确定性"导致其寝食难安。患者都渴望被聆听、被理解，也更容易被和自己有共同点的人说服，这也是患者往往很看重病友建议的原因。如果看到身边病友现身说法，患者心中的不确定性就会迅速减少，心理压力也会随之减轻。曾有一位刚确诊的患者在门诊非常担心疗效不好，反复询问预后情况，此时正巧有返回诊室的另一位患者听到了她的问题，就说："哎呀，姑娘你担心啥啊，你看看我，咱俩一样的病，那些治疗我都用过，都过去2年了，这不好好的。"患者的愁云惨雾立刻散去，说："阿姨，您跟我一样啊！"这位阿姨又说："你踏实治，甭想那么多。"病友寥寥数语后，患者笑着离开诊室，这一幕给医生留下了深刻印象。在住院病房、病友群中，患者之间也会互相支持、互相提供信息，患者有时看看病友的治疗经历，能减轻自身的焦虑情绪、增加对疾病的认知。

决策时医患双方有分歧是很常见的，将人文关怀与专业知识交融是解决分歧、达成共识、制订计划的关键。对于认同的观念，患者会欣然接纳，而对于不认同的观点，患者可能逐渐远离甚至一听到就拒绝。在狭小的资讯空间里，患者很难做出理智的、有利于自己的决策。有时患者的决策很明显会严重危害其健康，患者却又拒绝医生的建议，此时该怎么办呢？有一个参考句式："我对您选择的处理方式有些不同的看法。我再向您解释一下？或许我们可以找出一个更好的解决办法。"一般医患分歧的性质并不是利益性的，因为医患目标是一致的，医生是"以患者为中心，使患者获益"。但分歧如果触碰到了患者深刻的价值基础，或涉及其信仰或情感中的一些重要经历时，请暂停对话，此刻患者需要的不是道理，医生要听听患者这个观点背后的故事，然后可以通过讲解几个具体病例帮患者的思绪回归真实的世界。

面对同样的命题，不同的家庭往往做出不同的抉择，但他们都会用有力的论据来支撑他们的抉择，听起来都很有道理，他们最大的区别往往是针对特定问题的价值观假设不同，尤其是生命观。在超出家庭经济承受能力及偿还能力时，面对检查、住院、治疗费用的压力，面对用全部积蓄去对冲不确定的治愈概率的情况，面对可能的人财两空，经常见到权衡成本之下的"自动出院""为避免患者痛苦而拒绝治疗"，甚至患者还在住院但家属却再也没出现，这就是价值观的实际体现。若医生能够识别对方或自己理由背后的价值观假设，不仅可以更好地理解对方的立场，也能够更好地理解自己"为什么会有这种假设""认为什么是理所当然的"。医生要警惕二分式思维，尽量采用"灰度思维"。二分式思维就是那些非黑即白、非对即错的判断。比起二分式思维，灰度思维可能更吻合医生所面对的复杂状况，用"是"和"不是"之外的方式回答复杂的问题，如可以使用条件句来给出多种结论，类似"如果……那么……"的句式，这样有助于医生得出更谨慎、更丰富的结论。

一位卵巢癌患者经二线治疗后病情再次进展，她的丈夫和医生的对话如下。

家属："医生，你说，还要不要化疗？"

医生："这主要看几个方面，一是家里的经济承受能力，二是你们对生命价值的看法，三是患者本人的想法和对死亡的理解。"

家属："赚钱不就是留着花的吗？这个时候不用什么时候用？虽然知道没有什么效果，但我不能眼睁睁地看着她痛苦。"

医生："是，所以除了钱，还有对生命的态度。"

家属："人就这一辈子，很快就过去了，没有什么怕不怕的。"

家属眼中滚动着泪珠，说完就转身回到病床边陪护患者去了。

医院场景里很多抉择是生命观、价值观的具体体现。

对医生而言，对话需要一些灵活性，特别是面对一个不想正视问题的患者时。与患者发生正面冲突通常是徒劳的，还会让患者感觉愤怒和不被支持。错误表述："你必须立刻戒烟。肺癌手术都做过了，切掉一大片肺叶了你竟然还接着抽！"可以将其调整为："我知道此刻让你戒烟很困难，你正在经历一个困难的时期。术后2个月内你并没有吸烟，但现在身体恢复得差不多了又开始吸烟，我担心你，也担心你的肺功能，万一以后肺里再出现状况怎么办呢？想再次手术也得肺功能允许啊。"

多数患者明白要以结果为重，明白暂时承受痛苦是因为要追求长远的结果。医生在劝说一些惧怕或不信任规范治疗的患者去接受治疗时，有些患者会因并不认同医生观点转而另换一家合他心意的医院就诊，但多数患者能听进去有建设性意义的劝说，会由衷地感激医生帮他坚定了最佳抉择，良好医患关系得以进一步巩固。医生坦诚地以建设性方式帮助患者打破固有思维的能力，是促使患者改变的一个重要部分。情感也同样重要，尤其是在资讯爆炸的今天，情感可能比事实和逻辑更能触动人心。医生要学会唤醒患者的情感，尤其是那些积极和正面的情感，展示同理心，借助同理心来跨越不同的立场、不同的情绪，最终与患者建立沟通与联结。

劝说确实不是一件容易的事，很多关于说服的研究其实最终只证实了人会受到影响，但对于人为什么被影响、究竟是什么改变了人的想法，很难有定论，这也意味着劝说这件事仍是一件要在摸索中进行的事。在这个过程中，医生唯一能准确把握的只有医生自己，医生要确保自己深入地观察和思考患者的情况，细致地打磨自己的观点，耐心地与患者交流，以及确保自己是一个有激情、有力量和专业的医生。

第 6 节　如何求助

> 求助的本质是发起协作。如果有一件事情，你没有办法独立完成，求助就成为你完成目标的唯一选择。例如一个外科医生，当手术中出现问题，如碰了一根不该碰的血管导致患者大出血时，他不会待在那儿一个人想办法，而是会立刻毫不犹豫地发出请求，请求同组的医生和护士给予帮助，迅速为患者止血。他之所以能毫不犹豫地请求别人，是因为他清楚，大家都在为一个共同的目标而努力，如果他把时间花在个人的愧疚和犹豫上，很可能耽误整个协作的完成，耽误患者的抢救。一件事重要不重要，不是和别人的事情去比，而是要拿实现目标的环节和最终要完成的目标去比。

美国作家亨利·戴维·梭罗的经典作品《瓦尔登湖》，记录了他在湖边独居两年的生活和思考。很多人都以为他与世隔绝、自食其力，事实可并不是这样的。他的邻居，也是他的好朋友，美国作家爱默生给他提供了好几年的免费晚餐，他建造小屋的地皮也是从爱默生那里借来的；每逢周日，梭罗的妈妈和妹妹会给他送来一篮子刚出炉的美食。如果梭罗没有向亲人和朋友发出请求，解决他的吃住问题，可能我们看到的《瓦尔登湖》就是他在为吃穿用度发愁，而不是用文字唤起我们对大自然纯粹的美好向往。梭罗不会为请求帮助而感到羞愧，因为他写出了一部《瓦尔登湖》。

求助，是一个很有用但容易被低估的沟通方法。工作中，人人都会遇到难处，能用求助来引入更多资源而最终解决问题，也是很重要的能力。例如临床试验招募患者后，完成科研工作需要采集患者样本、询问患者症状及不良反应情况、随访患者远期疗效或者生存期，这些都需要患者的帮助。医学要发展离不开患者的帮助，医疗过程的目标是医患的双赢，患者获得疗效，医生获得经验、成果及心理成就感。但医生可能不好意思发起求助。求助是主动发起连接的方式，可以分为三要素：自我准备、对齐接口、回报闭环。

1. 自我准备

自我准备，即用中立的、全局的视角来审视现状，做足准备。求助之前，问自己几个问题：我的目标是什么？我还需要什么资源？如何获取这些资源？要把自己打造成一个值得被帮助的人，很多求助之所以无效，是因为求助者自己没努力就开始向外求助。例如，如果求助的问题是简单搜索一下就能得到答案的，这样的求助就是在向对方传递一个信息——"我懒得干，你替我干吧"。这种忙谁都不愿意帮。患者推门询问正在认真看诊的医生："刘医生在哪屋？""医生，在哪交费？""药房在几楼？""医院周围有没有便宜点儿的旅馆？"很明显，这些问题都可以通过自己的努力轻松得到解决，不假思索的求助属于随意消耗资源。

一个冷静、目标清晰、已经尽己所能的人，往往更容易获得别人的帮助。例如临床试验招募患者时，入组患者缺口数量比较大，医生寻求患者的帮助："咱们胃癌的临床试验开始了，我们一共需要招募80位患者，现在已经入组了36位，您能帮忙推荐下患者吗？"

2. 对齐接口

准备一个"让别人很容易理解要怎么帮、容易帮"的求助问题。如果对方什么都不清楚，心里没底或无从下手，往往就会直接拒绝对方的求助。求助者提出的需求越明确越好，需要对方做的动作越少，求助成功率就越大。要让对方知道这件事情他可以完成，且不需要付出太多，或者对方会有哪些获益。不太费劲就能伸出的援手通常不会被拒绝。从成功率上看，在求助中，让对方帮忙做个选择，优于让对方去联系他人；让对方联系他人，又优于让对方做一件具体的事。例如有的医生申报研究生导师需要外校教授的推荐，在被推荐人情况那栏如果已预先写明了该医生近几年的学术研究情况，那外校教授就容易同意推荐。

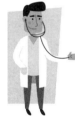

　　医生："咱们临床试验开始了，您能帮忙推荐患者吗？"

　　患者："我不知道别人是不是合适。"

　　医生："具体情况到时我们会分析的。您有病友群吗？您帮忙把这个招募链接发到群里就行了，里面有联系电话，也欢迎来院当面咨询，我们提供 100 元路费。"

　　患者："那我现在就转发。"

　　如果被拒绝了，要注意千万不能责怪或抱怨、讽刺对方。例如专家出门诊时被询问能否临时帮忙带教，有学生要见习跟诊，这虽然对专家来说是举手之劳，但因为专家有事，中途要停诊，所以回答"今天下午不行，先别来了"，询问者说了句"哎呀！刚当上教授就不带学生了"。这就不仅仅是求助不成的问题了，很可能令对方心生不悦，下次也不想帮忙了。

3. 第三，回报闭环

　　让对方感受到帮助他人的精神价值，也就是让对方在帮你的过程中获得成就感。精神回报一定是远大于物质回报的，换到求助对象身上也一样。

　　医生："老张，感谢你帮我们推荐患者，入组已经顺利完成，研究结果一出来我就告诉你，多亏你帮忙啊！"

　　几句非常简单的反馈，患者会收获心理上的满足，以后再有此类的求助，他还是愿意帮忙。临床试验研究结束后发表文章时也会有一段专门致谢受试者的文字。健康志愿者及受试者确实为新药上市或者优化诊疗方案做了很大的贡献，这就是深度反馈、回报闭环。

第 7 节 如何道歉

医疗过程往往有不确定性，复杂的医疗过程很可能伴随着差错，此时真诚的道歉是重建良好医患关系的关键。本节学习的目标：医生犯了错而让患者产生了不好的印象时，如何得体地道歉才能重建良好医患关系，自己也获得成长。

鼓励医生为失误道歉，包括表达歉意、承认过错、弥补过失、真诚改进和请求原谅。道歉不以解决麻烦为目标，而以重建良好医患关系为目标。医生之间医术有差别，但人文沟通技能水平的差距更大。有时医生觉得自己"应该道歉，但不知如何启齿"。道歉是一项重要的沟通技能，学习规范的道歉流程可以避免矛盾升级，重建医患之间的信任感。医疗过程中，医生带来的不确定主要表现在两个方面：第一，医生的技术水平存在不足和差异；第二，医生受其他各种原因影响而犯错或出现失误。患者用自己身体的疼痛使医生熟练了技术，外科泰斗裘法祖老师曾说："每一个外科医生都有患者为他做出牺牲。""专家号"之所以那么抢手，就是因为患者都想选择那些比较有名、经验比较丰富的医生。而对绝大多数医生来说，成长为优秀医生的唯一途径就是认真地、持续不断地反复练习。这就有了一个矛盾，患者是希望由一个新手医生还是由一个老练的医生来给自己做手术？答案不言而喻。但是如果新手医生得不到锻炼，就无法成长为能够独当一面的医生。新手医生在学习的过程中，不可避免地会给患者带来伤害。以骨髓穿刺为例，熟练的医生通常很轻松就能完成，可对第一次进行这个操作的医生来说，就算他高度重视，流程已烂熟于心，也在模拟人上实操过很多次了，但到真正动手的时候，仍有可能出现取材不良或把患者扎得龇牙咧嘴的情况。无论是社会舆论还是法律规定，都不赞同医生拿患者练手，因为患者有权利得到最好的医疗照顾。医生也想不经历那个漫长的学习过程，也巴不得套上白大褂就直接变成医术精湛的专家，但这是不可能的。长期以来，医院一直在"给患者提供最好的照顾"和"给医生增加练习机会"之间徘徊，既不能只顾培养医生而不顾患者的利益，也不能不给新手医生提供锻炼机会。所有人都希望享受最好的医疗服务，没人愿意去承受医学进步必须付出的代价，但不可能，这就是医生和患者不得不面对的现实。曾有患者抱怨："术后缝合是个新来的医生缝的，旁边有一个老医生现场指导。年轻医生哆哆嗦嗦缝了很久，针穿过肉的时候都很痛，我忍了半天，快要坚持不住的时候，突然听旁边那个老医生说：'喂，你这样缝不对，伤口要裂开来的，要这样、这样、这样缝……'我当时快崩溃了！这个'要裂开来'是什么后果？刚才那几针白缝了？"

医生给医疗过程带来的第二种不确定性，就是医疗过失真真切切地存在，而且医疗过失并不只发生在个别不负责任的医生身上，而是几乎在所有医生身上都会出现。医生也是人，是人就会犯错。医疗系统的正常运作依赖人类大脑的完美表现，但是人的大脑有时候会开小差、犯错误。例如，有的医生会因为记忆力差弄错药的剂量，有的药剂师会因为看花眼给患者拿错药，还有的医生会在自己精神恍惚的一瞬间切断患者的神经。医生是压力巨大的职业，尤其是外科医生，经常需要在极短时间内对复杂情况做出判断，这时也就更容易出错，有可能因为信息太多而考虑不周，也有可能因为近期在其他类似病例中做出过相似的判断，甚至也有可能是受到感情、直觉或本能的影响。

美国哈佛大学的一项研究表明，医疗过失的发生率并不会因为医疗官司的存在而减少。这是因为，如果一个人犯错并不是出于故意，那惩罚针对的就只能是这个错误的结果，而不是错误出现的原因。而如果错误发生的原因仍然存在，那么相同的错误就肯定还会发生。

更严重的是，医疗官司还会带来更深层的问题。如果外界总是把医疗过失看作不可饶恕的罪过，那么医生和患者之间的敌对关系只会越来越激烈。医生肯定会更加小心地不被抓住把柄，更加不肯承认任何失误，还会尽量避免替患者承担医疗决策的风险。如此恶性循环，最终受到伤害的还是患者。

很多医院每周召开一次"医疗差错与死亡病例讨论会"，在这种讨论会上，医生们会关起门来，开诚布公地检讨错误，讨论下一次怎样才能做得更好。可是，不管医护人员多么努力地去避免错误，从概率上说，这种错误还是有发生的可能性。《医生的修炼》一书的作者外科医生阿图·葛文德曾经倡导的"全球手术清单"，就是让医护人员把手术中最关键的步骤列在清单上。这项非常简单易行的举措，把手术感染的死亡率降低了将近 50%。医生们能做的，只有自己提高警惕性，尽量小心谨慎，尽力把犯错的可能性降到最低。

每一位医护人员都不希望遇到"道歉"这种沟通场景，道歉肯定意味着之前自己出现错误了，但每一位医护人员都会遇到这种场景，只是频次不同而已。通常人们对错误都很苛刻，尤其是生病的患者，如果知道自己的利益被损害了，甚至产生了伤害性后果，有可能会毫不宽容、追究到底。道歉这件事基本就等同于"麻烦事"，特别消耗医护人员的心理能量，道歉说明承认自己有错误，如果患者不依不饶怎么办？大部分人面对自己犯的错误常采取以下两种策略：一种是保持沉默，希望时间掩盖一切，患者慢慢忘了或者不追究了；另一种是表面道歉，如表示"我错了，以后我注意"。这都是本能的消极回避心态。所以，学习道歉的最大挑战，就是人们本能的"不想道歉"，这需要调动成长型思维。

一次错误往往背后潜藏着一百次没有被发现的错误，此次涌现出来的错误，可能帮医护人员发现一个隐藏的盲区，也可能启发一种新的工作方式。错误是一件"坏事"，但也有其积极的一面。用成长型思维来审视道歉，意味着给自己领到一个隐藏任务：把每一次犯错，每一次道歉，都变成一次自我成长的契机，可能是业务能力上的，可能是心性上的，也可能是社会化程度上的。如果每一次道歉都能使自己有所收获，就算没有辜负这一次经历。

道歉的关键在于不以解决麻烦为目标，而以重建关系为目标。如果医生抱着解决麻烦的心态，只想着赶紧让这件事过去，往往就会假装错误没发生。但那些没有被妥善修复的关系都会变成医患关系中的隐患，医生以后会不自觉地回避这个患者。学习沟通的基础是学习理解人性、驾驭人性，医生应该为医患双方的感受负责。只有让医生和患者都能重新坦然、自然相处的道歉，才算成功的道歉，在这个过程中，医生也获得了成长。如何做到成功道歉呢？包括三个步骤：厘清脉络、别为过去辩解、开启未来。

1. 第一步，厘清脉络

别急于和患者解释，先进行自我梳理。先想清楚自己错在什么环节，给患者造成了什么损害，损害后果严重到什么程度（如果后果很严重那就不是仅道歉可以解决的），能把关系修复到什么水平。如果没对患者造成实质性损害，那道歉后很可能取得患者的谅解，甚至患者还可能从切身角度出发说几句遇到这种情况应该怎么处理等，从而取得患者角度的建议，而最坏的情况就是患者和现在一样生气、去投诉；而如果不道歉则会直接导致问题升级、关系恶化，或者有时即使患者表面上不说，但已经记在心里，悄悄给这个医生减分或为他贴上一个不专业或不靠谱的标签，很有可能在未来某个时机一并爆发。如果对患者造成了实质性损害，就要考虑科室和院方介入的时机、最坏的结果可能是什么、如何避免患者出现过激行为、如何引导患者走法律途径、场面一旦失控如何保护自己等。

2. 第二步，别为过去辩解

以"非常抱歉，对不起"开场，先让患者看到医护人员愿意承担责任的态度，正式开启道歉的大门。说出这几个字看似简单，但要做到态度真诚、到位并不容易。注意这里只需陈述事实，别试图解释并为自己找理由辩解，这是非常重要的一个沟通原则。很多人道歉的效果很差，无法得到患者谅解，都是因为医生看似是在道歉实则是在为自己辩解。例如，"抱歉啊，今天主任安排我收了 4 个患者，实在忙不过来，明天再给您做针灸"，第一句"抱歉啊"确定已经显示了诚意，但后续的解释都是在试图说明"虽然我错了，可是错得有原因"，患者听后会觉得"别的患者都重要，就我不重要，就我好商量"，患者可能嘴上不说但心里肯定不会痛快。如果讲的都是外部原因，把错误归因到外界的、不受控的事情上，如工作忙碌、交通堵塞等，那这都是解释，在患者看来，这就是在推卸责任。患者的感受就是事实，所以道歉时要关注对方的感受。如果讲的是内部原因、以自己为主语的那些事，如"我大意了""我流程没安排好""我干活儿太慢了""我重视程度不够"，这就是在陈述事实，因为表达的是"为什么这是我的错""为什么我应该承担责任"，患者就会觉得你有诚意。以出门诊迟到为例，"哎呀，今天堵车太严重了，我早就出门了，但还是迟到了"，医生这样解释一句，患者会给医生留面子，一般也不会继续追究，甚至会配合地说"反正我们也没事，多等一会儿怕啥，您别着急，先喘口气"，所以医生有时也习惯了主场优势，但患者的内心语言可能是"哪天不堵车啊，知道堵车怎么不早点儿出发"。如果医生说"非常抱歉，对不起啊，我应该早点儿出发避开堵车的"，更能让患者觉得医生是有诚意的，医生也更容易获得谅解。

只有医生主动地承担责任，并清晰地给出承担责任的原因，才能让患者感受到道歉的诚意。推荐句式："对不起，是我的错，我得跟您道歉，我……了，导致我犯了这么个错。"例如，患者来针灸科扎针治疗，结束回家后发现脖子上有一根针没有起，又骑车回来了。

患者："医生，我都骑车到家了，一脱衣服，发现头发里还有一根针，也不敢动啊，就赶紧回来了！"

医生："哎呀，太抱歉了，对不起啊，是我的疏忽，我跟您道歉，我忘了这后面还有一根针，都怪我没再检查一遍！"（边说边起了针）

患者："幸亏我发现了！"

医生："我下次一定注意！"

如果医生说"上午患者太多了，忙晕了"，那患者多半会想"患者一多一忙就出错，那以后可不敢来了"。医生这样说就是在推卸责任，直接说自己疏忽了，别找那么多理由，才是诚恳的道歉。这位医生结语表示"我下次一定注意"，你可能也经常以这句话结束道歉，还有类似"我会小心的"等话语，但请注意，这是典型的欠缺沟通学习者才会用到的方式，"以后注意"应该是受损失者的结束语，而非医生的结束语。患者本来都要原谅你了，这时候心里就又打上了问号，心想"你怎么保证你下次就能注意？是不是我得先自己检查一遍身上有没有针才能走？你的问题只是注意不注意的问题吗？工作流程上是不是有疏漏？我下次还敢来吗？"要让患者重拾信任，医生需要提出明确、具体的改进计划。

3. 第三步，开启未来

道歉的结束，需要提出明确的具有建设性的改进方案，从根本上杜绝类似错误或纰漏再发生，不仅要解决这一次的问题，还要把医患关系继续向良好的方向推进。如果发生了医疗损伤的严重错误，不但需要正式道歉，还可能要有一定的赔偿，甚至通过法律进行判决。这也是道歉过程中最需要思考、斟酌的环节，它决定了道歉以后医患关系的走向、整个事件的发展方向。应和患者讲明，为了避免再次出错，医生的方案是什么，计划越具体、越有可执行性，患者才越有可能对医护/医院重新产生信任，对未来的医患关系建立才有良好的推进作用。

患者："幸亏我发现了！"

医生："我特别抱歉，您帮我发现了丢针，为此又回来一趟，给您添麻烦了，我郑重地跟您道歉。针尖完好没有断，您看一下。"

患者："还好，这针没断。"

医生："我应该先记清楚，一共给您用了多少根针，起针后核对一下数量，再用手仔细查找一遍，尤其是头部，这样才能避免类似错误。"

患者："以后注意就行了，起完针一定再检查一遍！"

如果给该患者针刺的医生下班了，只有你在诊室，面对情绪激动的患者，你会如何处理呢？直接说"这不是我给您扎的，是王大夫"吗？这会激化矛盾，患者可能说："那是不是你们医院的问题吧！有你们这样的吗？我非得找院长才行是吧？"患者搞不清责任人甚至错怪了你时更要注意，要先接纳患者情绪、响应患者期待，此时患者的期待就是医生道个歉、把针安全地取下来。此时，你应坦诚地先道歉，在患者眼里你代表着医院，能当场解决的小问题应该即刻解决，如果是复杂的医疗状况应立刻通知了解具体情况的当事医生乃至科主任，作为团队成员配合当事医生一起面对，别解释，先担责，然后平心静气地解决问题。

患者："医生，我都骑车到家了，一脱衣服，发现头发里还有一根针，我也不敢动啊，就赶紧回来了！"

医生："确实是我们疏忽了，抱歉抱歉，我给您起针，针尖完好您看一下。"

患者："幸亏没断在里头！"

医生："我看见王大夫和他说一声，回头让他亲自跟您道歉。"

患者："哦，不是您扎的针啊，错怪您了，戴着口罩认不出来，不好意思啊！"

这样就把患者的注意力引到解决问题上来了，也相当于侧面提醒了他，并不是你接诊扎针造成了丢针。即使患者脾气大，下次与王大夫再交流时也不会过于激动。这里应注意，即便问题当场解决了，患者的不良感受也很可能继续发酵，医生需要继续主动地去管理患者体验，要随后再进行一次交流沟通，让患者感受到自己被尊重、被重视，以促进医患关系良性发展。但如果因为医生个人的言辞不当，导致患者投诉到院方甚至更高平台，事态扩大化，医生也得多次去说明情况。

下面再看一个例子，患者家属要求用国产器械，术前谈话签字也特意标注应用国产器械，结果医生术中突然发现没有国产器械了，只有进口器械，器械与之前商定的不符，价格比国产器械贵数倍，但迫于操作已经进行了一半，确实来不及现场调配，家属只能被迫改为同意应用昂贵的进口器械，家属对此强烈不满。此时医生应该怎么做呢？如果医生是抱着解决麻烦的心态，就会尽力压住这个事，想着千万别让医务处知道，哄着家属不要再闹了，甚至想私下承诺减免一定费用。但这种处理方法，崩盘只在一瞬间，如果能减免一点儿费用，那能不能减免全部差价？此时正确的做法，肯定是先主动道歉，而且道歉面向的范围要广，也就是不只对患者道歉，还应包括每一个可能受影响的人，如科主任、医务处、器材处，甚至一起手术的医生，都要向其诚恳地道歉，主动承担责任。这个错误会波及哪些人，哪些部门会被这个不满意的患者波及，即使他们还不知道情况，也要预先找他们说明情况并道歉，否则在组织里就难以获得支持，甚至旁人可能认为"一看就是故意要用那进口的，现在出事了，自己扛吧"。建议请相关部门到场，带着预先准备好的解决方案，一起向患者正式地道歉，并找出流程漏洞，进一步完善，在院方见证下落实一个具体方案并签字。

下面是一个糟糕的沟通案例。

一位老年男性患者，阑尾炎手术出院后，给手术医生打电话诉说排尿少，当时天气炎热，医生询问患者是否出汗比较多，患者说没开空调是有点儿出汗，医生叮嘱多喝水。后来患者去急诊就诊，原因是前列腺肥大导致尿潴留。电话里医生让多喝水导致患者膀胱内潴留的尿液更多，属于指导错误，患者来到手术医生办公室表达不满。

患者："医生，我很不满意，你让我多喝那么多水，结果把我弄进了急诊，他们说我并没有脱水，是前列腺肥大导致了严重尿潴留。"

医生："我不知道你这么严重，术前我们讨论了你的手术以及术后可能出现的不良情况……"

患者抢话："但是你并没有提到前列腺肥大会堵住膀胱之类的话……"

医生抢话："是，当时没有说是因为那并不是主要问题，阑尾炎手术后通常出现的问题是伤口感染，有腹膜炎的风险。手术中我们把阑尾取出来，当时的操作是没有问题的。"

患者：（不耐烦地身体后倾，正要说话）

医生：（抢过话语权，刚说了一个字）"我……"

患者："闭嘴吧，现在有个管子插在我身上，还挂了个袋子，这太糟糕了！"

医生："嗯，大方向上是会好起来的，好吧，对这些我很抱歉，让我来想办法解决这个问题。"

患者："你说得容易！"

下面是良好的沟通示例。

患者："医生，我很不满意，你让我多喝那么多水，结果把我弄进了急诊，他们说我并没有脱水，是前列腺肥大导致了严重尿潴留。"

医生："非常抱歉，对不起，我犯了一个错误，我当时认为你的症状和脱水有关。急诊医生有没有说是什么导致了你的前列腺这么肿大呢？"

患者："他们说我本来就有前列腺肿大，我以为这会写在我的住院病历上。"

医生："是的，我们……是我，我犯了一个错误，你和我打电话时天气炎热，你没有开空调，出汗多，听起来像是脱水，我当时想最好的处理办法就是让你多喝水。我忽视了你有前列腺问题，阑尾炎术后出现急性尿潴留也是常见并发症，虽然脱水导致尿量少也不少见。"

患者："那你当时只是想当然了。"

医生："是的，确实是我的错误，我很抱歉！"

患者："嗯。"

医生："当时我应该让你回医院复查一下，情况会好一些，也可以调出病历看看，我如果早点儿意识到是前列腺有问题，就能及早处理。我对已经发生的这些感到非常愧疚！"

患者点了点头，在椅子上有点儿局促地动了动。

医生："我一定要告诉我的学生和住院医师，对于做了胃肠手术的患者，尿量少并不一定是脱水，要注意尿潴留，尤其男性患者，要考虑前列腺问题。"

患者："嗯。"

医生："我们已经讨论过这个问题了，我愿意支付你在急诊室的费用，给你带来的不便和问题我再次向你道歉。"

患者："那就谢谢了，谢谢你的坦诚。"

医生："不客气，也谢谢你！"

承认错误的时候，不要给自己找理由，要适时展现自己脆弱的一面，表达理解和共情，患者的情绪会缓和下来，也更能听进去医生要说的话，这有助于双方最终得出一致的解决方案，让医患关系朝良性方向发展。医生首先要厘清脉络，把来龙去脉、利害关系想清楚。不为过去辩解，学会把"非常抱歉，对不起"放在最前面，把责任承担起来，不要找外部原因，要找自己身上的原因，这样才能让患者感受到诚意。最后，拿出具有建设性的方案、计划，开启未来，用行动让患者看到医生解决问题的诚意。道歉，代表着我们不怕面对错误，并不是自我矮化、委曲求全，应该用成长型思维来看，把错误当作成长的机会，主动塑造未来，这才是一个强者、一个积极沟通者的心态。这个世界的确有人来者不善，但这样的人毕竟是少数，如果因为个别患者伤害过你而把自己封闭起来，那你可能永远都无法走入真正的协作之网，难以体验到美好的医患关系。

另外，如果是患者和你道歉，你应怎么回应呢？患者的道歉未必得体，可能你听完更加火冒三丈，这个时候应怎么办？要提醒自己，只要未来还要和这个患者打交道，和这个患者的关系还要继续，那就要为医患关系的重建而努力。你的回应可以突出开启未来："我接受您的道歉。下次您再来的时候，希望您注意这几件事。"这么说，患者马上就知道，这次的事，医生至少在形式上，已经翻篇了，但下次得按照医生说的做，得有所改进。这样，医生在修复关系的同时，也提出了明确的要求，规范了对方的行为，杜绝下次再出现同样的问题。

第8节　如何拒绝

在医疗工作中，拒绝患者的要求是比较敏感的问题。那对于患者或家属提出的不合理、不符合实际的要求，应如何拒绝？医生有时出于善意，会违心地、冒险地答应患者的要求，但这实际是医生缺少原则性和边界感的体现。拒绝，不应是被动应对，而要主动引导，主动展示医生的边界，去引导沟通过程。

先倾听患者的需求和问题，让患者感受到自己得到了尊重和关注，有助于缓解患者的情绪。患者可能要求做一些非必要的检查或治疗，要注意理性沟通，提供专业意见和建议，并给出拒绝的理由和依据。

拒绝包括两种。第一种，直接拒绝。对于一些危及患者生命或者健康的要求，应该坚决拒绝，直接告知患者其危险性和后果。如果是涉及伦理和法律问题，或危及医护人员职业生涯的要求，尤其是违反法律法规的要求，应坚定地拒绝，不要给对方任何幻想，对于要求篡改病历、要求实施违反法律行为的，一定要直接亮明立场，千万别犹豫，告诉患者"不可能，这是违法的，坚决不行，不要再说了"。

但更多时候，语气要缓和。心理学家曾经做过一个著名的实验：让一些实验员在一个很繁忙的咖啡厅里插队。这个队伍很长，插队当然很令人讨厌。而这个时候实验员在插队的时候说："不好意思，能让我先排队吗？我很着急。"这是什么理由啊？谁排队不着急？但实验结果证明，只要能加上这么一句毫无信息量、毫无道理的话，后面那些排队的人允许插队的可能性就会大大提高。这就是人的因果偏好，只要有一个简单的因果关系，人的大脑把这件事自动合理化的可能性就大大提高了。沟通的时候，医生如果懂得这一点，就更能增强沟通的效力。所以，在拒绝的时候，哪怕像"真抱歉，我真帮不了你""今天太忙了，不能加号"这类理由也应该给出一个，这相当于给患者一个台阶。注意，不要更换理由，一个理由坚持到底，反复重申即可，并且这个理由必须是真实的。如果不能马上给出答复，或者需要时间来考虑该如何回复，可以推迟一下，告诉患者"我需要考虑一下，明天再答复您"。

第二种，提出替代方案。如果医生不能满足患者的需求，或患者的诉求无法实现，那就应该推翻患者提出的方案，尽量在允许范围内提出一些可行的、可供参考的替代方案、这个替代方案应是医生能够做到的，同时也能接近或者部分满足对方的需求的，例如，告诉患者"抱歉，我不太擅长治疗这种疾病，我可以帮你推荐另一位医生"。

有人感觉拒绝别人的时候，也会像发起求助那样觉得不好意思。有一种解释是：这是由于我们在心理上常常误以为"拒绝对方就等于否定对方"。所以，我们拒绝别人的时候会变得说话迟疑，还伴随着大量"嗯""啊"这类虚词。澳大利亚语言学家恩菲尔德的《交谈的要素》一书内写道："所有的交谈都是一种共事、协作形式，那一大堆既不代表否定、又不代表肯定，好像只代表自己听见了的词，反而是语言里最重要的一些词汇。这些微妙的信号在调节着交谈的秩序，甚至被语言学家称为"语言的真正部分"，可惜的是，在书面文字里，它们常常被删掉了。""嗯""啊"能够有效地填补轮流说话的间隙，符合轮流说话的谈话规则，代表着你在听，给出了你的注意力，你此时只是在组织你的语言，这种停顿是在合理地要求对方等待你的反应。人在回答"不"的时候，从本能上就比回答"是"艰难，这要耗费更多的思考和判断。

如果对方接受了我提出的替代方案，那可以在一定程度上解决患者需求。

一位首诊患者来到专家诊室。

患者："医生，给我加个号吧，没挂上。"

医生："啊？今天来不及了，我可以帮你加到周四上午，能行吗？"

患者："能行能行。那您先帮我看看这检查结果严重吗？"

医生："我不了解你的情况，就诊时再看吧。如果着急，您可以先挂个今天的普通号看看。"

一位晚期癌症患者家属来到办公室。

患者家属："医生，我妈太难受了，能不能给她打一针，让她彻底睡过去吧，太遭罪了！"

医生："老太太是很难受，又没有什么好办法，但安乐死目前在咱们国家是违法的，真不能啊。老人是终末期，肺、肝上长满了肿瘤，你和你姐天天照顾她，看她受罪肯定都很揪心。我再把药调整一下，争取让老人舒服一点儿。"

患者："哎，谢谢您医生！"

无论怎么回答，都应该保持礼貌和友好，以患者为中心，在尊重患者的基础上维持医疗的原则和底线，与医疗职业操守和规范保持一致，才能使患者获得高质量的医疗照护。

第9节　警惕隐形的暴力沟通

让沟通交流变成暴力行为的原因有四点，分别是道德评判、进行比较、回避责任和强人所难。不仅是言语，眼神、手势、不经意间的表情都可能是暴力沟通的罪魁祸首。医生如果只是简单地掌握了说话技巧，并不能让医患沟通效果有明显提升。一个对医疗工作并不热爱，甚至看见麻烦一点的患者就不顺眼的医生，在临床工作中肯定经常引发暴力沟通。例如有人在医院向医生问路，医生可能根本不看对方，冷冷地说"看指示牌子"，此时问路就会感受到一种暴力。暴力沟通的背后隐藏着深层次原因。总出现暴力沟通的医生，不一定是讲话的内容存在问题，很可能关键在于他对自己和对这个世界的看法出现了问题。

首先来分析，对自己的看法出现了问题是怎么引起暴力沟通的。如果你是一个对工作要求比较苛刻的人，想要做到尽善尽美，有一天突然犯错，如因漏掉给一位患者术后换药而被患者提醒，患者可能没说什么，但你自责地对自己说："哎呀，这也能忘，真是马大哈。"这句话里就包含了两个暴力因素，首先，你说自己"马大哈"，这就是在进行道德评判，给自己贴上了一个标签。而你说自己不能把工作做到万无一失，可谁又能永不犯错误呢？所以这句责备的话里，还包含着对自己的强人所难。如果一个人对自己的看法是苛刻的、强硬的，那么不论怎么表达，都会造成一种暴力。对自己过于严苛、冷酷的医生，对犯了错的下级医生或者实习医生也经常苛责地贴上标签。所以，有时候医生的冷暴力可能来自对自己的一种看法。

一个人对这个世界的看法出现了问题是怎么引起暴力沟通的呢？举个极端的例子，某些好战分子因为看待世界的方式有问题，认为这个世界是优胜劣汰的，优秀的民族有资格生存，而劣等的民族就要被淘汰掉。如果一个人看待世界时也有这种优胜劣汰的观念，肯定会不断和人比较，会看不起比自己弱的人或者想淘汰较弱的人，这些暴力因素也必然会表现在工作及生活中。

不论是对自己的看法，还是对世界的看法，都可以被看成价值取向。若认为人的本性是善良的、积极的，就会用相对应的温柔方式去应对，自然会离暴力因素越来越远。基于马歇尔·卢森堡博士提出的非暴力沟通法则，回应包括四个要素：观察、感受、需要和请求。医生可以通过这四个要素来不断提醒自己，让自己的思维方式向着有爱的方向发展。

举个例子，上级医师查房后把病历交给实习生并嘱咐他将病历放回护士站，但实习医生答应后只是把病历放在办公室桌子上就吃饭去了。此时上级医师可能非常生气地说："嘱咐你把病历都收好放回护士站，怎么能随便扔在桌子上，病历丢了怎么办呢？"这句责备实习医生的话就是一种明显的暴力沟通。那接下来，用非暴力沟通的思维逻辑再来表达一次。非暴力沟通的第一个要素是观察，所以首先观察到的是，实习医生把病历放在了桌子上，而中午大家都去吃饭了，办公室没有人；第二个要素是感受，上级医师的感受是什么呢？首先肯定是觉得病历这么放很不安全，其次会感到很失望，因为已经嘱咐过实习医生放好病历而且对方也答应过，可实习医生却没有放在心上；第三个要素"需要"和第四个要素"请求"，指的是上级医师先分辨出自己需要什么，然后再向实习医生提出请求。这样一套思考程序下来，用非暴力沟通语言完整来表达就是"我看见刚才病历被扔在桌子上，我担心不安全，办公室没有人，病历丢了就麻烦了。查房用完病历，还是请你放回护士站妥善保存。"

从不带评判的观察开始，表达纯粹的感受，而不是"拟似感受"。确切地知道自己的要求，再用"请"而不是用指责别人的方式来实现要求，这就是非暴力沟通的语言表达方式。熟悉了这样的语言结构，和别人的关系会变得和谐，人与人之间也能互相尊重。能够准确地描述现状而不加指责的人，具有领导力。无论是和患者、同事、学生说话，或者反思自己，都可以用观察、感受、需要和请求这四个要素来检查自己的思维方式和动机，看看自己的思维是出于积极的价值取向，还是消极的价值取向。医生与医学知识不足、处于非主场地位的患者沟通时，更要避免过于责怪、咄咄逼人。不断进行非暴力沟通的练习后，医生会感觉这个世界温柔有爱，医患关系、工作环境也会更加有序、和谐。

第 10 节　分析患者的沟通类型

在面对某个特定的患者或家属开展工作的时候，如果医生能大概识别出对方的沟通风格，也就是对方容易接受什么样的沟通方式，就能有针对性地调整沟通策略，这样沟通效率也会提高。以往医生只能凭经验和阅历，所以资历老的医生更容易获得患者认同，可是资历需要漫长的时间积累，好在最近 30 年，心理学家和行为学家们创造了很多对提高沟通能力和沟通效率很有帮助的工具和模型。但有时工具越会识人越容易给人"贴标签"，人性是极其复杂的，而且是不断变化的，而工具是简单的、固化的，所以注意不要试图用一个固化的标签来代表一个立体的人，工具只是一个解题的辅助线，不是答案，可以帮助我们改进沟通，但不能替代沟通本身。

有的患者在医生说"A 和 B 两个选项中，A 更适合你，你怎么考虑"的时候，会疑惑地看着医生说"您说了算"，这属于全面信任、依赖医生的类型；有的患者准备工作非常充分，做了很多功课，甚至会拿着英文医学文献和专家讨论治疗方案。个别患者还可能把医学中没有解决的问题作为他本人的研究方向，但其实很多医学问题，非专业人员可能根本无法研究清楚。从沟通风格上，可以把患者分为两种类型：一种为"控制者"，另一种为"依赖者"。"控制者"需要了解所有的事实，而且只有在知道所有相关的信息后，心理上才会感到舒服并让自己产生对事情可控制的感觉，从而减少焦虑。"依赖者"只需要知道自己认为必要的一些信息，这些信息不会使他们变得非常焦虑，不会让他们有压力或感觉失去控制。

控制者很强势、有力量、掌控欲强，沟通时会直接进入就事论事的状态，需要充分的信息来做出理性的决定，所以在沟通的时候，医生也要尽量利落，别太含蓄，患者问什么，就抓紧回答，以便提供给患者足够多的临床信息，患者才会对治疗做出正式的决定。

如果是依赖型的患者，可能说："我只想建立伙伴关系。我不是那种将各种检验数据都记录下来的人，您只要告诉我那些我想知道的就足够了。知道太多的细节会让我变得更加紧张焦虑和心烦意乱。"一位 25 岁的乳腺癌康复者在谈到"不知情的权利"时说："如果你认为自己不想知道所有的信息，将所有细节留给医生去考虑对你是更好的选择，这样的权利和想知道所有信息的权利是一样的。"

医生需要识别患者属于哪一种类型，然后决定告诉患者多少信息，也可以先询问患者是否需要非常详细的信息再做出决定，或侧面询问患者是"依赖者"还是"控制者"，这样医生将以患者的需求为指导来进行谈话，采取不同的节奏和方法，从而更好地实现预设的沟通目标。同样的沟通任务，面对不同患者时，说话的语气也要因人而异。与老年患者沟通时，要记得维护老人的自尊；与家境贫寒的患者沟通时，要尊重他的选择权，贫病交加的患者既往可能有不愉快的医疗经历，更容易感觉被疏远、不被尊重，也容易缺乏安全感，此时别过度强调患者不可及的治疗手段和疗效，应多讲解患者可能接受的治疗措施；与女性患者沟通时，应注意女性的感性和情绪化，多给她们点儿时间消化情绪；年轻人往往直截了当，与年轻癌症患者沟通时，要提供足量的信息，充分重视患者的知情权；与儿童患者沟通时，不要伤害儿童的天真。医生的业务能力固然重要，而语言沟通能力、情绪管理能力等人文关怀素质也不容忽视。

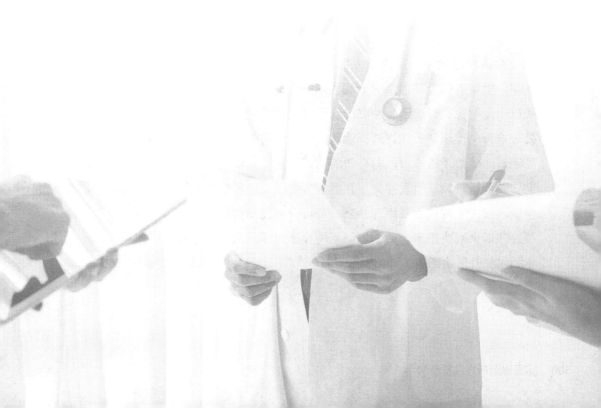

第 9 章 ≫

解决矛盾冲突

临床工作中难以完全避免冲突。通过掌握具体流程及原理并复盘分析，可提高沟通实效。本章介绍了如何通过谈话来解决医患矛盾，以及医生如何提升自己解决矛盾的能力。

本章大纲

- 解决矛盾冲突的医患谈话为何具有难度高的特点？
- 谈话之前有哪些准备工作？
- 如何通过"再构造"不断地引导话题方向？
- 为何要从中立的角度开始谈话？
- 什么是不带着固有思维去揣测患者的三个技巧？
- 医生表达自己的想法时有哪些注意事项？
- 为何要提出具有建设性的改进方案？
- 怎样让患者感觉出医院在积极回应？
- 关键对话为何要及时复盘分析？

在诊疗过程中，医患双方因对某些医疗行为、方法、态度及后果等存在认识、理解上的分歧而造成矛盾、误解，甚至发生冲突的情况，在临床工作中难以完全避免。解决矛盾冲突的谈话是关键谈话，大多数年轻医生不知道如何处理这种关键谈话，往往选择逃避，但因矛盾处理不当而发生的医患争吵也屡见不鲜。多数矛盾通过及时有效的沟通、达成共识而化解，反之，沟通不当则会导致矛盾升级，引发冲突。在患者情绪激动、医患双方意见不一致时，若医生能掌握沟通的流程及原理并复盘分析，可提高沟通的实效。本章讲授了怎样通过谈话来解决医患矛盾，如何系统地学习矛盾沟通的流程、原理及复盘，医生如何提升解决矛盾的能力。

第1节　解决矛盾冲突的医患谈话具有难度高的特点

通过详细分析谈话难度产生的原因，也就是"难"在何处，有利于调整应对的策略流程。首先，医患双方的固有观点有很大差距，双方都高度关注"发生了什么"。第二，患者的情绪可能非常激动，甚至双方的负面情绪都很明显，容易陷入僵局。第三，医患双方各自内心都有自我对话。

一、医患双方的固有观点存在很大差距

医患双方都高度关注事情本身，关注"到底发生了什么"。发生了矛盾冲突甚至不良后果时，双方会特别关注事情真相，都非常在意谁对谁错、谁应该为此负责任、对方说的话是什么意思等，这会让谈话变得困难重重。为什么医患双方会这么关注事情本身呢？因为人们通常有"固有思维模式"。首先，人们常常假设自己是对的，对方是错的，所以会通过回顾事实过程，极力证明自己是对的，指责对方是错的，进入争辩怪圈；其次，有时候还会假设对方有不良的企图；最后，常有受害者心理，会假设自己很无辜，认为所有的不幸都是由对方造成的。例如，患者输液发生了严重不良反应，医护人员在输液前已嘱咐过家属如果患者不舒服应及时按呼叫器，第一袋药物顺利输完了，护士随后换上第二袋药物，可输注后发生了严重过敏反应并出现了损害性后果，医院认为是患者家属没有及时呼叫造成的，因为护士一接到呼叫就立刻来床边了，可此时发现患者已经需要进行气管插管机械通气了；而家属会想，为什么护士不在床边多待一会儿，我们家属哪里知道后果会这么严重，我就去水房打了趟水，也就2分钟，回来就发现患者喘不上气了。双方互相认为责任主要在对方，这些固有思维是造成谈话难度高的原因之一。

既然这些固有思维是导致谈话难度产生的一个原因，那医生就可以针对这些思维来调整自己的沟通策略。先不要去争论对错，而要去了解患者是怎么想的，争论只能让事情变得更糟糕，对解决问题没有任何帮助。医生要反思自己

应当承担什么责任，如果先去指责对方，对方也只好为自己辩护了。很多事情都不是单方面的责任，要先看看有哪些过错是由自己造成的。有时并没有全然的对与错，接纳患者不同的观点并不等于认同患者的看法。谈话的目的是了解患者的看法，而不是争论谁更正确，这样才能解决问题。医生也需要反思自己的想法，不要假定患者有其他目的，目前的矛盾与患者的动机、意图不能等同，一定要把两者分开看待。

二、负面情绪导致沟通陷入僵局

每个人都有感性的一面，面对矛盾冲突时，患者乃至医生都容易产生愤怒、焦虑等负面情绪。人在冷静的时候比较容易沟通，而在情绪非常激动时，理智就会靠边站。这与大脑功能有关，肾上腺素分泌增加时，大脑会把血液输送到四肢，做好战斗或者逃跑的准备，所以人的本能反应是逃避或诉诸暴力。当谈话从正常讨论变成激烈的争执时，基本上就可以判断这是一次高难度谈话了。面对棘手的问题、不依不饶的谈话对象，大脑高度缺血，理智无法正常工作，所以人们在高难度谈话中容易手足无措。医生要认识自己的情绪反应模式，每个人在自身成长过程中都养成了自己的一套回应外界刺激的反应模式，也就是在一些特定情况下最容易动怒，如医生在听到"庸医""唯利是图""黑心大夫"等字眼时情绪就会立刻爆发。医生如果有上述情况，自己要格外警惕，最好能在谈话前想清楚如果自己听到了这些字眼要如何反应。因为受到语言攻击的时候，人们首先想到的就是怎么"怼回去"，可这样做的后果往往就是脱离了谈话目的，开始毫无意义的争吵。谈话的每个阶段，医生都要提醒自己谨记谈话目的，一旦发现自己有逃避或情绪爆发的倾向，就说明开始偏离对话目的了，要赶紧回到正轨上来，也要提醒自己管理好自己的负面情绪。如果发现患者或其家属的负面情绪很明显，那应该先帮助他们管理情绪，在他们情绪化的时候，不管医生说什么，都会被过度解读，此时可以参考第 8 章第 3 节"如何回应"，帮助和引导患者积极参与对话。

三、医患双方各自拥有内心独白

医患双方都有自我认知层面的内心独白，关乎自己的尊严和价值感，这是谈话难度高更深层次的原因。承认是自己的错误会感觉没有面子、失去了尊严，尤其是对方在公开场合否定了自己的观点时，很少有人能坦然接受，这是人的天性。医生担心需要道歉、赔偿或承担相应责任，不利于自己的权威形象和职业生涯，而直接指责患者的错误也不利于维系后续关系；患者会在意有没有被冒犯，自己的权益是否受到损害、能否得到保护。只要患者觉得自己的尊严受到了伤害，或人格受到了侮辱，问题就会愈发严重，谈话就会上升到维护自身形象的层面，沟通现场就会变成"战场"。具有深度思考能力的人在被误解时能不动声色，因为他知道那只是别人的看法而已，自己的价值与别人的看法没有关系。但大多数人发现自己的观点被否定后会生气，认为否定了他的观点就是否定了他这个人。所以，如果任何一方是绝不妥协的姿态，对话就无法进行下去。

医生在进入这次高难度谈话之前，要注意建立自我认知，正确地看待自己，不要把自己的价值和患者的看法混淆，更不能为维护专业形象而激烈争吵，否则谈话肯定会成为争吵。在沟通前，医生可通过给自己制订一个清单的方法来提醒自己不要陷入这种模式。

第2节　具体流程

> 谈话之前明确自己的目的，然后从中立的角度开始谈话，用心倾听患者的想法，但也要清楚有力地表达自己的观点、引导话题方向，直到最后解决问题。

一、第一步，明确谈话的目的，善于运用"再构造"

开始之前问自己"与患者进行这次谈话的目的是什么？""究竟要达成什么样的目标？"，开始对话后要不断地引导话题方向，保证谈话不偏离正轨。

如果患者说"我说的就是事实，当时就是这样的，绝对正确"，医生不用争辩，可以这样"再构造"："听起来你十分肯定你的看法，我也想和你分享我对此的看法。"把对方说过的话"翻译"成能为你所用的话，这就是"再构造"。具体来说，就是要引导患者调整心态，进入相应的学习型状态。假如患者说"这都是你们医院的错，都是你造成的！"医生可以这样"再构造"："我知道，在这件事上，我们的确有一定的责任，不过我想我们双方都有责任。到底是谁对谁错先放一放，咱们先一起找到导致这种局面的原因。"通常只用一两句话无法扭转局面，再构造是一个持续的过程，只要你能不断地引导话题方向，不断地"再构造"，就能保证谈话不偏离正轨。大多数情况下，只要让对话始终围绕谈话目的，很多问题就能自动解除。

二、第二步，从中立的角度开始谈话，营造具有安全感的对话氛围

一场有效的沟通，最好是医生站在一个中立的角度上，邀请患者一起探讨问题。这样能让患者产生安全感，患者觉得自己没有被指责，才愿意讲出自己的真实想法。通常人们认为，想要对方接受你的想法，必须道理硬、逻辑严密，让对方无法反驳。但这种观点有一定的局限性，高难度谈话中，首先考虑的应该是谈话的气氛，其次才是谈话的内容。因为只有在具有安全感的谈话氛围中，患者才能畅所欲言，才有可能与医生达成共识。如果谈话过程中发现患者情绪越来越激动或者不说话了，这就证明谈话的氛围已经无法让患者有安全感了。这时候医生要做的，不是喋喋不休地表达观点，而是重新营造具有安全感的谈话氛围。所谓具有安全感的谈话氛围，就是让患者感受到这次谈话中医患双方是有共同目标的，是要解决问题的，而不是要分出个输赢的。

三、第三步，不要用固有思维去揣测患者，要真正了解对方

这需要医生用心倾听，在倾听的过程中，有三个非常关键的技巧。

第一个技巧，用开放式的问题引出患者的大段回答。如果患者已经压抑了

太久，终于等到医生用心在听，所有的怨气也会跟着一股脑儿涌出来。倾听看似简单，但实际上很不简单，因为很多时候，医生是在等机会跟患者讲道理、找到辩解的切入点，所以医生要控制住自我辩解的欲望，积极主动地倾听，适时地给出反馈，让患者觉得自己真的被理解了。

第二个技巧，认同并且回应对方的情绪，负面情绪是造成谈话难度高的关键因素，所以在谈话过程中，医生不仅要管理好自己的情绪，还要引导患者的情绪。患者很气愤地说："你就是个不负责任的医生！"听到这样的话，医生正确的做法应该是忽略患者所说的内容，直接去回应患者的情绪，确认患者的感受，可以这样回应："看起来你很生气。"认同情绪的方法没有标准答案，只要你能让患者感到你在努力理解他就可以了，有时甚至不需要说话，一个点头就够了。或者医生可以确认或重新描述患者的感受，然后再次询问患者的观点，引导患者说出其真实想法。如果医生能理解患者的感受，患者往往能冷静下来，表现出解决冲突的意愿。如果医生不停地辩解，再好的倾听技巧也于事无补，只会进一步激怒对方。

第三个技巧，重复你听到的关键词。人们在吵架的时候，常常一遍一遍地重复自己说过的话，这是因为他们不确定对方是否在听，或者不确定对方听没听懂。所以，在倾听的时候，医生最好能阐述自己听到的话，重复一些听到的关键词，这样可以让患者知道你确实在听。医生不要急着表达自己的看法，多倾听，用确认患者感受的方法多了解患者的观点，维持具有安全感的谈话氛围，再通过下一步的主动引导来明确患者真正的想法和诉求，才能从根本上解决问题。先接收患者的抱怨和坏情绪，等轮到医生发言的时候，再表达自己的想法。

四、第四步，清晰、准确地表达自己的想法

倾听完了患者的想法，就换医生来说、患者来听了。医生在表达之前，可以问患者："您还有别的要说的吗？"轮到医生发言时，医生先说明自己的身份、代表哪个部门，有助于医生建立起的威信，然后简单说明当前双方所面对的问题，患者可能隐约知道问题的存在，但对细节还不清楚。医生要讲清是如何发现该问题的，让患者感觉到该问题是双方共同的问题，之后讨论起来双方会更

客观、更能互相体谅。医生不要把自己的看法和结论当成是板上钉钉的事实，要通过描述事件过程来表达自己的看法，指出问题的背景、起源，从事实入手进一步开展对话。

发言时，注意放慢语速，同时做到言简意赅，每次发言尽量不超过 3 分钟，因为自顾自地说 5 分钟以上的时候，多数人就会开始走神了。注意非语言表达，说话时的语气和神态、翻白眼、抱着胳膊的姿态，都属于非语言表达的范畴，在气氛紧张的时候，非语言表达会产生很大影响。语气和面部表情不仅能迅速激化矛盾，也能迅速缓和矛盾。在谈话的过程中医生应尽量放松，用平和的语气去沟通，与患者保持眼神交流。发生冲突的时候，大多数人都会避开对方的目光，但有研究发现，如果双方能保持眼神交流，则可以更快地化解冲突；如果不去看对方的眼睛，对方就更有可能去回想过去不愉快的经历，而不是把注意力放在当下的矛盾上，问题就会更加难以解决。

在这种高难度谈话中，医生要直截了当，千万不要让患者来猜测你的潜台词，否则会弄巧成拙。为了确保沟通有效、误解较少，可以请患者复述他听到的话，例如对患者说："为了不产生误会，您可以简单地重复一下我表达的意思吗？"注意持续引导话题方向，直到问题解决。假如已经掌握了前面讲的所有技巧，但患者就是不配合，该怎么办呢？医生可以应用"再构造"的谈话技巧。无论患者是否配合，使用这个技巧都能让话题重新步入正轨。

一位男性患者，73 岁，腹膜后软组织肉瘤，因放疗后瘤体无缩小，患者的 3 位子女认为效果不好，在诊室情绪激动地要求退费。放疗前已经与患者及家属沟通过并让其签署了知情同意书，此时作为主管医生该如何与患者家属进行沟通？医生内心要先明确谈话的目标——治疗没有错误，不能退费，然后从中立的角度开始谈话，但也要清楚有力地表达自己的观点、引导话题方向，直到最后解决问题。在这样的情况下，倾听完家属的主张后，医生首先要表示理解并对患者及家属说"治疗前大家都期盼好的治疗结果，现在检查结果回来发现瘤体大小没变化，与你们的预期不一样，令各位很失望、很着急，我们非常理解"，点明并接受家属的情绪，平息家属的焦虑。这样家属才更愿意坐下来与医生进一步沟通交流。然后进一步说明："瘤体没有缩小有两种可能，一种是表面看起来大小虽没有明显变化，但是里面的成分发生了质变，剩下的仅仅是失去了肿瘤活性的成分，所以大小没有变化并不代表没有效果，而且检查结果并未发现其他新的病灶，因此，可以认为治疗是有效的。另一种情况可能是真的没有疗效，在这种情况下，还有其他的治疗方案可以选择。"如果真的没有进一步的治疗方案，也要坦诚地与患者或家属说清楚，让其理解癌症治疗方案的制订过程、治疗目的以及治疗过程中可能出现的结果，让家属接受癌症治疗中可能出现的无效情况的一面。之后，让家属理解医院是按照国家规定的标准进行收费的，患者接受治疗就会发生相应费用，产生的费用不能退回，因为治疗并没有错误。

五、第五步，提出改进方案

提出具有建设性的改进方案，从根本上杜绝类似状况再发生，医生提出的方案越具体、越有可执行性，患者才越有可能对医护人员 / 医院重新产生信任感，这样不仅能解决这一次的问题，还会把医患关系继续向良好的方向推进。在冲突中，好的回应要包含四个要素，分别是观察、感受、需求和请求，从不带评判色彩的观察开始，表达医生纯粹的感受，明确患者需求后，用请求的方式而不是指责患者的方式来达成目标。如果医生有纰漏或错误，在道歉后可邀请患者就该问题提出建议或解决方案，态度要诚恳，否则患者会立刻看出医生只是嘴上说说，然后失去对医院的信任，可以参考第 7 章第 7 节"如何道歉"。然后，讲清楚如果患者按照医院建议的方式解决问题，可能有哪些获益，此时，诚恳的态度最重要。如果该错误造成了医疗损伤，那相关医护人员不但需要正式道歉，还需要给予患者一定的补偿，甚至双方诉诸法律解决。

第 3 节 大部分矛盾可以通过及时安抚和高度重视的态度来化解

不管患者提出了什么要求，医生都应该先判断出该要求背后的真实需求，然后根据目前的能力，提供各种可行的解决办法，用变通的方式来满足患者需求。应让患者在沟通过程中感受到医生／医院积极回应的态度，不能把困难直接扔回给患者，而应用建设性的方式进行承接。曾有患者抱怨："我千里迢迢赶来，好不容易挂上了教授的号，教授只说了一句'没有更好的办法了'。我折腾了半天，一无所获。"癌症患者常受困于治疗的局限性，此时，医生诚恳的安抚和展现的同理心可以给予患者更有效的安慰。例如，告诉患者"很遗憾，确实没有更好的治疗方法了，但我们会尽一切努力减轻你的痛苦，使你尽可能舒服一些"。

    临床常见的由一些小事引发的小矛盾，应用灵活、睿智、风趣的语言也可以很好地解决。笔者看过这样一个故事，讲一位睿智的老主任聊天时说他一辈子没碰到过医疗纠纷，手下的科室也没有，旁边的医生们都不信。老主任一笑，讲了个故事。他手下有位医生，一辈子看的都是老年常见病，年轻的患者也80岁左右了，有一次不知道怎么来了一个姑娘看病，两人又聊又笑，听诊器听来听去，给看了15分钟。下一位就诊的是位老太太，一直排在后头等着，总算轮到了，这位医生光顾着跟姑娘告别了，没看老太太一眼。老太太说"给我听听"，医生一脸不耐烦地拿听诊器在她衣服上挨了一下，看病1分钟多点儿就结束了。于是老太太就不乐意了，喊"流氓"。事情闹大了，老主任在楼上听见了，让护士把老太太请上来，护士隆重地介绍说："这是我们领导，最权威的医生。"老主任上来握着老太太的手，一脸沉痛地说："太过分了，您给我说说，我开除他。"老太太不好意思了："不用不用，给个处分就行了。"然后老主任亲自给老太太看病，老太太递上自己记录的病历，老人家每天每15分钟给自己量一次血压，所以记录大概有一本长篇小说那么厚。老主任说此时一定要把这些数字都"陶醉"地看一遍，然后再仔细地给老太太听诊，最重要的是要"眼神勾兑一下"。最后老太太出门的时候说"病已经好了一半了"。看完这个故事，相信大家也领会了为什么这位老主任的医患关系这么和谐了吧？这一定程度上就像心理学上说的"事实不重要，感受最重要"。首先要处理患者的情绪、感受，对于小事造成的不快，安抚加重视往往是沟通的核心。

    当然并不是所有问题都能有双方都满意的解决办法，建议"真话不全说，假话绝不说"。有时候，为了回避一些激烈的冲突，或者让沟通能够有序进行，医生不见得要把所有的真话一次性表达出来，可以有选择地、有针对性地进行交流，这就是"真话不全说"的意思。更重要的是"假话绝不说"，因为回应的目的是跟患者坦诚沟通，在回应过程中不能用说假话的方式去应付，医生说出的每一句假话都有可能被记住、被公开、被识破，到那时患者对医生的信任感就彻底消失了，拥有再多的沟通技巧也于事无补了。

有个小技巧，无论后面要说什么，能否满足患者诉求，都要让患者感觉出医院在积极回应。不管患者刚才说得有多不中听，也无论医生接下来要表达什么不同意见，医生在回应的时候，一定要把第一句话表达成一个肯定的意思。可以参考下面很简单的几句话："您的意见对我们一直都很重要""您提的这个问题，对我们帮助很大"。请注意，这表示医生接收到了患者的问题，但接收到并不代表同意，跟随后要提不一样的意见也没有关系，这只是为了营造平和的沟通氛围，以利于双方的理性沟通。可能沟通不太顺利，甚至医生也能预判出无法与患者取得共识，但把开始阶段的基础氛围先营造好，有助于医生管理好患者的情绪，避免发生激烈冲突。如果不能取得对方谅解，要引导患者寻求医患纠纷调解的方式或法律途径来解决问题，避免引发过激行为。

第 4 节　关键对话及时复盘分析

及时对医疗沟通失败案例进行复盘分析，能将复杂的问题剥离开呈现，有助于提升医生的认知水平，医生的认识不一定变得更正确，但肯定会变得更全面，因为认知达到了更深层面。每一次关键对话都应经过 3 次创造，一次是在脑子里构思（构建框架目标），一次是真实的对话（沟通过程做得怎么样），还有一次是复盘（重新推演，得出下一次如何行动的经验）。复盘既是在重新理解过去，也是在酝酿未来，将做过的事重新推演，总结经验和教训是为了以后可以做得更好。很多人之所以没有进步，其实是在不断重复自己的错误，不断掉进同一个"坑"。作为自我学习最重要的途径，复盘可以帮自己克服错误惯性。

复盘时，先回想最近和一位患者的对话过程，然后进入复盘流程：回顾目标——评估结果——分析原因——总结经验。第一步，回顾目标，回忆下和患者沟通的目标是什么，这个目标设定得准确吗？有没有发生"目标损耗"？第二步，评估结果，满分100分，你给自己打多少分？扣了多少分？扣在哪里？如果能够再提高10分，你希望提高在哪里？第三步，分析原因，回顾沟通前的准备工作、沟通过程，分析自己有没有更好的做法。第四步，总结经验，哪些事情应该坚持做？哪些行为的价值应该被重新评估？哪些环节可以做得更好？

第5节　肿瘤科门诊常见矛盾

优质医疗资源往往稀缺，肿瘤科医生，尤其是知名专家，有时会通过增加看诊量尽量满足患者求医需要，但门诊接诊确实需要一定的时间，不少患者抱怨"挂专家号一星期，坐等俩小时，看病三分钟。开一堆检查，几句话就被打发出来"。看诊节奏很快，和患者分析、解释得不那么详细，但结论说得很明确、很清晰，甚至可能是终极意见，能满足患者主要就诊目的，这也是我国提供的医疗保障的一种现状。

有一位擅长治疗肠癌肝转移的外科专家，被评价"看病速度快、态度一般"。抗癌学习社群的发起人采访他："很多人说看你门诊和你说不了几句话？"该医生回答："我主要看结直肠癌肝转移，有一大半患者是从外地过来看病的，多等一周都得多花不少钱，为了让大家都能看上病，我的门诊不限号，随时可以加号。我半天要看50 ~ 80个号，每个人看诊的平均时间不到5分钟，我要迅速挑出那些适合在我这里治疗并且信任我的患者。我的价值主要体现在做一些关键性判断上，看这个患者能不能做手术，或者能不能先做一些治疗，有机会后再做手术。我如果一上午只看20位患者，我也可以让他们就诊体验好一些。但是我的号就会很难挂，很多本来适合治疗的患者也就看不上病了。能住上院的患者当然满意，住不上院的患者肯定不满意。"

医生光鲜亮丽的背后是艰苦的奋斗，都经历过住院医师和住院总医师的辛劳疲惫，都有过连续作战的经历，都有过受委屈、被误解的情况。专业技术强又比较强势的专家，往往更在意的是患者生存获益带来的价值感和成就感，而不是浅层次的患者满意度。当然，出类拔萃的专业技术其实也是道德要求，光有一颗善心是不够的，关键还要技术硬。这有点儿像前英国首相撒切尔夫人所说："我不需要被人喜欢，我需要的是被人尊重。"

经常有患者抱怨重复检查，明明已经做过很多检查了，自己也是带着一摞片子来的，可换一家医院就诊，医生还要重开检查。如何与患者进行解释呢？上文的外科专家的回答可以参考：不少患者带的片子的检查精度不一样，胶片上图像很小，远没有电脑里的详细清楚，没法准确判断病情。而且，不同医院的影像科的检查水平也不一样，设备的参数调整、对比剂的用量及注射时机也都有讲究，因此，不同医院间的检查结果差别也很大。例如肠癌肝转移跟原发性肝癌不一样，病灶小而多，还分散。增强 CT 能看清楚 1 cm 的病灶，增强 MRI 能发现 5 mm 的病灶，更精密的 MRI 可以发现 1 ~ 2 mm 的病灶。有时患者增强 CT 显示肝上只有 1 ~ 2 个转移灶，好像有手术机会，但一做增强 MRI 发现其实已经有十几个转移灶了，可能就不适合做手术了。

同理，病理学诊断不够精细也会影响治疗方案，同一种病理分型又包含预后不同的亚分型，受主观因素影响较大的检查，如 B 超的质控也很难。所以，如果要追求高水平的专科治疗，得先有高水平的检查作为基础。所以，医患谈话的内容、过程，与医生的专业认知是密不可分的。

解决矛盾冲突这种关键对话是医患沟通中难度最高的，双方的关注点在谁对谁错，而且往往认为责任在对方，负面情绪突出，为了维护尊严、自我价值，容易出现争辩。医生要据此来调整自己的基线心态，停止争论对错，先去了解患者是怎么想的，不要假设患者有不纯动机，管理好自己的情绪，别被情绪裹挟。直接指责患者可能会让医生赢了这场对话，但会破坏医患长久的关系。

所以，在解决肿瘤科门诊中常见的一些矛盾冲突时也要灵活运用前面讲到的沟通流程。第一步，明确谈话的目的。要一直提醒自己，谈话目的是解决问题，而不是发泄情绪。情绪占上风时，思考都在为情绪服务，愤怒的时候很容易越想越生气，因为这时认知在为感性服务，源源不断地提供应该生气的证据。医生如果确实控制不住自己的情绪，最好暂时离开现场，打断认知和感性相互强化的循环，控制住情绪，使其不要升级。第二步，从中立的角度展开谈话，从谈话一开始就要营造具有安全感的氛围。第三步，摒弃固有思维模式，用开放式问题客观了解患者，注意回应患者情绪，重复自己听到的关键词。第四步，表达自己，不要让患者猜你的潜台词，用"再构造"的技巧来引导话题方向，直到问题解决。第五步，提出建设性改进方案。对于有极端倾向的患者及家属，要警惕人身攻击等恶性事件，引导患者用法律途径解决问题。掌握沟通的原理和流程、调整好基线心态，在谈话结束后，及时对事件原因和沟通过程进行复盘和分析，以提升对类似情况的处置能力，这才是解决矛盾冲突的正确方法。正是对这些因素的不断分析和思考，促进了医疗照护水平的不断提升。

第 10 章 ≫

医院促进医患良好沟通的举措

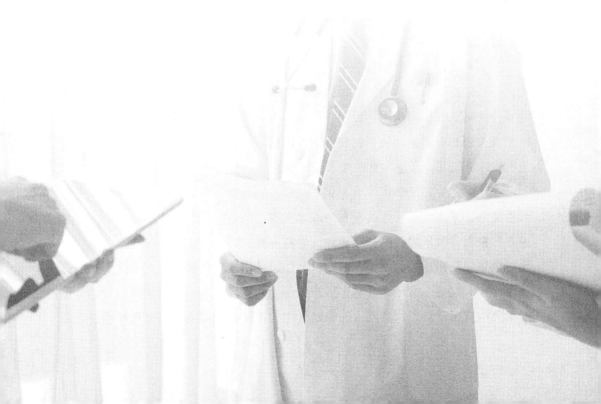

本章简要介绍了对医院管理者来讲，如何善用环境语言构建整个医院的人文环境，使医院整个系统都为患者提供人文照护。

● 为何医院要为患者创造更人性化的环境？

● 如何以功能为基础营造人文环境？

● 怎样引导志愿者参与医务社会工作？

人际交流的全方位信息，包括四种语言信息，即口头语言、肢体语言、书面语言和环境语言。医疗环境语言指医院管理者有目的地安排在特定空间内的文化设施、空间场景及物体布局等知觉与感觉信息，如墙壁图文、房间陈设、卫生及温湿度等。良好的医患沟通不只是某个医生的卓越才能的体现，更是全院共同协作努力的结果。本章简要讨论了对医院管理者来讲，如何善用环境语言构建整个医院的人文环境，从医生个体为患者提供有人文关怀的医疗照护行为，转向使医院整个系统都为患者提供人文照护。

适宜的医院人文环境能够有效缓解人们身处医院时的心理压力，打造医院人文环境是提高患者体验的有效途径，更人性化的环境有助于减轻患者思想上的痛苦并降低其压力水平，促进其康复。为患者创造更人性化的环境，使其身处充满关怀和尊重的环境，在相同的诊治措施下，更有助于患者顺利完成诊疗流程。以下是几个营造适宜医院人文环境的案例。

美国希尔克雷斯特医院有一组名为"中间某处"的照片，捕捉了伊利湖的天然美景，夏夜水天一色的蓝和冬季冰雪寒冷的白，摆放这组照片的地方成为患者和家属寻找平静、进行冥想和沉思的去处。可通过艺术手段使医院文化内涵得以具象化展现，如厚德、诚信、合作、品质、共情和承诺。通过不同的设计组合，医院的人文环境会对患者产生不同的引导效果——沿长廊布置的装饰图案会构成视觉焦点，激发人们沿路行走的欲望；相对隔离的文化环境能让患者拥有安静思考的空间。

营造适宜的人文环境需要以功能为基础，例如，将文化融入癌症患者诊疗场所，可以激发患者"不破楼兰终不还"的勇气，抚慰感叹"病里梳头恨最长"的灵魂，给予"只愿公身健，更教剩活百来年"的希望。医生见到的往往是人们最艰难的时刻，也是最真实的时刻，因为他们的生命受到了威胁。艺术和音乐疗法能在患者及其家属情绪低落时帮助他们度过艰难的时刻。将接受化疗的癌症患者的病房布置成静谧、舒适的空间环境可以减轻患者的焦虑和疼痛。儿科诊疗区域可以用颜色鲜明的卡通彩绘饰品、儿童手绘等进行装饰。这些装饰品不需要太过昂贵，可以来自捐赠，可以是复制印刷品，也可以是当地艺术家、居民甚至患者们的作品。

美国克利夫兰医学中心的文化环境也已成为全球医疗保健机构学习的典范之一。诊所有两支专门的服务团队，一支叫红外套，一支叫薰衣草。顾名思义，红外套团队身穿颜色温暖的红色外套，他们负责什么呢？不负责治疗也不负责护理，他们只负责给患者指路，给行动不便的患者推轮椅，在患者沮丧和哭泣时给他们一个拥抱。薰衣草团队的任务则有所不同，他们负责给予患者心理和精神抚慰。诊所里的任何患者，包括来探访患者的家属和护理人员，只要感觉急需关注，都可以呼叫这支队伍以获得专业的关怀与治疗。

另外，从病号服设计到空间布置的各个细节，克利夫兰医学中心都竭尽所能，设身处地替患者着想。原先的病号服不好看，医院便专门请著名服装设计师来设计新的病号服，让患者在穿上时感到更有尊严。医护人员语气生硬，医院便专门编写沟通指南，为医护人员提供沟通训练，帮助他们改善和患者的沟通效果，减少沟通不良和误解可能给患者带来的负面影响。看到有养宠物的患者想念自己的小猫、小狗，医院还推出了克利夫兰爱心犬服务，抚慰患者心灵，帮患者减轻焦虑。医院引入音乐治疗并用艺术作品装点空间，有助于舒缓患者情绪，促进其康复。

美国匹兹堡儿童医院，是美国最好的儿童医院之一，接诊的是儿童患者。和接诊成年人不同，医院在一开始给患儿们做 CT 检查时就遇到了让人特别头疼的事，患儿们在进行 CT 扫描的时候总是喜欢动来动去，很难像成年人一样一动不动地躺下来。虽然医生反复叮嘱"孩子，不要动"，但 CT 扫描的全过程时间并不短，患儿一动就会影响图像清晰度。所以基于当时的技术条件，通常要来来回回扫描好几遍才能给一个患儿做完 CT 检查，获得合格的图片以供诊断。那应该怎么解决呢？很多人的想法是，改进 CT 扫描仪器，生产扫描速度更快的 CT 仪器，但这样做成本很高，而且研发出一套新设备是一个漫长的过程。所以在这些局限的驱使下，医院转而提出了一个新问题，用新的思路打破了困局。

是什么新问题带来了转机呢？医院提出能不能不去费力提高 CT 仪器扫描的速度，而只是想办法减少孩子们的扭动呢？顺着这个问题追问，孩子为什么会扭动？因为做 CT 检查的时候，周围的环境很安静，孩子被局限在 CT 仪器的孔洞里，因为感觉恐惧或者无聊才会动。分析到这一步，怎么减少孩子们在做 CT 检查时的恐惧就成了核心问题，于是医院针对这个问题研究了一段时间，最后把整个影像学检查室打造成了一个沉浸式冒险现场，就像小型儿童乐园。在做检查之前，孩子会先接到一个指令，只要进入机器，冒险就开始啦，在机器里孩子会看到海盗的老巢，或者一只巨大的恐龙，这个时候，小英雄们必须保持静止不动才能安全闯关。结果经过这样的改造与尝试，重复扫描的情况大幅减少，孩子们在做 CT 检查时不仅变得安静了，有些孩子甚至还想回来再玩一次。

匹兹堡儿童医院的案例告诉我们，提出问题往往比解决问题更为重要，因为问题改变了，我们原本的思考框架会随之改变。解决问题属于技术层面的探索，而提出问题则属于探索性思考。正如爱因斯坦所说："如果有一个小时解决困局，我宁愿用 55 分钟确定该提出一个什么问题。"

我国在营造适宜人文环境方面也在不断尝试。肿瘤患者及家属在医院里容易处于紧张、不安或恐惧的状态，故而，我国有些医院会在医院大厅安排钢琴表演、乐队演出等，以期带给患者一些轻松、愉悦的感受，从而缓解其焦虑和不适。音乐可以促进身体产生内啡肽这种内源性镇痛剂，可以减轻疼痛感。这些表演也可以作为患者活动、疗愈活动以及志愿者活动的一部分。钢琴表演和乐队表演不仅让患者获得了更好的就医体验，还会增强医院的人文氛围，吸引着患者主动去听、体验、参与，这也在无形中鼓励他们重新认识自我，甚至有助于他们主动与医护人员讨论如何应对疾病。

除了营造适宜的医院人文环境，有的医院还开设了医务社会工作岗位，通过社会招聘、部门转岗、购买服务等方式配置专职医务社会工作者，引导社会志愿者参与医务社会工作。医务社会工作者指在卫生健康领域运用社会工作的价值理念与专业方法，帮助患者及家属预防、缓解和解决疾病所导致的情绪、心理和社会问题，提升医疗效果，促进公众健康的社会工作者，简称"医务社工"。医务社工熟知就诊流程，能帮助患者减少对陌生环境的茫然感，也可以为患者提供心理－社会支持，如评估患者心理－社会状况；协助患者及家属处理由疾病引起的情绪问题，改善患者疾病适应现状、提高患者诊疗配合度；也可以为医护人员提供心理疏导和支持。

也有一些癌症康复者作为志愿者，参加社工志愿服务队。康复者在疾病认识、不良反应管理、情绪管理方面都有一些经验，而且可以与患者深刻共情，甚至可以帮助医生进行患者教育从而改善医患沟通不足的问题，进而让患者对医生团队的工作更加了解，增进彼此的信任度。医务社工们真诚自豪、热情洋溢的笑脸很有感染力，从社会服务、心理关怀甚至专业知识普及角度，都对患者以及医生有积极的作用，促进了医患沟通的顺利进行。

需要注意的是，如果医生过于忙碌、待遇过低、社会舆论关注负面评价，本身就不足以支撑起人道主义属性，这些需要医疗行政管理部门来思考。医学体现的是人道主义，人性优先，不是技术优先。医患是情感、道德、价值的共同体，不是利益交易的共同体。人们经常对医学寄予很高的期望，但医学有自身的局限性，也受到疾病本身、患者以及医生能力等各种因素的影响。就疾病来说，癌症难治愈、易复发；就患者来说，人体的复杂性和医疗决策的不确定性都经常让治疗过程变得扑朔迷离；医生也有不确定性，例如，医生技能经验的差异、精神状态的影响以及难以完全避免的差错，都会让原本就千头万绪的医疗过程变得更加错综复杂。

我们可以寄希望于医学和科技的进步，也可以寄希望于医生技艺的精进。但是无论如何，我们都需要加强医患之间的沟通和理解，医生要成为患者恢复健康的向导，给予患者温暖的抚慰；患者也要学会接纳医生，给步履维艰的医生更多理解和成长空间。

参考文献

[1] 乔纳森·西尔弗曼，苏珊·库尔茨，朱丽叶·德雷珀，医患沟通技巧 [原著第 2 版] [M]. 杨雪松，译 . 北京：化学工业出版社，2009.

[2] 王自润，殷越 . 医患沟通技能（新世纪第三版）[M]. 北京：中国中医药出版社 2023.

[3] 王锦帆，尹梅，医患沟通学 [M]. 2 版 . 北京：人民卫生出版社，2018.

[4] GILLIGANT, COYLE N, FRANKEL R M, et al. Patient-Clinician Communication: American Society of Clinical Oncology Consensus Guideline[J]. J Clin Oncol, 2017, 35(31):3618−3632. DOI: 10.1200/JCO.2017.75.2311.

[5] Baile W F, Buckman R, Lenzi R, et al. SPIKES-A six-step protocol for delivering bad news: application to the patient with cancer[J]. Oncologist, 2000, 5(4):302−311. DOI: 10.1634/theoncologist.5-4-302.

[6] 涂炯 . 癌症患者的疾痛故事：基于一所肿瘤医院的现象学研究 [M]. 北京：社会科学文献出版社，2020.

[7] 小笠原文雄，可喜可贺的临终 [M]. 陈龙美，孙纾好，译 . 北京：华夏出版社，2022.

[8] 保罗·卡拉尼什 . 当呼吸化为空气 [M]. 何雨珈，译 . 杭州：浙江文艺出版社，2016.

[9] 杰森·盖迪斯 . 冲突的勇气 [M]. 石若琳，译 . 贵阳：贵州人民出版社，2023.

[10] Spiegel D, Bloom JR, Kraemer HC, et al. Effect of psychosocial treatment on survival of patients with metastatic breast cancer[J].Lancet,1989,2(8668):888-891.